JN293912

執筆者一覧 （五十音順）

石井　紀郎	就実大学薬学部准教授
市川　　厚	武庫川女子大学薬学部教授
川﨑　清史	同志社女子大学薬学部准教授
黒川　昌彦	九州保健福祉大学薬学部教授
田中　智之	武庫川女子大学薬学部准教授
深澤　昌史	長崎国際大学薬学部准教授
古川　美子	松山大学薬学部教授
村山　次哉	北陸大学薬学部教授
安河内孝徳	長崎国際大学薬学部准教授
山下　俊之	奥羽大学薬学部准教授

まえがき

　生物の状態が一定に保たれることをホメオスタシス(生体の恒常性)といいますが，これを維持するために生物は様々なしくみを発達させています．ウイルスや細菌，寄生虫といった外部の病原体，あるいはがん細胞のように体内で引き起こされる異常は，いずれもホメオスタシスを脅かす要因となります．こうした異常に対処するために免疫系は進化してきました．病原体との間のお互いの生存をかけた駆け引きは，私たちの身体にきわめて巧みな驚くべきシステムを作り出しています．免疫学を初めて学ぶにあたって，是非そうした生物の素晴らしいしくみに目を向けていただきたいと思います．

　一方，近年の免疫学の目覚ましい進展は，免疫のメカニズムを解明するばかりではなく，様々な疾患における免疫系の重要性を明らかにしています．医療分野における免疫学の知識の重要性は高まる一方といえます．ところが，多くの免疫学のテキストでは，膨大な免疫学の成果の体系的な記述に重点がおかれ，初学者にとってはどこから手を付ければ良いのか分からないという印象を与えます．また，専門用語の多さに手強いイメージをもたれる方も多いことでしょう．

　そこで本書では，はじめて免疫学に出会う方が，最初から順に読み進めることができることを重視しました．第1章では図を多用し，免疫応答の一連のイベントの概略をわかりやすく説明することに留意しました．第2章以降は，第1章で得たアウトラインの理解をもとにして，それぞれの項目をさらに詳しく説明します．免疫応答を理解するための重要なコンセプトや用語に関しては，別の著者による説明がもう一度出てくることもあります．本書を読むことで基礎免疫学を修得した読者にとっては，さらに高度なテキストに取り組むこともそれほど困難なことではなくなっているでしょう．

　本書は主として「薬学生のための免疫学」を念頭に執筆されました．巻末には免疫関連の疾患に使用されている医薬品に関する解説を付記しています．薬学教育モデル・コアカリキュラムにある免疫領域の学習到達目標を統合的に理解するために，本書を通じて免疫学の全体像を把握することを強くお勧めします．本書を通じて，免疫学に興味をもって，楽しく学んでいただくことができれば幸いです．

　本書出版の機会を賜りました廣川書店社長廣川節男氏，出版にご尽力いただきました廣川典子氏をはじめとする編集部スタッフのみなさまに深く感謝申し上げます．

2008年1月

市川　厚
田中智之

目　　次

第1章　免疫系のはたらき　　　　　　　　　　　　　　　　（田中智之）　1

1.1　免疫系の役割とその特徴　1
 1.1.1　免疫系のもつ多様性　1
 1.1.2　免疫系による識別　3
 1.1.3　免疫系による記憶　4
 1.1.4　自然免疫と獲得免疫　4

1.2　免疫応答　8
 1.2.1　病原体の侵入と初期の応答　8
 1.2.2　抗原提示　9
 1.2.3　T細胞の活性化　11
 1.2.4　B細胞・T細胞のエフェクター作用　12
 1.2.5　免疫応答の過程におけるリンパ球の成熟　15

1.3　免疫系を構成する細胞　17
 1.3.1　血球系細胞の起源と分化　17
 1.3.2　抗原提示細胞　19
 1.3.3　顆粒球　20
 1.3.4　マスト細胞　21
 1.3.5　T細胞　21
 1.3.6　B細胞　23
 1.3.7　NK細胞　23

1.4　免疫系を構成する組織の構造と機能　24
 1.4.1　一次リンパ組織　25
 1.4.2　二次リンパ組織　26
 1.4.3　リンパ球の移動　29
 1.4.4　皮膚の免疫系　31
 1.4.5　粘膜免疫　31

第2章　自然免疫の重要性　　　　　　　　　　　　　　　　（川﨑清史）　33

2.1　自然免疫の特徴　33
2.2　補体の活性化と役割　35
 2.2.1　補体の活性化機構　35
 2.2.2　補体の機能　37
 2.2.3　補体制御タンパク質　38

- 2.3 貪食細胞の種類と役割　39
  - 2.3.1 貪食細胞の種類　40
  - 2.3.2 貪食細胞の殺傷作用　42
  - 2.3.3 マクロファージが分泌するサイトカインによる応答　42
- 2.4 樹状細胞の重要性　44
- 2.5 その他の自然免疫に関わる因子と現象　45
  - 2.5.1 自然免疫の認識分子　45
  - 2.5.2 NK細胞(ナチュラルキラー細胞)　47
  - 2.5.3 インターフェロン　48
  - 2.5.4 オートファジー　49
  - 2.5.5 急性期タンパク質　49

第3章　抗原提示のしくみ・T細胞の活性化　(深澤昌史・古川美子)　51

- 3.1 主要組織適合性抗原複合体(MHC)による抗原提示　51
  - 3.1.1 免疫系が認識するもの　52
  - 3.1.2 抗原提示細胞　53
  - 3.1.3 MHCとは何か　54
  - 3.1.4 MHCのクラスとその構成分子　56
  - 3.1.5 MHCに結合するペプチド　57
  - 3.1.6 MHCクラスI抗原の生合成と役割　59
  - 3.1.7 MHCクラスII抗原の生合成と役割　60
- 3.2 T細胞による抗原の認識・T細胞の活性化　61
  - 3.2.1 T細胞による認識のしかた　62
  - 3.2.2 T細胞受容体とCD抗原　63
  - 3.2.3 補助分子としてのCD4とCD8　65
  - 3.2.4 T細胞の仲間たちとその役割　66
  - 3.2.5 T細胞への抗原提示と活性化　69
- 3.3 サイトカインによる免疫応答の制御　73
  - 3.3.1 サイトカインは細胞の伝達物質　74
  - 3.3.2 サイトカインの種類と機能　78
- 3.4 T細胞のエフェクター作用　85
  - 3.4.1 Th1型のエフェクター作用　85
  - 3.4.2 Th2型のエフェクター作用　87
- 3.5 免疫はどのように記憶されるか　89

第4章　抗原の多様性に対応するしくみ　(山下俊之・石井紀郎)　91

- 4.1 抗原の構造と機能　91
  - 4.1.1 抗原と抗体　91

4.1.2　抗体の基本構造　93
　　4.1.3　可変部の構造の特徴　94
　　4.1.4　抗体のクラス・サブクラス　95
　　4.1.5　B細胞受容体の構造　100
　　4.1.6　抗体分子のエフェクター作用の構造的基盤　101
　4.2　T細胞受容体の構造　102
　4.3　特異性・多様性を生み出すしくみ　104
　　4.3.1　遺伝子の再構成とは？　104
　　4.3.2　未分化B細胞の抗体遺伝子群　105
　　4.3.3　B細胞の分化に伴う抗体遺伝子の再構成　106
　　4.3.4　再構成に伴う多様性増加のメカニズム　108
　　4.3.5　遺伝子再構成の分子機構　110
　　4.3.6　抗体のアイソタイプスイッチ　111
　　4.3.7　レセプターエディティング　114
　　4.3.8　体細胞超変異と抗体の親和性の成熟　114
　　4.3.9　T細胞受容体遺伝子の再構成　115
　4.4　B細胞の発生と分化　117
　　4.4.1　獲得免疫とB細胞　117
　　4.4.2　クローン選択説　118
　　4.4.3　B細胞分化と骨髄ストローマ細胞の役割　120
　　4.4.4　自己反応性B細胞の除去　122
　　4.4.5　B細胞の分化と生体内分布　123
　4.5　B細胞の活性化と抗体産生　123
　　4.5.1　抗原提示細胞としてのB細胞　123
　　4.5.2　ヘルパーT細胞との相互作用　124
　　4.5.3　形質細胞とメモリー細胞　127
　　4.5.4　一次免疫応答と二次免疫応答　127
　　4.5.5　Fc受容体を介した抗体の作用　128

第5章　自己と非自己を識別するしくみ　　（深澤昌史）　129

　5.1　T細胞の発生と分化　129
　　5.1.1　T細胞はどこで生まれるか　130
　　5.1.2　胸腺はT細胞を教育する　130
　　5.1.3　T細胞の成熟過程　131
　5.2　一次リンパ組織における免疫寛容　133
　　5.2.1　免疫寛容とは何か　133
　　5.2.2　胸腺におけるT細胞の免疫寛容　133
　　5.2.3　骨髄におけるB細胞の免疫寛容　135

5.3　末梢における免疫寛容　136
　5.3.1　末梢における T 細胞の免疫寛容　136
　5.3.2　末梢における B 細胞の免疫寛容　137

第6章　免疫疾患とその治療法　　　　　　　　　（村山次哉・黒川昌彦）　139

6.1　感染症における免疫応答　139
　6.1.1　細胞外細菌　140
　6.1.2　宿主細胞内で増殖する細菌　142
　6.1.3　ウイルス感染　143
　6.1.4　寄生虫感染　145
6.2　過敏症（アレルギー）と自己免疫疾患　146
　6.2.1　アレルギーの分類　147
　6.2.2　I 型アレルギー　147
　6.2.3　II 型アレルギー　152
　6.2.4　III 型アレルギー　155
　6.2.5　IV 型アレルギー　157
6.3　腫瘍免疫　159
　6.3.1　腫瘍抗原　159
　6.3.2　腫瘍抗原の提示機構　160
　6.3.3　悪性腫瘍における MHC クラス I 分子の欠如　160
　6.3.4　免疫学的監視機構　161
　6.3.5　免疫エスケープ機構　161
　6.3.6　がんの免疫学的治療法　162
6.4　移植免疫　163
　6.4.1　臓器移植と免疫反応　164
　6.4.2　移植片対宿主反応　165
　6.4.3　臓器移植と免疫抑制薬　166
6.5　免疫不全症　167
　6.5.1　先天性免疫不全症　167
　6.5.2　後天性免疫不全症　169
6.6　ワクチン　172
　6.6.1　予防接種の原理　173
　6.6.2　予防接種の種類　173
　6.6.3　ワクチンとその種類　174
6.7　生物学的製剤　176
　6.7.1　生物学的製剤の分類　176
　6.7.2　抗体製剤　177
　6.7.3　組換えタンパク質　179

第7章　免疫学の応用（臨床診断法・実験技術）　　　（安河内孝徳・田中智之）　　**181**

  7.1　沈降・凝集反応　181
    7.1.1　二重免疫拡散法　181
    7.1.2　免疫電気泳動法　181
    7.1.3　凝集反応　182
  7.2　免疫化学的測定法　183
    7.2.1　ラジオイムノアッセイ（RIA）　183
    7.2.2　エンザイムイムノアッセイ（EIA）　184
    7.2.3　ELISA　184
    7.2.4　ウェスタンブロット　184
  7.3　サイトメトリー　185
  7.4　免疫沈降　187
  7.5　免疫組織化学　188
  7.6　モノクローナル抗体・ポリクローナル抗体　188

付　録　　　（田中智之）　　**191**

  付録1：免疫学の分野と関連する医薬品　191
  付録2：用語解説　195

索　引　　**201**

薬学教育モデル・コアカリキュラムとの対応

　本書には，薬学専門教育の「C10　生体防御」を理解するために必要な内容が含まれている．しかしながら，本書では免疫系のしくみを統合的に理解することを重視しているため，薬学教育モデル・コアカリキュラムにおける到達目標（SBO）と1対1の対応関係をもって記述されているわけではない．そこで，参考として，それぞれのSBOを理解する上で関連の深い箇所を示した．指示した部分以外にも参考になる記述が含まれていることがある．

C10　生体防御

（1）身体をまもる

【生体防御反応】
SBO 1：自然免疫と獲得免疫の特徴とその違いを説明できる
　第1章1.1に両者の定義と相違点を述べた．第2章は自然免疫全体について，第3，4章では獲得免疫が成立するプロセスを述べている．
SBO 2：異物の侵入に対する物理的，生理的，化学的バリアーについて説明できる
　第1章1.2および1.4を参照．
SBO 3：補体について，その活性化経路と機能を説明できる
　第2章2.2を参照．
SBO 4：免疫反応の特徴（自己と非自己，特異性）を説明できる
　第1章1.1に概要を説明した．特異性の獲得に関しては第4章4.3を，自己と非自己の識別については第5章を参照．
SBO 5：クローン選択説，記憶を説明できる
　第1章1.1および1.2に概要を説明した．第3章3.5には記憶について，第4章4.4にはクローン選択説についてさらに詳しい記述がある．
SBO 6：体液性免疫と細胞性免疫を比較して説明できる
　第1章1.2の流れを理解した上で，第3章3.3および3.4を参照．

【免疫を担当する組織・細胞】
SBO 7：免疫に関与する組織と細胞を列挙できる
　第1章1.3および1.4を参照．
SBO 8：免疫担当細胞の種類と役割を説明できる
　第1章1.3に概要を述べた．それぞれの細胞種のはたらきに関しては，第2章2.3～2.5，第3章3.2，第4章4.4および4.5に述べた．第6章6.2にも顆粒球に関する記述がある．
SBO 9：食細胞が自然免疫で果たす役割を説明できる
　第2章2.3および2.4を参照．第3章3.1にも関連する記述がある．

SBO 10:免疫反応におけるおもな細胞間ネットワークについて説明できる

　第1章1.2に概説した．抗原提示に関しては第3章3.1，3.2，T-B細胞間相互作用については第4章4.5を参照．細胞間ネットワークを調整するメディエーターとしてサイトカインはきわめて重要であるが，これについては第3章3.3を参照．

【分子レベルで見た免疫のしくみ】

SBO 11:抗体分子の種類，構造，役割を説明できる
　第4章4.1を参照．

SBO 12:MHC抗原の構造と機能および抗原提示経路での役割について説明できる
　第3章3.1を参照．

SBO 13:T細胞による抗原の認識について説明できる
　第3章3.2を参照．

SBO 14:抗体分子およびT細胞抗原受容体の多様性を生み出す機構(遺伝子再構成)を概説できる
　第4章4.3を参照．

SBO 15:免疫系にかかわるおもなサイトカイン，ケモカインをあげ，その作用を説明できる
　第3章3.3を参照．

（2） 免疫系の破綻・免疫系の応用

【免疫系が関係する疾患】

SBO 16:アレルギーについて分類し，担当細胞および反応機構を説明できる
　第6章6.2を参照．

SBO 17:炎症の一般的症状，担当細胞および反応機構について説明できる
　第1章1.2，第2章2.2および2.5を参照．

SBO 18:代表的な自己免疫疾患の特徴と成因について説明できる
　第6章6.2を参照．自己に対する免疫寛容の成立については，第5章5.2，5.3を参照．

SBO 19:代表的な免疫不全症候群をあげ，その特徴と成因を説明できる
　第6章6.5を参照．

【免疫応答のコントロール】

SBO 20:臓器移植と免疫反応のかかわり(拒絶反応，免疫抑制薬など)について説明できる
　第6章6.4を参照．

SBO 21:細菌，ウイルス，寄生虫などの感染症と免疫応答とのかかわりについて説明できる
　第6章6.1を参照．

SBO 22:腫瘍排除に関与する免疫反応について説明できる
　第6章6.3を参照．

SBO 23:代表的な免疫賦活治療法について概説できる

第6章6.3を参照.

【予防接種】
SBO 24：予防接種の原理とワクチンについて説明できる
SBO 25：おもなワクチン（生ワクチン，不活化ワクチン，トキソイド，混合ワクチン）について基本的特徴を説明できる
SBO 26：予防接種について，その種類と実施状況を説明できる
 SBO 24〜26 はすべて第6章6.6を参照.

【免疫反応の応用】
SBO 27：モノクローナル抗体とポリクローナル抗体の作製方法を説明できる
 第7章7.6を参照.
SBO 28：抗原抗体反応を利用した代表的な検査方法の原理を説明できる
 第7章全体に記述がある.
SBO 29：沈降，凝集反応を利用して抗原を検出できる（技能）
 原理については，第7章7.1および7.4を参照.
SBO 30：ELISA 法，ウェスタンブロット法などを用いて抗原を検出，判定できる（技能）
 原理については，第7章7.2を参照.

Chapter 1

免疫系のはたらき

　本章では最初に生体における免疫系の役割を述べる．そして，病原微生物が侵入した場合を一例として，免疫応答の経時変化と関与する細胞についてのアウトラインを示す．免疫応答を理解するためには，時間的な変化に加えて，身体のどこでその応答が起こっているかという場所の変化についても理解する必要がある．そこで，免疫応答の場となる組織や，免疫担当細胞の移動についてもここで述べる．本章の目的は，免疫系のはたらきの概要を理解することである．次章以降を読みすすむなかで，全体との関係がわからなくなった場合には，もう一度本章を読み返していただきたい．

1.1　免疫系の役割とその特徴

　私たちの生命は，病原性の微生物やウイルスの感染，あるいは自己細胞の癌化といった脅威に常にさらされている．しかしながら，こうした出来事のすべてが病気へとつながっているわけではなく，私たちが日々のくらしの中でそれらの脅威を認識することは少ない．その大きな理由の一つが，免疫系という生体防御システムの存在である．免疫系は，その働きを直接担う白血球と，免疫応答の場をつくる他の細胞や環境からなるシステムである．免疫系の基本的なはたらきは，侵入してきた微生物やウイルス，あるいは異物を認識し，これを攻撃，排除することにある．また，癌細胞は本来自己の細胞であるが，生体内のコントロールからはずれて増殖を繰り返したり，異なる組織へと移動したりする．こうした癌細胞も外来の病原体と同様に免疫系にとっての標的である．まず，免疫系というシステムがどのような特徴をもつかについて解説する．

1.1.1　免疫系のもつ多様性

　免疫系には，私たちが日常的に接触する病原体だけではなく，一度も出会ったことのない未知の病原体に対処する能力も要求されている．侵入したウイルスや微生物は，体内で活発に増殖を

繰り返し，その対処が遅れると致命的な結果を招くこともある．そこで，免疫系は，様々な病原体に対して，それらを個別に認識するための細胞群（T 細胞と B 細胞からなり，総称してリンパ球という）をあらかじめ準備している（図 1.1）．多様な，しかも予測できない未知の病原体に対応するレパートリーを確保するために，リンパ球ではゲノム DNA の組換えという他の細胞種ではみられない特別なしくみを利用している．これらのリンパ球は，自らが認識できるタイプの病原体に将来出会うかもしれないし，あるいは一度も活躍することなく寿命をむかえるかもしれない．また，生体内の限られた数のリンパ球に大きなバラエティがあるということは，すなわち，

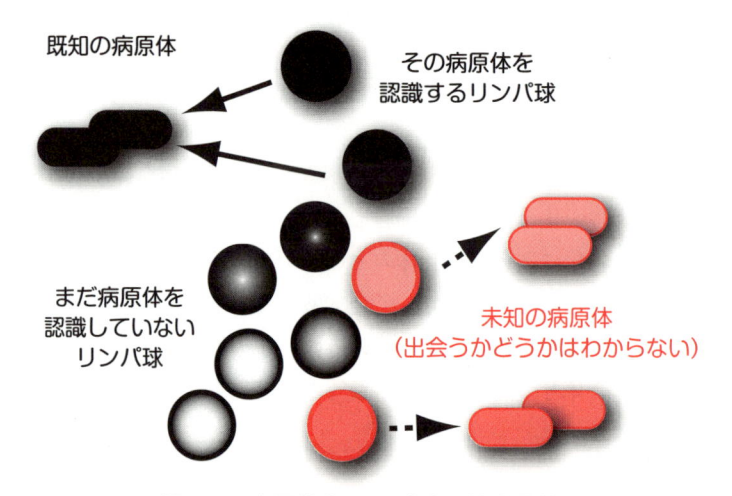

図 1.1　病原体とリンパ球の対応関係
　免疫系は多様なリンパ球を用意することによって，未知の病原体に備えている．リンパ球のカバーする範囲はかなり大きいので，リンパ球の中には一度も病原体に出会うことなく死んでいくものもある．

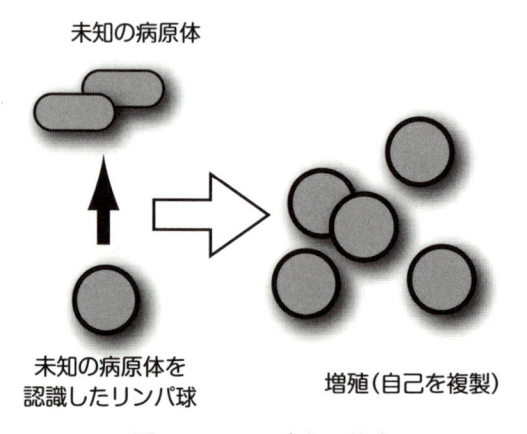

図 1.2　リンパ球の増殖
　病原体を認識できるリンパ球の数は少ない．そこで，自らのコピーをつくる（増殖する）ことで対応する．

ある特定のパターンを認識できるリンパ球の数はきわめて少ないということである．そのため，免疫系は侵入した病原体を認識できる細胞のみを増殖させることにより，その病原体に対応するチームの規模を大きくして対処している（図1.2）．

1.1.2 免疫系による識別

免疫系の重要な任務は，病原性のあるものを識別することである．微生物の多くは私たちの細胞とは異なる表面構造をもっており，免疫系はこうした特徴を認識するシステムを備えている．また，幅広いレパートリーをもつリンパ球は，侵入してきた微生物や異物を精巧に識別することができる．リンパ球のうち，B細胞が産生する抗体と呼ばれるタンパク質は，ある特定の立体構造に結合する性質をもつ．異物がタンパク質である場合，その標的のアミノ酸残基一つの置換やリン酸化修飾の有無という細かな違いまで識別されることすらある．

免疫系は多様な標的を高い精度で認識するが，重要な要件の一つとして「自己」を攻撃しないという性質をあげることができる．また，食物成分は自己のタンパク質とは異なるものであるが，免疫系に攻撃されるということはない．このように免疫系が標的として反応せずに，見逃すしくみを免疫寛容という（図1.3）．免疫寛容の破綻は，自己組織に対する攻撃や，あるいは病原性のない物質に対する過剰な反応につながる．例えば，重要なホルモンであるインスリンを産生する細胞（膵臓β細胞）を標的として免疫応答が起こることにより，若年性のI型糖尿病が発症する．また，昨今では社会問題ともなっている花粉症では，花粉という病原性のない異物に対して過剰な免疫応答が起こることが，発症の原因である．

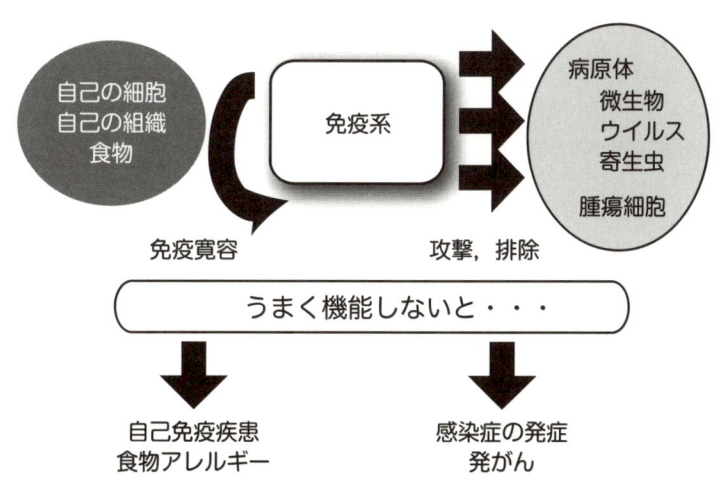

図1.3 免疫系の役割
免疫系は自己と非自己を識別するシステムである．非自己の中には，病原体や腫瘍のように排除するべき存在もあれば，共生する細菌や食物のように攻撃対象にはならないものもある．こうした識別システムの破綻が疾患につながる．

1.1.3 免疫系による記憶

免疫系のもう一つの大きな特徴は，一度出会った病原体に再び遭遇した場合に，速やかで強い免疫応答が引き起こされることである．この性質は予防注射の効果を考えるとわかりやすい．すなわち，一度経験した病原体は免疫系によって記憶され，次に同じ病原体が現れた場合には速やかにこれを撃退することができる（図1.4）．こうした免疫系による記憶のメカニズムの詳細はわかっていないが，病原体と闘うリンパ球のごく一部がメモリー（記憶）細胞として長期にわたって生体内で保持されているためであると考えられている．一部のウイルスが何度も私たちに感染するにも関わらず効果的に排除されない理由は，免疫系における記憶がうまく成立しない，あるいは免疫系に記憶された表面の構造をウイルス側が巧みに変化させてしまうためであると考えられている．

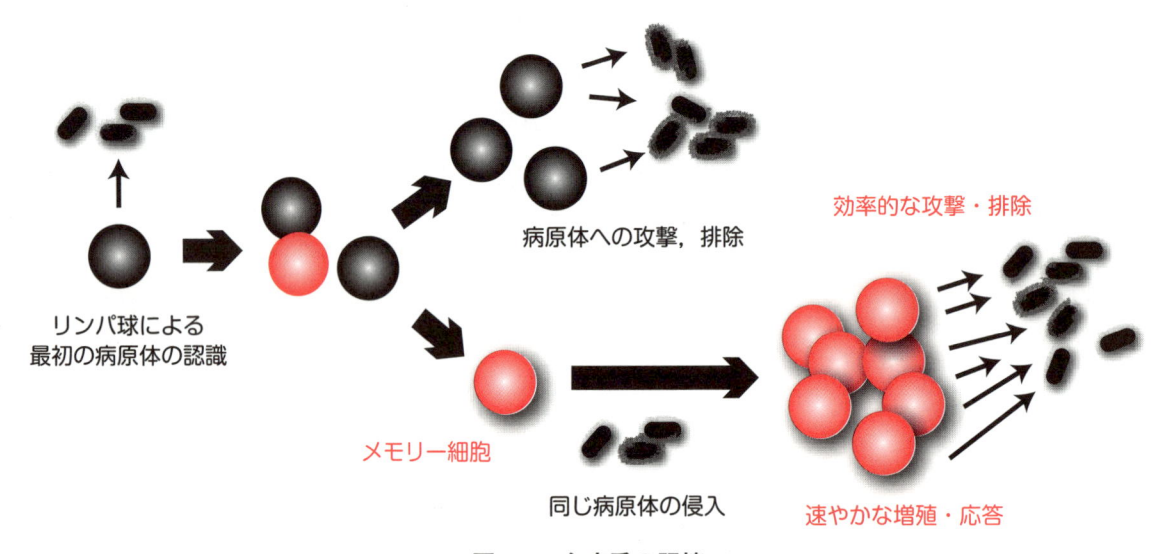

図1.4 免疫系の記憶
免疫系はメモリー細胞というシステムをもつことによって，同じ病原体に出会った場合の対処を迅速，効率的に行う．

1.1.4 自然免疫と獲得免疫

免疫応答は一連のイベントが時間とともに進むため，どこでスナップショットを撮るかによって，反応に参加している細胞や，その反応を調節する低分子の生理活性物質やタンパク質（総称してメディエーターという：コラム参照）の種類が異なる．先に，免疫系はバラエティに富んだレパートリーのリンパ球を用意して未知の病原体に備えていることを述べたが，病原体の侵入の際に，対応するリンパ球が専門のチームを結成するまでには一定の時間が必要である．しかしながら，病原体が体内で急速に増殖する場合，特殊な免疫チームの到着を待っているだけでは被害

は広がるばかりである．そこで，免疫系は侵入した病原体に対する速い応答のしくみも併せもっている．ここで，緊急部隊として働くしくみを「**自然免疫** innate immunity」，後から結成される特別チームによる働きのことを「**獲得免疫** acquired immunity/adaptive immunity」という．

自然免疫は病原体の侵入に対して最初に応答するシステムであり，その特徴として常に待機していて速やかに反応できることと，比較的低い特異性をあげることができる．例えば，マクロファージと呼ばれる白血球は様々な組織に分布しており，侵入者を攻撃する働きをもっている．マクロファージは，微生物に特徴的な表面構造を手がかりとして近づき，これに接着する．そして，最終的にはその微生物を自身の内部に取り込んでしまう．この取り込みのことを**貪食**といい，この機能を有する細胞は**貪食細胞**というカテゴリーに分類される．貪食細胞は，微生物に特有の表面構造であるリポ多糖やペプチドグリカンといった分子を認識する受容体をもっており，それらを介して病原微生物を「食べる」ことにより処理している．また，血液中の補体という成分は，微生物に結合し，その膜に穴をあけて溶菌させる能力がある．補体の識別能力は抗体に比べるとはるかに低く，自己の細胞にも結合する．しかしながら，私たちの細胞は，補体の活性化を阻害する様々な防御系を備えており，傷害を受けることはない（図1.5）．

一方で，獲得免疫のシステムは，侵入者の特徴をつかまえて，特異性が高く効率的な攻撃・排

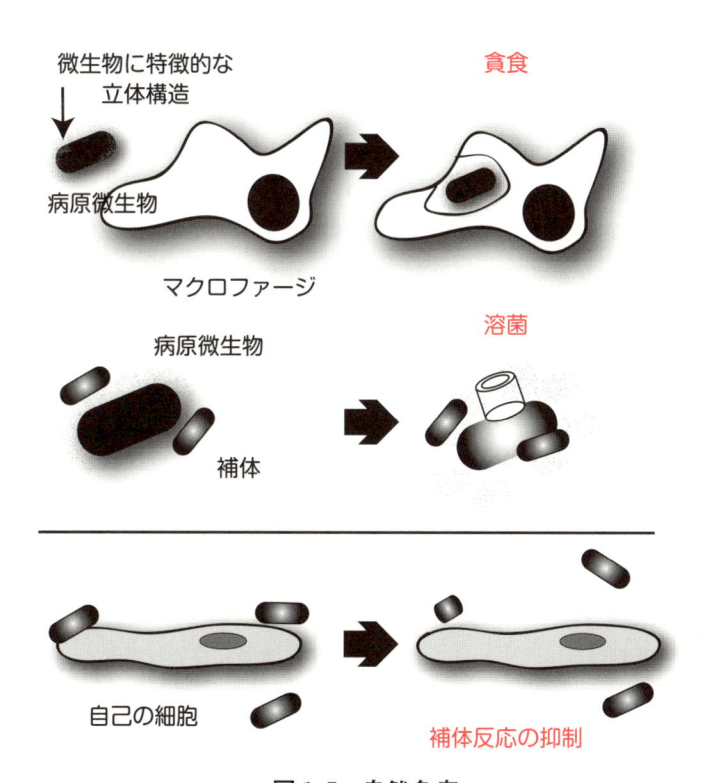

図1.5　自然免疫
自然免疫のシステムはよく出会う病原体の特徴を捉え，速やかに攻撃するシステムである．自然免疫には細かな識別能力はないので，自己細胞は自然免疫による攻撃を受けないような防御システムを備えている．

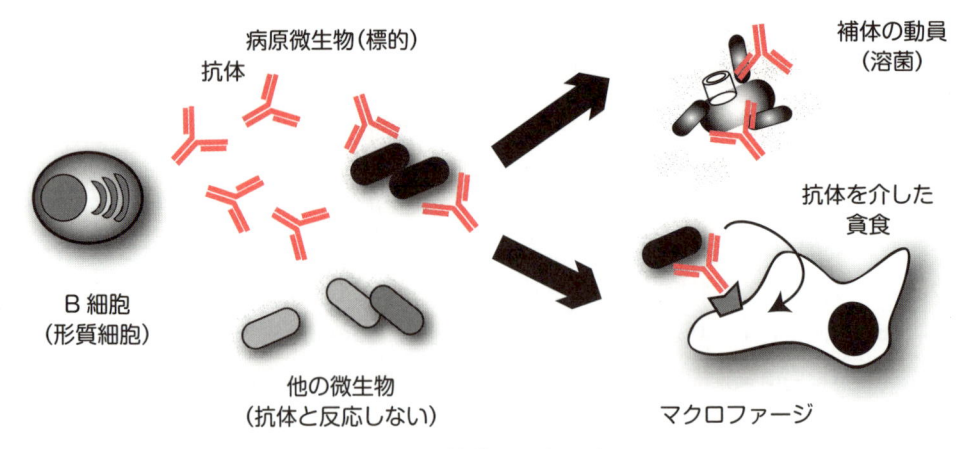

図 1.6　抗体のはたらき
抗体はきわめて精度の高いミサイルのようなものである．標的以外の病原体には反応せず，特定の構造をもつ病原体に結合する．抗体の結合は，病原体に目印を付けることを通じて，補体系や貪食細胞などによる効率的な病原体の排除を促す．

除を行う．例えば，B 細胞から産生される「抗体」は，標的が明確なミサイル攻撃に例えることができる．一つの B 細胞は 1 種類の抗体分子を産生するが，この抗体分子は侵入した病原体のある特定の構造に結合することができる．そのため，様々な細胞や微生物が混在する状況でも，抗体の働きにより病原体に標識をつけ，他と区別することができる（図 1.6）．また，獲得免疫のシステムは自然免疫の構成員に指示を出すこともできる．T 細胞，特にヘルパー T 細胞と呼ばれる一群の細胞は，サイトカインと総称される分泌タンパク質を産生することによって，免疫系の機能を調節する．例えば，その中の IFN-γ というサイトカインは，マクロファージの貪食，消化能力を高める働きがある．また，病原体に抗体という目印がつくことにより，これを起点とした補体反応の促進や，さらなる貪食応答が促進される．

　自然免疫を既製品，獲得免疫を特注品と例えることもできる．既製品はその場で手に入れることができるが，規格が決まっており，必ずしも完全に目的に合致したものとは限らない．一方で特注品は状況にあわせて理想的な注文をすることができるが，時間と費用がかかる．自然免疫は

表 1.1

	自然免疫	獲得免疫
認識部位	微生物に共有される特徴的な表面構造（リポ多糖，マンノース型糖鎖など）	微生物，異物の部分構造
特異性	特異性は低い	非常に高い特異性
多様性	低い	高い
記憶の有無	なし	あり
関与する細胞	貪食細胞，NK 細胞	リンパ球
血液中の因子	補体	抗体

不審な侵入者をまとめて攻撃するシステムであり，獲得免疫のようにピンポイントで標的を攻撃する精確さや効率性には劣る(表1.1)．しかしながら，後述するように両者のシステムは互いに独立しているわけではなく，獲得免疫の成立や方向性は，自然免疫の応答がどのように引き起こされたかによって大きな影響を受けることが知られている．

「活性化」とは

免疫学や生化学，細胞生物学ではしばしば「活性化」という用語が使われるが，その意味する内容は文脈によって異なる．「活性化」の表す内容を整理する．

まず，「タンパク質が活性化する」という表現がある．多くは酵素であるが，これはリン酸化や限定分解(アミノ酸配列中のある決まった場所が切断されること)などの作用を通じて，酵素活性，あるいはそのタンパク質の機能が増大することを指している．次に「補体系の活性化」という表現では，あるきっかけにより補体成分のあるプロテアーゼの酵素活性が増大して，次のプロテアーゼを切断し，切断されることによってそのプロテアーゼの酵素活性が上昇するという一連の反応が連続して進行する(これをカスケードという)ことを意味している．一方，「受容体の活性化」とは，リガンド(受容体に特異的に結合できる物質)が結合することにより受容体の構造変化が起こり，次の反応(近接するチロシンリン酸化酵素の酵素活性の増大，Gタンパク質のGTP型への変換など)が促進されることをいう．

一方で，「細胞が活性化する」という表現がある．これは，細胞が刺激を受けてそれに対して様々なイベントを通じて応答することを意味している．例えば，マクロファージが活性化するとは，刺激を受けたマクロファージが，貪食能力を高めたり，サイトカインと呼ばれる分泌タンパク質を放出したり，あるいは標的に向かって遊走したりといった一連の応答が起こることを意味している．

「活性化」とは便利な用語なのでしばしば使われるが，具体的にどんなことが指示されているかについては注意を払う必要がある．

メディエーター

ある細胞から，別の細胞へ情報を伝えるためには，メッセンジャーとなるものが必要である．これを広くメディエーター mediator という．免疫系では，病原体の感染という時々刻々状況が変化していく現象に対応するために，細胞間でのコミュニケーションが重視される．そのため，他の生体システムと比べて，免疫系はメディエーターを介した情報交換が高度に発達したシステムとなっている．

生体内のメディエーターとして最もよく知られているのは，ホルモンと呼ばれるグループで，エネルギー代謝に関わるインスリンや，ステロイドホルモンなどをあげることができる．これらは，血流を介して，遠い場所にも情報を伝えることができる．一方で，もう少し近くの，血流を利用した輸送までは必要のない範囲で作用するメディエーターもある．サイトカインと呼ばれる分泌タンパク質のグループの多くはこのカテゴリーに分類される．ケモカインと呼ばれる細胞の遊走に関わる分泌タンパク質や，増殖因子と呼ばれる細胞増殖・分化に関わる分泌タンパク質が，広い意味でサイトカインに分類されることもある．実際，これらのタンパク質性のメディエータ

ーの生理作用は重複する場合もあり，機能をもとに分類することは困難である．サイトカインのほかには，ヒスタミンのような生理活性アミン，あるいはプロスタグランジンやロイコトリエンといった脂質由来のメディエーターがあり，いずれも免疫系の機能調節において重要な役割を果たしている．メディエーターによる情報伝達のメリットは二つある．一つは複数の細胞に同時に同じ情報を伝えることができること．もう一点は，メディエーターの拡散は細胞間の距離に応じた濃度の低下につながるため，この濃度勾配を利用した情報伝達ができるということである．すなわち，近くの細胞には強いメッセージを，遠くの細胞には弱いメッセージをという使い分けが可能となる．また，濃度勾配そのものが大きな意味をもつ場合もあり，ケモカインのような細胞の移動を促す作用をもつメディエーターでは，濃度の高いほうを目指して標的の細胞が移動することが知られている．

一方で，メディエーターは通常単純に周囲に拡散するので，誤った相手に情報を伝えてしまう可能性もある．そこで，重要度の高い情報交換は，細胞同士が複数の接着分子を介して強固に結合することを通じて行われる．

1.2 免疫応答

この節では，免疫応答ではどのような出来事が，どのような順序で起こるかについて説明する．免疫応答の標的となる病原体には，微生物，ウイルス，寄生虫といった様々なものがあり，それぞれ，免疫系の対処法も異なる．ここでは，けがにより皮膚に傷ができた場合を例にとって，微生物に対する免疫応答について概説する．皮膚は消化管粘膜，呼吸器と並ぶ病原体の主要な侵入経路である．

1.2.1 病原体の侵入と初期の応答

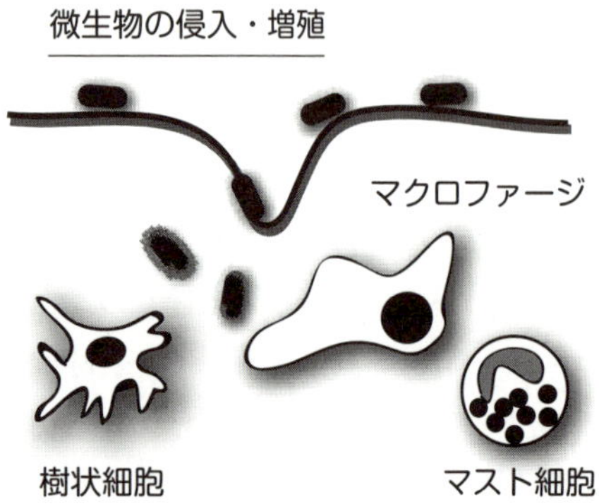

皮膚表面には様々な微生物が存在するが，皮膚は物理的なバリアーとしてはたらき，これらの微生物は通常体内には侵入できない．ところが，そのバリアーが破壊された場合，微生物は体内へ侵入し，増殖する．皮膚組織内に常駐して病原体の侵入を監視する細胞として，**樹状細胞**，**マクロファージ**，**マスト細胞**をあげることができる（図1.7）．後述するが，樹状細胞は細長い突起構造を多数もっており，表皮組織において網目を張り巡らすように分布している．皮膚

図1.7

の未成熟な樹状細胞は特に**ランゲルハンス細胞**と呼ばれる．この中で，マクロファージと樹状細胞は典型的な貪食細胞であり，侵入した微生物を貪食，消化する(図1.8)．これらの貪食細胞は，微生物の貪食を通じて活性化し，炎症反応を引き起こす様々なメディエーターを放出する(図1.9)．炎症反応の進展により，血管透過性が亢進し，補体成分を含む血液中のタンパク質が感染部位に漏れ出てくる．これらは，病原体を攻撃するとともに，貪食細胞によって微生物が貪食されることを助ける．こうした一連の応答を通じて，自然免疫のシステムは最大限に活用され，病原体への攻撃，排除が進む．しかしながら，病原体の侵入規模が大きい場合や，病原体の増殖速度が大きい場合などは，自然免疫のシステムだけでは十分な対応ができず，病原体との戦いは長期化し，より効率的な手段が必要となる．

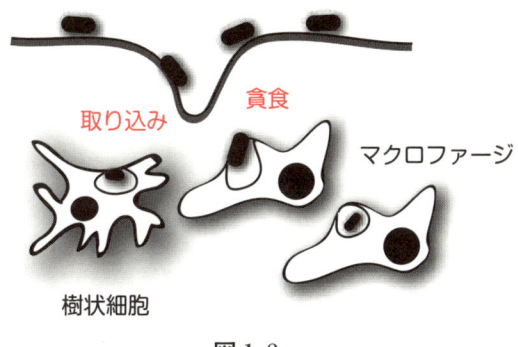

図1.8

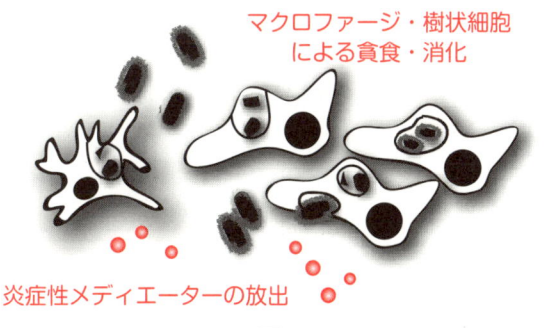

図1.9

炎症

免疫応答の初期相において起こる反応であり，血流量の増加(血管拡張)，血漿タンパク質の血管からの漏出，白血球の血管から感染局所への移行(浸潤)を特徴とする．病原体により活性化したマクロファージや樹状細胞，マスト細胞が産生するメディエーターの作用によって，こうした一連の反応が引き起こされる．ヒスタミンや，炎症性のサイトカインであるTNF-αは血管透過性を亢進させ，血管からの血漿成分の漏出を促進する．その結果，補体成分や，微生物の表面構造を認識する糖結合タンパク質(レクチンという)，抗体などが病原体と結合できるようになる．また，ケモカイン類やロイコトリエン類は，好中球を代表とする顆粒球，マクロファージ等の遊走を促進し，感染部位における病原体への攻撃，排除を促進する．こうした一連の応答のために，炎症部位は赤く腫れ，熱をもち，痛みが発生する．マクロファージや好中球による病原体への攻撃に伴い，周辺の自己組織が傷害を受けることも多い．

1.2.2 抗原提示

多様な病原体の侵入に備えるリンパ球の多くは，**リンパ節**や**脾臓**(併せて**二次リンパ組織**という)に分布している．そのため，免疫系は侵入した病原体がどのようなものであるかを二次リンパ組織まで伝えるシステムをもっている．樹状細胞やマクロファージは，微生物を貪食，消化す

るが，この過程で得られた断片（ほとんどは微生物由来タンパク質の断片ペプチドである）を自身の細胞表面にディスプレイすることができる．これは，侵入者の特徴を伝えるシステムであり，リンパ球のうち T 細胞はこれを認識することができる．ここで，侵入者の特徴となる構造を**抗原**，これを T 細胞に示すことを**抗原提示**という．また，ディスプレイ装置に相当する膜タンパク質は**主要組織適合性抗原複合体** major histocompatibility complex（MHC）と呼ばれる．貪食した抗原をディスプレイする膜タンパク質を特に MHC クラス II と呼ぶ．樹状細胞とマクロファージの大きな違いは，樹状細胞のみが，活性化に伴いリンパ管を通って二次リンパ組織に移動すること

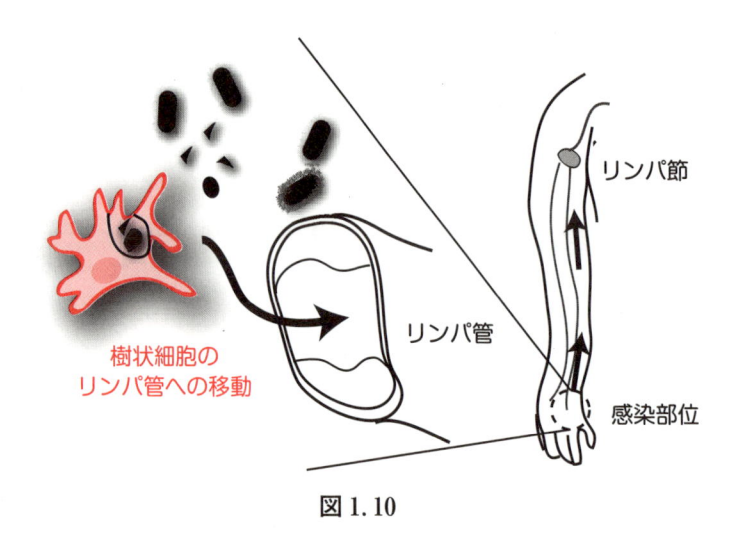

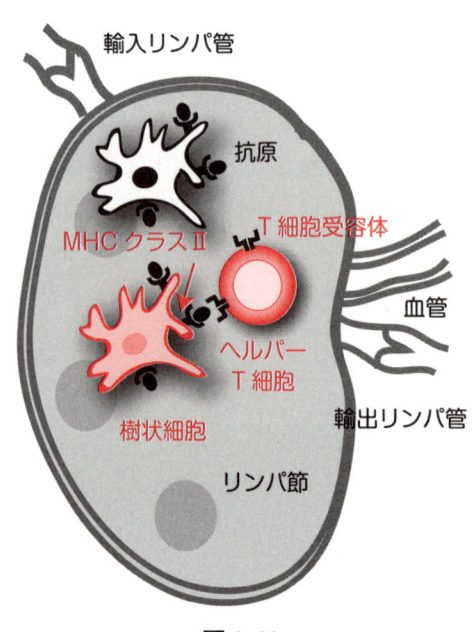

図 1.10

図 1.11

ができる点である(図 1.10).

　樹状細胞はリンパ節において，自らが貪食した微生物の消化断片(微生物由来タンパク質の断片ペプチド)を T 細胞に対して提示する(図 1.11).リンパ節には一つ一つが異なる構造を認識する T 細胞の集団が分布しているが，ある樹状細胞が提示する抗原を認識できる T 細胞はごくまれにしか存在しない．そのため，樹状細胞はその表面に抗原を提示した状態で，リンパ節内をめぐることになる．そして，提示された抗原を認識できる T 細胞と出会うことをきっかけとして，獲得免疫のプロセスが始まる.

1.2.3　T 細胞の活性化

　樹状細胞の提示する抗原を認識できた T 細胞は，速やかに細胞分裂を始める(図 1.12).病原体に T 細胞が対抗するためには，抗原の認識に成功した数少ない T 細胞だけでは明らかに力不足であり，自らと同じ細胞を増やす必要がある．抗原提示により活性化した T 細胞は，IL-2 というサイトカインを産生することで自分自身の細胞分裂を促進する．細胞分裂の結果，生じる T 細胞の集団はいずれも同じ抗原を認識できる同一の細胞(クローン)からなっている．活性化した T 細胞の集団は，この後さらに増殖・成熟するが，T 細胞による免疫応答の方向性の決定には樹状細胞が影響を与えていると考えられている．

　微生物の感染の場合，樹状細胞による抗原提示を受ける T 細胞は，ヘルパー T 細胞と呼ばれ，MHC クラス II に結合した抗原を認識することができる．マクロファージや好中球といった白血球は，貪食や化学的な攻撃など，微生物に対して直接攻撃を加えるが，ヘルパー T 細胞は種々のサイトカインを介して他の免疫系の細胞に指令を出す点に特徴がある．

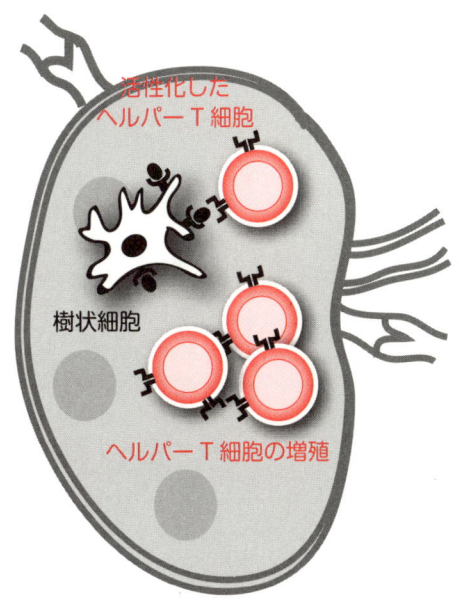

図 1.12

1.2.4　B細胞・T細胞のエフェクター作用

　抗体を産生する細胞である **B細胞** は，最初は膜タンパク質としてその細胞表面に抗体分子をもっている（膜貫通型抗体，B細胞受容体とも呼ばれる）．一つ一つのT細胞がある特定の構造を認識するように，一つのB細胞は1種類の抗体分子を発現している．その抗体分子が認識できるある特定の抗原が存在すると，B細胞は膜上の抗体を介して，抗原を捕捉する．B細胞はこの過程で活性化するが，抗体産生細胞として増殖，成熟するためにはヘルパーT細胞の助けを借りる必要がある．B細胞がヘルパーT細胞により活性化されるしくみは免疫応答のハイライトの一つである．B細胞は抗体をつくる細胞であると同時に，抗原提示細胞でもある．すなわち，B細胞は膜上の抗体を介して自らが認識する抗原を取り込み，ヘルパーT細胞にこれを提示する（図1.13）．この抗原を認識できるヘルパーT細胞が近くに存在する場合は，T-B細胞間に強い相互作用が生じる．ヘルパーT細胞はこの結合状態のもと，接着分子やサイトカイン産生など様々な手段を用いて，B細胞を活性化する．一方で，B細胞から抗原を提示されたT細胞も活性化する．これは，B細胞が活性化するにあたって，ヘルパーT細胞からライセンスを与えられると考えるとわかりやすい．B細胞がライセンスを与えられるということは，T細胞も同じ抗原を標的として認識しているということである．すなわち，このとき両者が排除すべき標的は共通していることになる．

　活性化したB細胞の一部は膜型の抗体を分泌型に変えて，抗体産生に特化した細胞へと成熟する．これを **形質細胞（プラズマ細胞）** と呼ぶ（図1.14）．他の活性化したB細胞は，ヘルパーT細胞の助けにより，さらに優れた性能の抗体を産生する細胞へと成熟を続ける．循環血中で働くか，あるいは粘膜へ分泌されるかなど，抗体の活躍の場の決定は，B細胞がどの種類の抗体を産

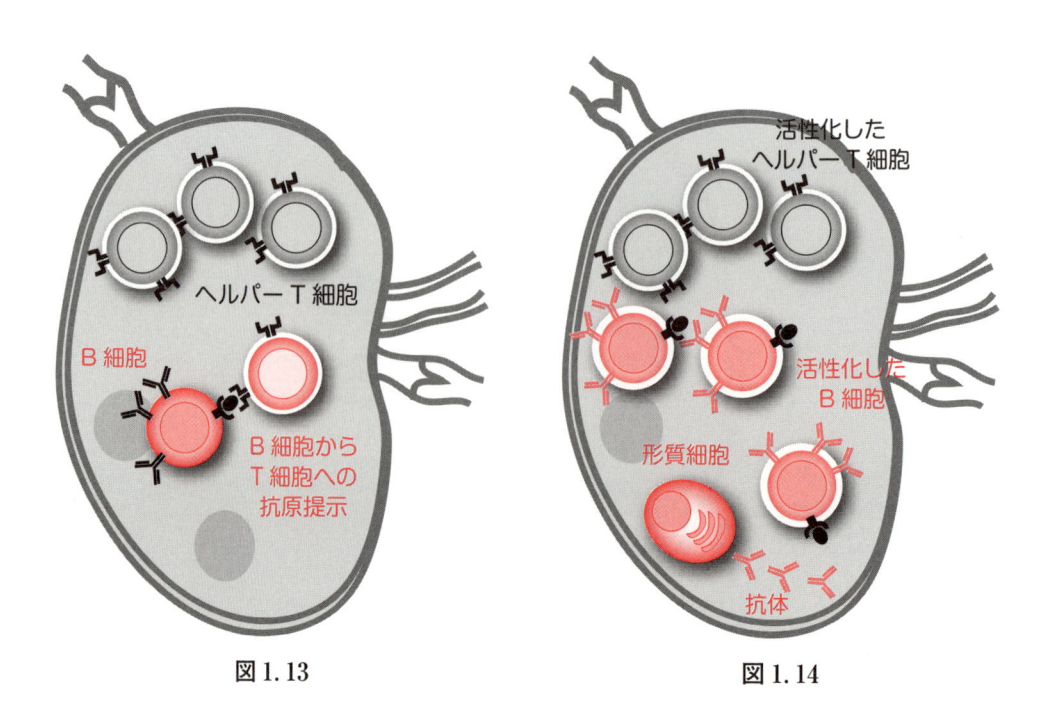

図1.13　　　　　　　　　　　　　　　　図1.14

生するかによるが，この過程もまたサイトカインによって影響を受ける．一連の免疫応答は次第に収束するが，ごく一部のB細胞は**メモリー細胞**として長期にわたって生存する．

活性化されたヘルパーT細胞はサイトカインを産生する能力をもつが，活性化されるとリンパ節から出て行く．その後，輸出リンパ管を通過し，最終的には循環血中へと移動する．形質細胞が産生する抗体も血流にのって輸送されるので，リンパ節からは，抗体と活性化したヘルパーT細胞という二つの集団が感染した場所へと向かうことになる(図1.15)．感染部位では，炎症反応が起こっており，血管内のヘルパーT細胞は炎症部位を目指して血管から外部の組織へと移行(浸潤)する(図1.16)．後述するが，病原体が存在する現場で免疫応答に関わる細胞を**エフ**

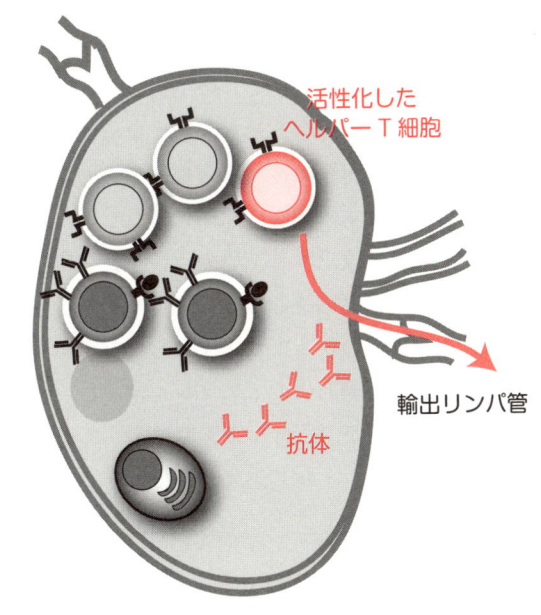

図1.15

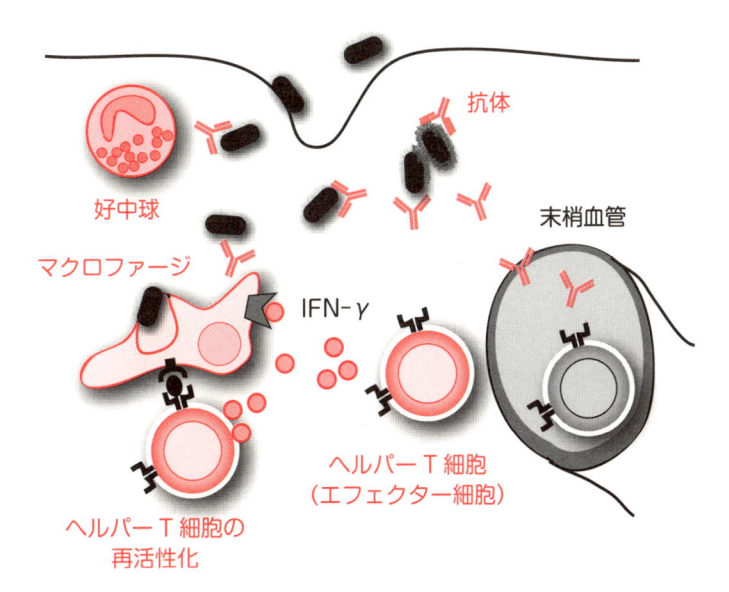

図1.16

14 第1章 免疫系のはたらき

ェクター細胞，現場からは距離をおいて次回以降の免疫応答に備える細胞をメモリー細胞と呼ぶ．エフェクターとして働くヘルパーT細胞は，微生物が感染した局所において再びマクロファージによる抗原提示を介して活性化される．ヘルパーT細胞の産生するサイトカインは多様であるが，ここではIFN-γが主として産生される場合を考える．IFN-γはマクロファージを活性化し，その貪食，消化能力を高める働きをもっている．一方で，抗体は標的となる微生物に結合し，病原体を貪食されやすくしたり，あるいは補体系の作用で微生物が溶菌する反応を促進したりする．抗体も補体も侵入してきた微生物に比べれば圧倒的に数が多く，こうした獲得免疫のしくみが働きはじめることで，免疫応答は収束に向かう．

T細胞には上で述べたヘルパーT細胞のほかに，細胞傷害性T細胞（キラーT細胞）と呼ばれる集団がある．この節の目標は免疫応答の概要をつかむことであるので，細胞傷害性T細胞に関してはここでは簡単な記述にとどめる．ここまで，微生物のように細胞の外部に病原体がある場合を解説してきたが，例えばウイルスの場合，最も問題となるのは細胞外に存在している状態ではない．ウイルスは，増殖するために宿主の遺伝子複製やタンパク質合成のシステムを利用する．そのため，ウイルスに侵入された宿主の細胞は，一見したところは何も変化がないように見えていても，実際にはウイルスを複製，放出する工場のような存在になっている．この状況に対処するためには，ウイルスに感染した自己細胞もろとも処理してしまうというやり方が簡明である．そこで，ウイルス感染細胞が一目でわかるようにするしくみがある．これは，細胞質で合成されるあらゆるタンパク質の断片を細胞表面にディスプレイするという方法で行われる．ディスプレイ装置はMHCクラスIと呼ばれるが，正常な細胞ではすべてのクラスI分子は自己のタンパク質の断片を提示している．一方で，ウイルス感染細胞では，ウイルス由来のタンパク質を合

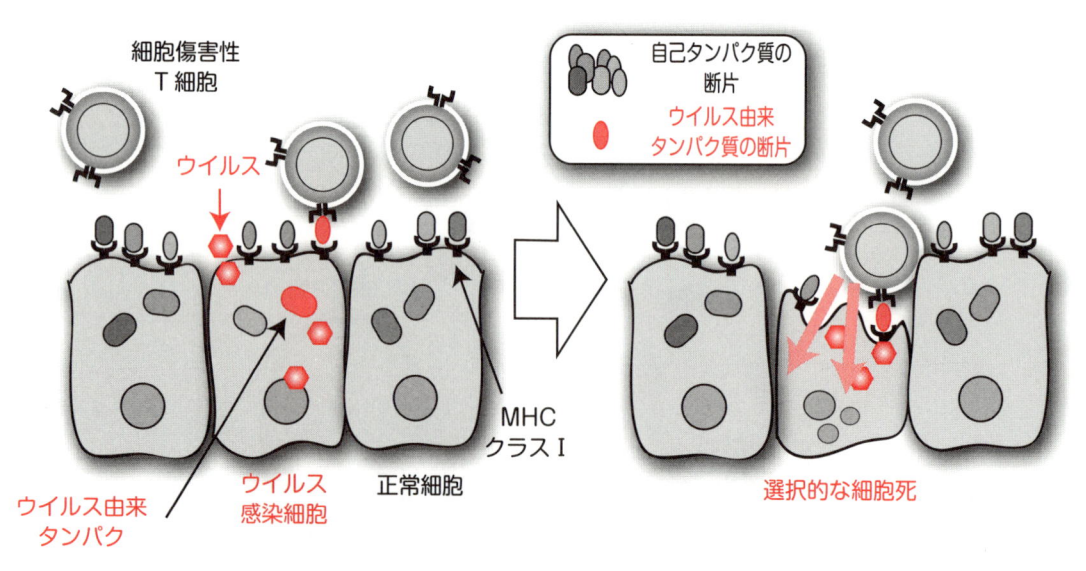

図1.17 細胞傷害性T細胞によるウイルス感染細胞の排除
MHCクラスIは細胞内でのタンパク質合成をモニターするシステムである．ウイルス感染細胞では，ウイルス由来タンパク質を合成しているので，MHCクラスI分子の一部がウイルスタンパク質由来のペプチドを提示する．細胞傷害性T細胞はこれを見つけて，感染細胞そのものに細胞死を引き起こす．

成するので，その断片を提示するクラス I 分子が細胞表面に現れる．細胞傷害性 T 細胞は，自己タンパク質断片を提示している MHC クラス I には無応答であるが，ウイルス由来の断片を提示する細胞は速やかに殺してしまう（図 1.17）．ウイルス感染は様々な細胞で起こりうるので，クラス I 分子を利用したこのシステムはほぼすべての細胞に備わっている．これはウイルス感染をチェックするための，一種のモニターシステムと考えることができる．

　MHC クラス I と自己のタンパク質由来のペプチドとの複合体は，自己と非自己を区別するための目印としても働いており，MHC クラス I をもたない細胞や，MHC クラス I に異常なペプチドを提示している細胞は，免疫系にとっての非自己として攻撃対象とみなされる．このシステムはウイルス感染だけではなく，腫瘍細胞の発見にも貢献している重要なしくみである．また，**ナチュラルキラー（NK）細胞**という自然免疫の一端を担う白血球が自己の細胞を攻撃しない大きな理由の一つは，MHC クラス I とペプチドの複合体に NK 細胞の活性化を抑制する働きがあるためである．

1.2.5　免疫応答の過程におけるリンパ球の成熟

　これまでに説明したように，リンパ球といっても T 細胞と B 細胞では免疫応答におけるその役割は異なっている．しかしながら，免疫応答の経時変化の中でそれらがどのように成熟していくかという道筋はよく似ている．そこで，もう一度リンパ球の成熟という観点から免疫応答を振り返る．

　T，B いずれの細胞も，一度も抗原に出会ったことのない状態から，抗原に出会い活性化されることを通じて成熟していく．抗原に出会ったことのない状態を「ナイーブ」という言葉で表す．**ナイーブリンパ球**は，主としてリンパ節や脾臓といった二次リンパ組織に分布している．一つ一つのナイーブリンパ球は，それぞれ異なる構造の抗原を認識する能力をもち，自らが認識できる抗原と出会うことをきっかけとして，細胞増殖を始める．このとき，増殖した細胞は一つの細胞に由来することから，**クローン増殖**という用語が使われる．クローン増殖では，急激な細胞増殖が起こり，1,000 〜 10,000 倍あるいはそれ以上のリンパ球の増加がみられることもまれではない．風邪の多くはウイルス感染が原因であるが，リンパ節における急激な細胞増殖は，いわゆるリンパ節の腫れという症状として現れる．こうした特定のリンパ球のクローン増殖は，見方を変えると，多様なレパートリーの細胞群から必要とされるリンパ球が選ばれる過程（**クローン選択**）であるといえる（図 1.18）．一方で，こうした細胞増殖は急速に起こることから，間違ったクローンが増殖することは避けなければならない．マクロファージは異物を貪食する能力があり，その MHC クラス II には様々なペプチドが提示されている．しかし，これらすべてに対して同じように免疫応答が起こっているわけではない．あるときは活発な応答が起こり，あるときはほとんど無視される．この違いが生じる理由の一つとして，リンパ球の活性化は抗原を認識するというイベントのみでは起こらないことをあげることができる．例えば，微生物が侵入した場合，単に貪食が起こるだけではなく，自然免疫を中心とした活発な炎症応答が起こり，微生物との間で戦いが起こる．この過程で，マクロファージや樹状細胞といった抗原提示に関わる細胞は活性化し，サイトカインを放出したり，普段表面にはみせていない膜タンパク質を発現したりする．こうし

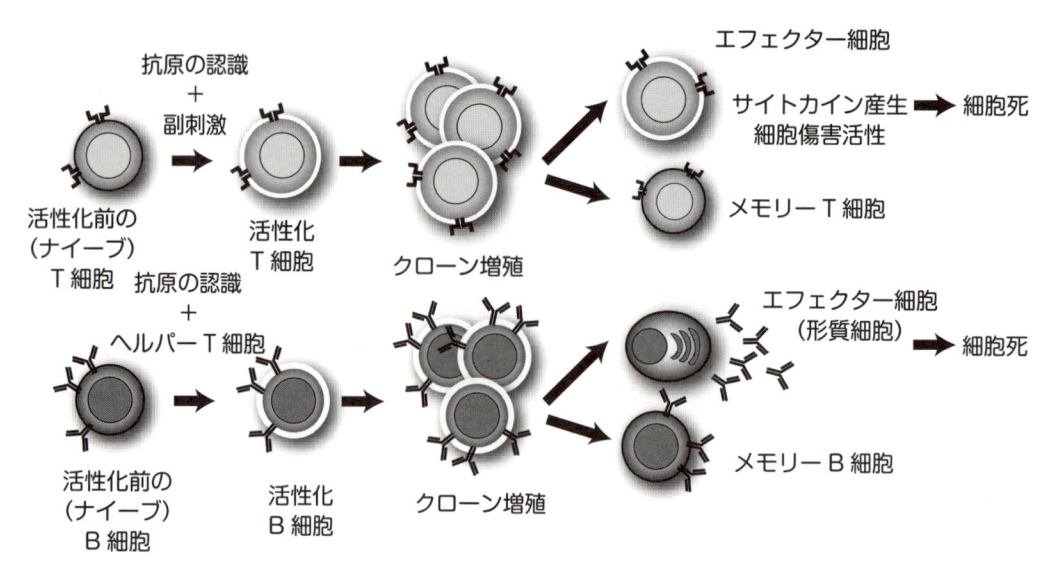

図 1.18　リンパ球の運命
免疫応答において，T 細胞，B 細胞はどちらもよく似た運命をたどる．抗原を認識した一部の活性化細胞が増殖し，大部分はエフェクター細胞として免疫応答を支え，一部はメモリー細胞として次の活躍まで待機する．

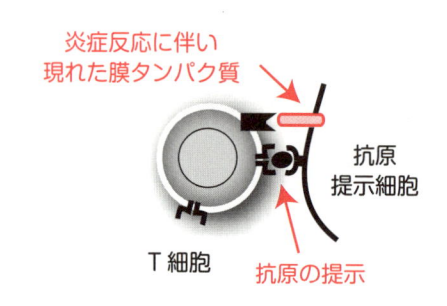

抗原・抗原提示細胞	リンパ球	シグナルのもつ意味
抗原 MHC による抗原提示	抗原受容体	非自己の認識
膜タンパク質 サイトカインなど	膜の受容体	炎症応答の有無 (排除すべき標的かどうか)

図 1.19　リンパ球が活性化する条件
免疫応答が暴走しないように，生体内ではリンパ球の活性化は厳しく制御される．抗原刺激だけではリンパ球は活性化せず，免疫応答の引き金をひくための第 2 のシグナルが要求される．

た変化と同時に抗原が提示された場合に初めてリンパ球は活性化される(図 1.19)．すなわち，リンパ球の活性化には 2 種類のシグナルが与えられなければならない．一方は，非自己の侵入を知らせるものであり，もう一方は病原体との間で戦いがあったかどうかを示すシグナルである．このように二段構えになっている理由は，リンパ球の不適切な増殖を避けるためであり，一種の

表 1.2　リンパ球の分化・成熟

	活性化前の リンパ球	活性化リンパ球 エフェクターリンパ球	メモリー(記憶) リンパ球
T 細胞 　局在性 　エフェクター機能 　特定の抗原に反応する 　　細胞の存在	二次リンパ組織 なし 非常に少ない	炎症部位 サイトカイン産生 細胞傷害活性 多い	なし 少ない
B 細胞 　抗体の抗原への親和性 　エフェクター機能	低い なし	(活性化の間に)増大する 抗体産生	高い なし

安全装置と考えることができる．

　増殖したリンパ球のうち，エフェクター細胞は感染部位に移動してサイトカインを放出する，あるいは大量の抗体を産生するといった形で活発に働くが，一定期間が経過すると死んでしまう（図1.18）．このしくみは免疫応答が収束する上で重要なしくみである．一方で，一部はメモリー細胞として長期にわたって免疫記憶を担う．一連の応答は新たな病原体の登場の度に繰り返されるが，一度出会った病原体に対してはメモリー細胞が増殖し，速やかで強い応答が引き起こされるため，一般には軽い症状ですむようになる．リンパ球の状態を3分類して，それぞれの性質を表1.2に整理した．

1.3　免疫系を構成する細胞

　本節では免疫系の主力を構成する白血球を分類し，その機能を説明する．いくつかの白血球に関してはすでに登場しているが，ここではそれらを細胞分化(コラム参照)という視点を加えて，もう一度整理する．また，T細胞による自己と非自己の識別は免疫系の本質の一つであるが，このしくみがどのようにして獲得されるかに関しても概説する．

1.3.1　血球系細胞の起源と分化

　血液中に存在する細胞はすべて，骨髄に存在する1種類の細胞に由来しており，これらを総称して血球系細胞という．血球系細胞は赤血球と白血球に大別されるが，後者の細胞群が免疫系の主力部隊である．免疫系を構成する細胞の中には，マクロファージや樹状細胞，マスト細胞のように血管外の組織に分布するものもいる．しかし，これらもまた骨髄に由来する細胞群である．血球系細胞の起源となる細胞のことを造血幹細胞という．幹細胞と呼ばれる細胞は様々な組織に

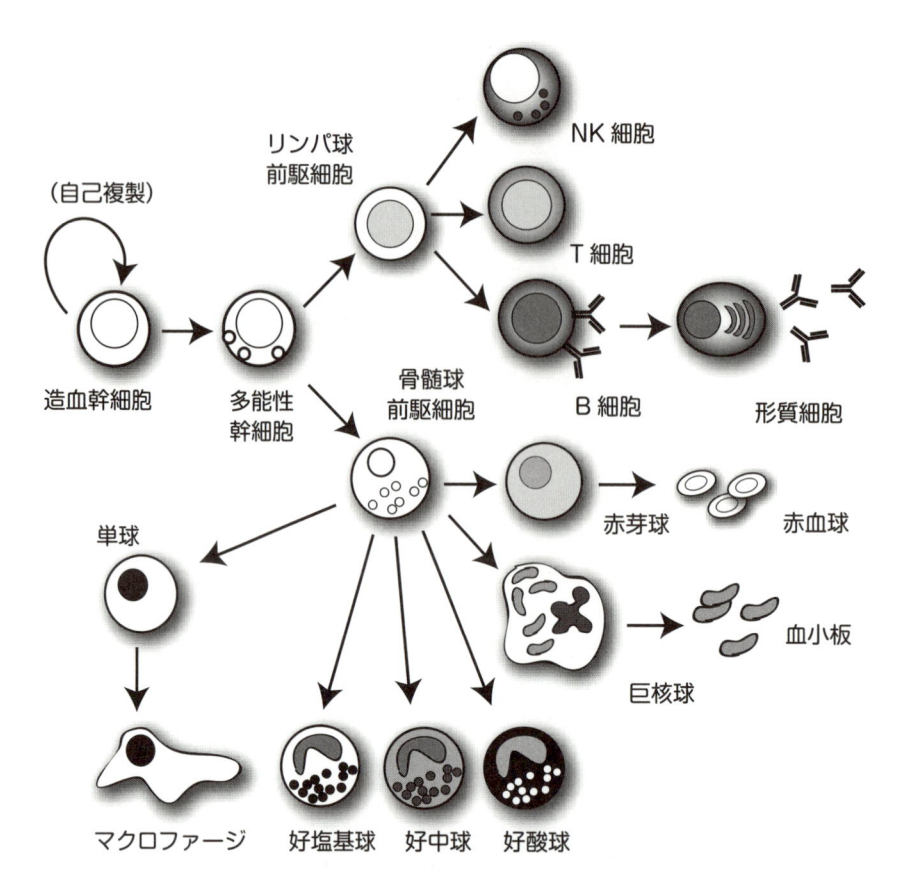

図1.20 血球系細胞の分化
すべての血球系細胞は造血幹細胞から発生する．この過程の制御には，サイトカインや増殖因子と呼ばれる分泌タンパク質，あるいは膜タンパク質が関与しており，それぞれの血球系細胞の数やバランスが調節されている．

存在するが，その要件として，自己複製の能力をもつことと，異なる性質の細胞へと分化する能力の両方を併せもつことがあげられる．造血幹細胞は骨髄中にごくわずかしか存在しないが，すべての血球系細胞はこの細胞から分裂，分化することで生じる．ほとんどの細胞は骨髄中で分化，成熟するが，T細胞のみは骨髄から胸腺に移行し，そこで成熟した後，循環血中へと移動する．こうした血球系細胞の分化は，サイトカインやコロニー刺激因子と呼ばれる分泌タンパク質群の作用によって巧みに調節されている．

造血幹細胞は多能性幹細胞と呼ばれる過程を経て分化していくが，リンパ球と呼ばれるグループと骨髄球と呼ばれるグループには早い段階で枝分かれすると考えられている．リンパ球前駆細胞は，NK細胞，T細胞，B細胞へとそれぞれ分化していく．一方で，骨髄球前駆細胞は，赤血球，血小板，顆粒球(好酸球，好中球，好塩基球の3種類にさらに分類される)，単球といった細胞へとそれぞれ分化していく(図1.20)．図では一つの細胞が一つの細胞に分化するように描かれているが，実際にはこの間に増殖のプロセスが含まれており，それぞれの細胞数の維持やその比率の調節が行われる．例えば，感染症ではしばしば好中球の供給が増加する．また，慢性アレルギー疾患の患者では，しばしば血中の好塩基球や好酸球の数が増加する．白血病とは，白血球が異

常に増殖する疾患であるが，この疾患に適用される骨髄移植とは，ここで述べた血球系細胞の供給システムをすべて入れ替える治療法である．

> **細胞分化**
>
> 　細胞の「分化」とは，もととなる細胞（前駆細胞）が，ある特定の機能をもった細胞へと変化するプロセスのことをいう．受精卵から個体ができる過程では，連続した細胞分化が起こり，生体内の様々な細胞，組織が形成される．一方で，個体が完成した後であっても，細胞分化は至る所で観察することができる．血球系の細胞分化は代表的なものであるが，その他にも消化管や皮膚の表面では日々細胞死が起こっており，こうした細胞を供給するために幹細胞からの増殖，分化が継続的に行われている．また，栄養状態の変化に伴って，線維芽細胞が，中性脂肪を蓄える脂肪細胞へと変化することも細胞分化の一例である．
>
> 　細胞が分化する目的の一つは専門化である．すなわち，生体内の特定の機能を担うために分化が起こる．そのため，分化の過程では，特定の機能を実行するための一連の遺伝子群の発現誘導が起こり，逆に不要な機能に関与する遺伝子群の発現は抑制される．最終的に分化した細胞においては増殖することもまた不要な機能の一つであり，細胞増殖に必要なシステムもまた休止する．こうした変化を整然と進めるためには，オーケストラの指揮者に相当する因子が必要であるが，細胞内では，通常は転写因子と呼ばれるタンパク質がその役割を担っている．

1.3.2　抗原提示細胞

　病原体を貪食，消化した後に T 細胞にその断片を提示する細胞を，まとめて抗原提示細胞という．すでに述べたように，マクロファージや樹状細胞は代表的な抗原提示細胞であり，B 細胞がヘルパー T 細胞に活性化される際には，B 細胞もまた抗原提示細胞として捉えることができる．

（1）樹状細胞

　様々な組織に分布しており，特徴的な長い突起構造を利用して，組織の広い範囲で侵入者を捉えることができる．造血幹細胞からの分化は，単球-マクロファージの系列に近いと考えられている．病原体を貪食，あるいは取り込むことを通じて活性化した樹状細胞は，組織からリンパ管を通過してリンパ節へ移動し，T 細胞に抗原提示する．樹状細胞は抗原提示のために組織間を移動する唯一の細胞であり，自然免疫と獲得免疫をつなぐ架け橋として重要である．樹状細胞は，マクロファージと比較すると格段に高い抗原提示能力をもっている．病原体の侵入により活性化した樹状細胞は種々のサイトカインを産生する．こうしたサイトカイン産生や，樹状細胞の活性化に伴って変化する膜タンパク質の発現パターンの変化は，抗原提示を受ける T 細胞の応答に大きな影響を及ぼす．樹状細胞は，侵入者（病原体）のスナップショットを撮る（抗原提示）だけでなく，獲得免疫のシステムがそれにどのように対処すべきかを判断するために参考となる情報も同時に与えている．

(2) マクロファージ

マクロファージは循環血中の単球に由来する細胞であり，様々な組織に分布している．マクロファージは通常は生体内の環境を維持するために働いており，死細胞や変性リポタンパク質の除去といった重要な役割をもっている．一方で，病原体が侵入した際には，その貪食やサイトカイン産生を通じて炎症反応を惹起し，初期の免疫応答に働く．ヘルパー T 細胞により産生されるサイトカインの一つである IFN-γ は，マクロファージの抗原提示能を高め，マクロファージが貪食した微生物を殺菌する働きを強化する．IFN-γ による抗原提示能の増強は，感染部位においてマクロファージがヘルパー T 細胞の再活性化を行う際にも有利に働く．マクロファージの機能は自然免疫において，より注目されるが，獲得免疫のシステムにおいても，抗体が結合した病原体を活発に貪食することを通じて大きな寄与をしている．マクロファージは，分布する場所によって異なる名称で呼ばれることがある．例えば，肝臓のクッパー Kupffer 細胞や骨組織の破骨細胞は，いずれもそれぞれの組織環境に適応したマクロファージである．

(3) 濾胞樹状細胞

リンパ節，脾臓といった二次リンパ節の濾胞と呼ばれる領域に分布しており，いわゆる樹状細胞とは異なる細胞である．この細胞は，抗体や補体が結合した抗原を捕捉し，その表面に配置するという役割をもっている．濾胞領域では，さらに有効な抗体を産生するための B 細胞成熟のプロセスが進行する．そのためには，新たに改変した抗体と抗原との結合の程度を評価する必要があるが，濾胞樹状細胞はその際に必要な抗原を提示するための細胞と考えられている．

1.3.3 顆粒球

血球系細胞の分類は，歴史的にはその染色性をもとに行われており，染色性に基づいたそれぞれの細胞の構成比率の測定は現在でも一般的な方法の一つである．顆粒球に分類される細胞は，いずれもその細胞質に強く染色される顆粒を多数もつことを特徴としている．顆粒球は，刺激に応じて，顆粒内の酵素やメディエーターを放出し，周辺の病原体にダメージを与える．好中球は血中で最も数の多い白血球であり，マクロファージや樹状細胞と同様に貪食細胞に分類され，抗体や補体が結合することによって目印を付けられた病原体を活発に貪食する．通常は循環血中に存在するが，炎症応答の起こっている場所では，血管から浸潤し組織内で働く．好中球の遊走は，多くの**ケモカイン**，脂質メディエーターにより促進され，それらの濃度が高い方向へと好中球が遊走する（これを**ケモタキシス**という）．好中球の顆粒内にはプロテアーゼや，抗菌ペプチドなどが含まれている．また，活性酸素種の産生を通じて，病原体に傷害を与える能力ももっている．

好酸球は，寄生虫感染が起こった際に，その駆除に働く顆粒球である．やはり，顆粒内に様々なメディエーターを貯留しており，刺激に応じてそれらを放出する．アレルギー性喘息のような疾患では，好酸球の浸潤，過度の活性化が問題となる．好塩基球は後述するマスト細胞とよく似た性質をもつ白血球であり，アレルギー疾患や慢性炎症疾患において働くことが知られるが，もともとの成体における役割に関してはわかっていない．

1.3.4 マスト細胞

マクロファージ，樹状細胞，マスト細胞の三者は，いずれも循環血中には存在せず，結合組織や粘膜組織に分布している点が特徴である．マスト細胞は，寄生虫感染やアレルギーに関わりの深い抗体として知られる IgE に対して高い親和性をもつ受容体（FcεRI と呼ばれる）をもち，顆粒に富む細胞である．刺激を受けたマスト細胞は，ヒスタミンをはじめとする顆粒内のメディエーターを細胞外へと放出し，炎症反応の開始，進展において重要な役割を果たす．蕁麻疹や食物アレルギーの治療には抗ヒスタミン薬が用いられるが，これはマスト細胞から放出されるヒスタミンの作用を阻害するものである．

1.3.5 T 細胞

T 細胞は，自己と非自己を識別し，対象を標的として攻撃するかどうかを決定する役割を担っている．そのため，T 細胞はその分化，成熟段階において他の血球系細胞とは異なる取扱いを受ける．T 細胞は骨髄中で分化した後，胸腺へと移動する．T 細胞は胸腺 thymus の細胞という意味であるが，実際，胸腺には数多くの T 細胞が存在し，免疫系の司令塔としてふさわしいかどうかを常にチェックされている．ここでは，分化と機能の二つの側面から T 細胞について説明する．

（1） 胸腺における T 細胞の分化

胸腺は，獲得免疫系の司令塔である T 細胞を選別する厳しい関門である．獲得免疫のシステムにおいて T 細胞に要求される条件は三つある．第一に，多様性の確保が重要である．すなわち，多様な未知の病原体に対応できるだけのレパートリーを一つ一つの T 細胞として用意しておく必要がある．第二に，自己に反応してはいけないという重要な原則がある．すなわち，自己の合成するタンパク質や，体内の細胞外マトリックスを認識して免疫応答を始めるような T 細胞の存在は許されない．第三は，自己の抗原提示システム（すなわち，MHC 分子）によって提示された抗原にのみ反応するということである．

骨髄で T 細胞になることを決定された細胞は，胸腺へと移動する．未成熟な T 細胞は，抗原を認識するための **T 細胞受容体**遺伝子の編集作業を開始し，多様な抗原に対応できるよう多様なレパートリーの受容体を準備する．一つの T 細胞は 1 種類の T 細胞受容体をもつが，別の T 細胞と比較すると，それぞれの T 細胞受容体の構造は少しずつ異なっている．このような T 細胞群は，胸腺上皮細胞から抗原提示を受ける．この抗原提示に対して T 細胞がどのように応答するかによって，成熟 T 細胞になるか，あるいは細胞死して排除されるかが決定される．まず，自己の MHC 分子にペプチドが結合した構造（通常行われる抗原提示の様式）を認識できないものが，細胞死を起こして排除される．この段階で残った細胞はすべて，自己の抗原提示システムによって提示された抗原を認識することができる．一方，MHC 分子に自己タンパク質由来のペプチドが結合した構造を特に強く認識する T 細胞は排除される．これは自己反応性の T 細胞を排

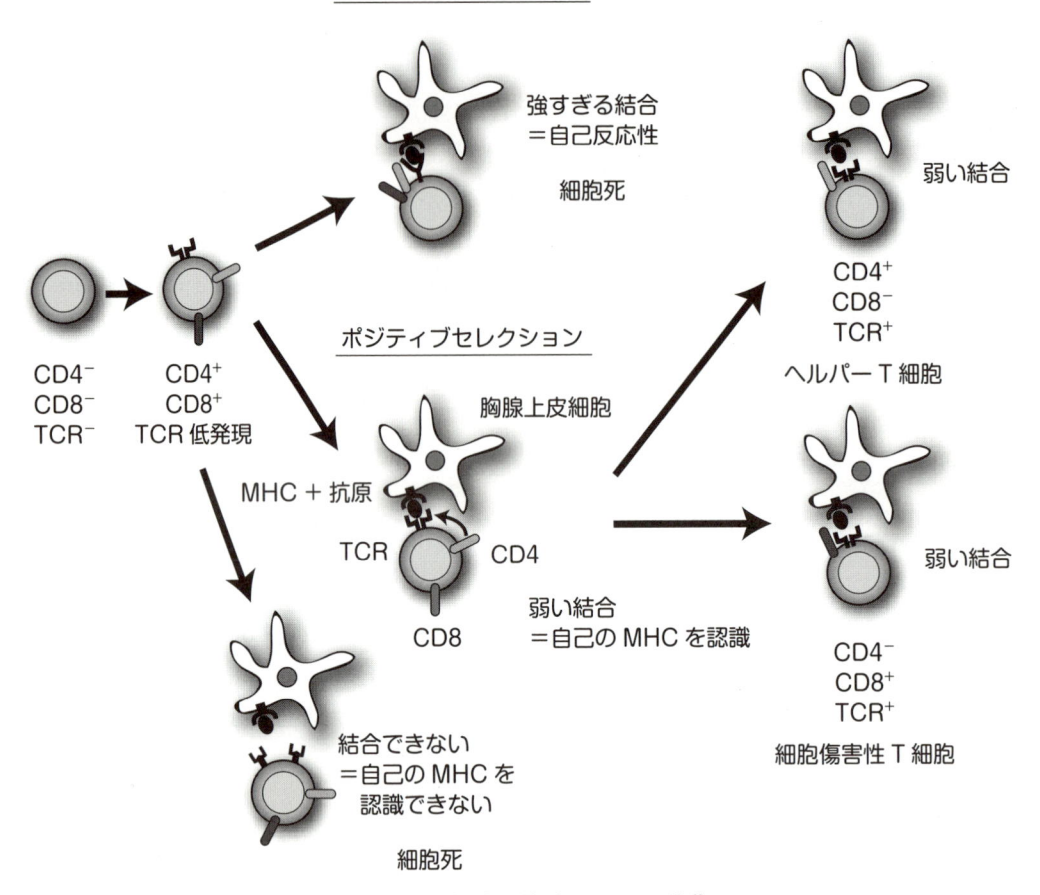

図1.21 T細胞の胸腺における分化
T細胞は胸腺において特別な選別を受ける．この過程を通じて，自己のMHC分子による抗原提示にのみ反応し，自己の細胞や組織には反応しないという理想的なT細胞集団が精選される．

除する過程であり，**ネガティブセレクション**という．一方で，自己のMHC分子上に提示された自己タンパク質由来のペプチドを弱く認識するT細胞には生存のためのシグナルが送られ，成熟したT細胞へと分化することができる．この過程を**ポジティブセレクション**という．こうしたセレクションを経過したT細胞の特徴として，CD4，あるいはCD8という抗原提示のタイプを認識する上で重要な働きをする膜タンパク質を発現していることがあげられる．選択されたT細胞は，CD4あるいはCD8どちらかのみを膜に発現しており（このことをCD4陽性，あるいはCD8陽性という），それぞれヘルパーT細胞，細胞傷害性（キラー）T細胞と呼ばれる（図1.21）．胸腺におけるセレクションで生き残るT細胞は数%であり，ほとんどの細胞は最初のMHC分子の認識の過程やネガティブセレクションをうまく通過できず，細胞死の運命をたどる．一見，不経済なメカニズムであるが，この過程を経ることによって，1)多様性に富む抗原をそれぞれ認識するバラエティをもち，2)自己に対する反応性がなく，3)自己の抗原提示細胞からの情報を選択して受け取ることができる（自己のMHC分子を識別できる），という理想的な性質を備えたT

細胞の集団を得ることができる．選抜されたT細胞はその後，胸腺から循環血中へと移行し，主として二次リンパ組織において自らが認識できる抗原と出会うまで待機することになる．

（2） T細胞の機能による分類

働きの面からT細胞を捉えると，ヘルパーT細胞の主要な武器はサイトカインである．ヘルパーT細胞は多彩なサイトカインを使い分けることにより，免疫応答を適切なものに調節する役割をもっている．一方で，細胞傷害性T細胞は，それ自身が直接病原体やウイルス感染細胞に働きかける．例えばウイルス感染細胞の場合，細胞傷害性T細胞はその顆粒からパーフォリンというタンパク質を放出し，感染細胞の形質膜に穴をあける．そして，同時に放出されたグランザイムというプロテアーゼが感染細胞内で働き，細胞死がもたらされる．また，CD4陽性のT細胞の中には，特定の免疫応答を抑制する役割をもつ制御性T細胞という集団があるが，これは免疫応答のブレーキ役と考えられている．

1.3.6 B細胞

B細胞はやはり骨髄で分化するが，B細胞の多様性は抗体分子の多様性に基づく．抗体分子はもともと膜結合型の分子（B細胞受容体）であり，形質細胞となってB細胞が抗体産生に特化するように成熟すると分泌型へ変換される．T細胞が胸腺で厳しく選別されることと比較すると，B細胞の場合は骨髄中で分化，成熟が進行し，選別のための特別な組織は用意されていない．自己反応性の抗体分子をもつB細胞の多くは骨髄中で選別され，細胞死を起こすことにより除去される．また，自己反応性の抗体をつくるようなB細胞には，これを活性化できるヘルパーT細胞が存在しないため，さらなる成熟が起こらず，活発な抗体産生にはつながらない．このことも，自己反応性の抗体が産生されない理由の一つである．

B細胞は抗原と出会って活性化された後も，さらに遺伝子組換えによる抗体の改良，抗体の種類の交替といった成熟のプロセスを経る．その後，形質細胞（プラズマ細胞）へ分化したものは抗体産生を続け，やがて細胞死に至る．一方で，一部の成熟B細胞はメモリー細胞として免疫記憶に関わる．

微生物表面の多糖類を抗原とする場合などは，ヘルパーT細胞による活性化がない条件でもB細胞の活性化が起こることがある．しかしながら，この場合は抗体の改良や，種類の変化，免疫記憶といった現象は通常みられない．

1.3.7 NK細胞

ナチュラルキラー（NK）細胞は，非特異的な細胞傷害作用をもつことから，自然免疫における重要な細胞と考えられている．NK細胞は一部のサイトカインの刺激により活性化し，さらに強い細胞傷害活性をもつようになる．また，抗体に対する受容体を膜表面にもち，抗体という目印を付けられた病原体に結合して攻撃する働きがある．

1.4 免疫系を構成する組織の構造と機能

病原体が身体に侵入する際には，免疫系と出会う以前に障壁がある．外来の侵入者に対しては，皮膚のバリアー機能や，消化管の粘液分泌，線毛活動，胃における酸分泌といった物理化学的な防御システムがはたらき，病原体が体内に侵入することを防いでいる．また，ヒトの身体には皮膚や消化管を中心に多数の微生物が共生しており，これらとの生存競争が病原微生物の増殖を制限している（図1.22）．しかしながら，一旦体内に病原体が侵入した際にはこうしたシステムは無効である．免疫系は生体内の主要な防御システムであるが，構成する細胞群は，一部は全身の様々な組織に分布し，一部は循環血中に存在する．例えば，マクロファージや樹状細胞，マスト細胞はいずれも様々な組織の内部（すなわち血管の外部）に分布しており，病原体の侵入をその場で監視している．一方で，顆粒球やリンパ球は循環血中に存在し，病原体との争いのある局所へ

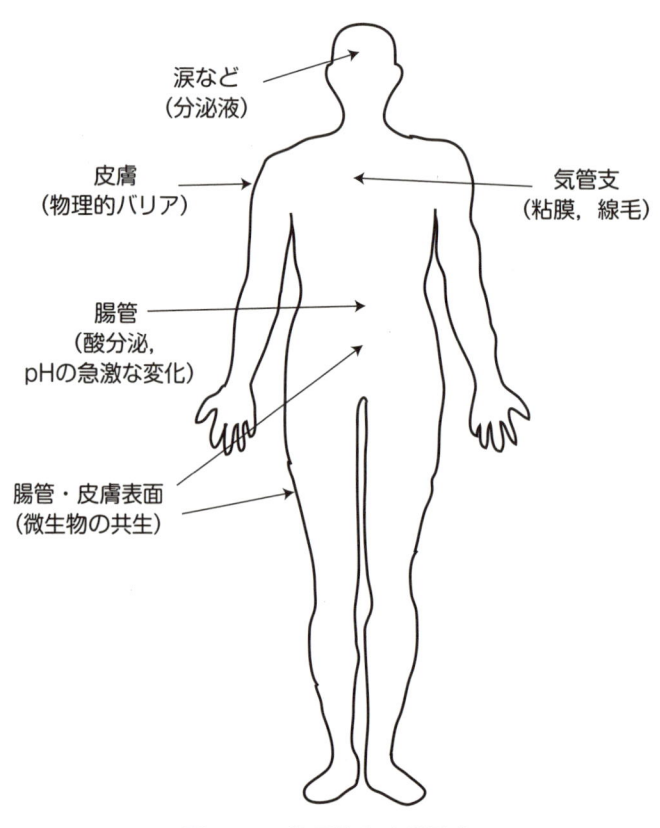

図1.22 物理的な生体防御
生体は皮膚や粘膜を利用して物理的に病原体の侵入をブロックしている．これらが破られたときに，免疫系が機能する．また，共生する微生物による競合も重要な防御システムの一つと考えられる．

移動する場合は，血管から組織へと侵入（浸潤という）する必要がある．

　前節では，白血球の分化，成熟に関して着目した．本節では，そのような時間的な変化に加えて，どこでその変化が起こるかという空間的な問題に関して解説する．リンパ球の産生，分化が起こる組織を一次リンパ組織，リンパ球が免疫応答を始める場を二次リンパ組織という．ここでは，まずそれらリンパ組織の構造と働きを概説し，その後，リンパ球の末梢感染部位への移動の問題を取り上げる．また，皮膚と粘膜組織は，最も病原体の侵入が起こりやすい場所であることから，両組織の特徴についても説明する．白血球の体内における移動を整理することにより，免疫系に対する理解をさらに深めていただきたい．

1.4.1　一次リンパ組織

　免疫系の細胞が増殖，分化する場所を一次リンパ組織という．造血幹細胞は骨髄に局在するため，すべての血球系細胞のふるさとは骨髄にあるといえる．骨髄で分化，成熟した細胞が循環血中へと送り出されることにより，血球系細胞の数と比率が維持されている．すでにT細胞の項目で説明しているが，T細胞にのみ成熟するための特別な組織–胸腺が用意されている．胸腺もまた一次リンパ組織に分類される．

（1）骨　髄

　骨の内部の柔らかい組織部が骨髄であるが，その内部はスポンジ状の複雑な形状をしている．内部には造血幹細胞由来の血球系細胞以外にも，脂肪細胞やストローマ細胞と呼ばれる細胞が分布している．造血幹細胞の運命は自己複製と分化という二つの方向があるが，網目状の構造をもつ骨髄内部のどこに分布するかによって，どちらの方向に進むかが規定されているようである．骨髄はその構造上，それぞれが異なる性質をもつ小さな環境を形成しやすいため，多様な血球系細胞がそれぞれ別のルートの分化，成熟をとげる上で適当な場を提供している．また，自己組織や自己細胞と反応性をもつB細胞が排除される場も骨髄である．白血球の中では，好中球が最も数が多いが，骨髄においても好中球およびその前駆細胞が多数観察される．

（2）胸　腺

　胸腺はT細胞が成熟するための特別な組織である．未成熟なT細胞は胸腺中で発達した血管から皮質に侵入し，髄質へと移動し，最終的に循環血中へ送り出される（図1.23）．この過程でT細胞の成熟が起こるので，髄質に分布するT細胞のほうが，皮質に存在するものより成熟度が高い．すでに概要は述べているが，胸腺内でT細胞の教育に関わる細胞として，胸腺上皮細胞と樹状細胞をあげることができる．ポジティブセレクション，あるいはネガティブセレクションの過程をうまく通過できなかったT細胞では，アポトーシスと呼ばれるプログラムが働き細胞死が起こる．胸腺上皮細胞は，あたかも生体内のタンパク質の一覧表のように，バラエティに富んだ自己タンパク質を少しずつ合成し，MHCを介してその断片を提示することにより，自己反応性の危険なT細胞が残存することを防いでいる．

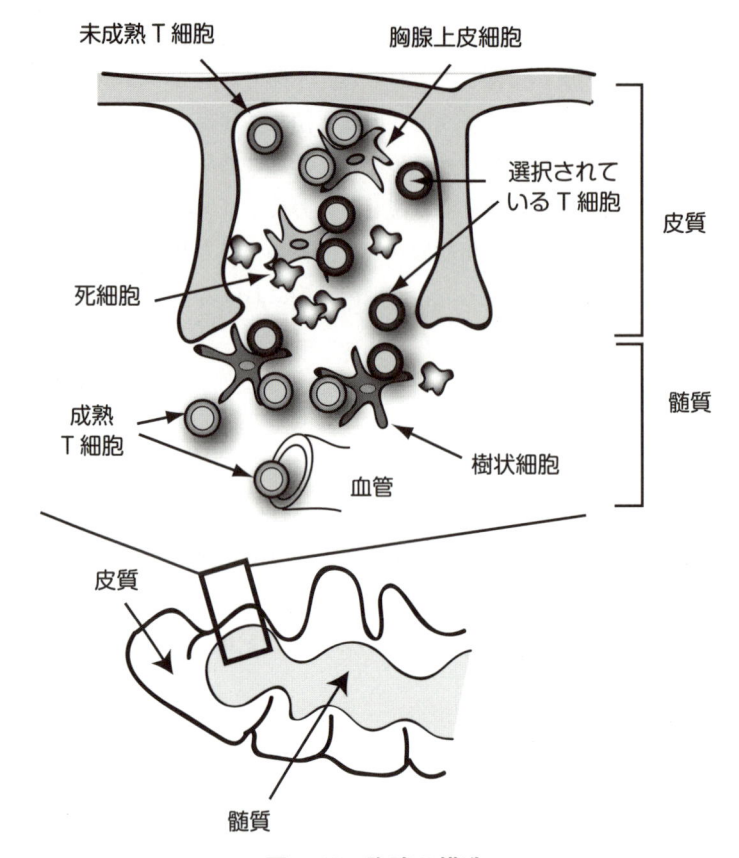

図 1.23　胸腺の構造
胸腺は皮質と髄質に分かれ，それぞれ構成する細胞種に違いがある．胸腺の機能不全は，成熟 T 細胞の供給を抑制し，深刻な免疫疾患を引き起こす．

1.4.2　二次リンパ組織

　獲得免疫が形成される場のことを二次リンパ組織といい，リンパ節と脾臓を代表としてあげることができる．両者の構造と機能は非常によく似ている．二次リンパ組織は T, B といったリンパ球と樹状細胞をはじめとする抗原提示細胞が互いに出会う場であり，ここから獲得免疫の応答が開始される．二次リンパ組織では，抗原提示を受けた T 細胞が活性化し，増殖する．また，B 細胞も T 細胞の助けを得て増殖，分化し，抗体産生を行う．

(1)　リンパ節

　リンパ節はその名が表すように，リンパ管の集合した場所に形成されている．リンパ節は被膜に覆われており，皮質（B 細胞領域），傍皮質（T 細胞領域），および髄質の 3 領域に分けられる（図 1.24）．皮質は B 細胞に富む領域であり，組織染色を行った際に明るく見える部分を胚中心という．胚中心が形成されているものを二次濾胞，胚中心が明瞭でないものを一次濾胞という．胚中心では活発な B 細胞の増殖が起こっており，また同時に濾胞樹状細胞の助けを得て B 細胞の成

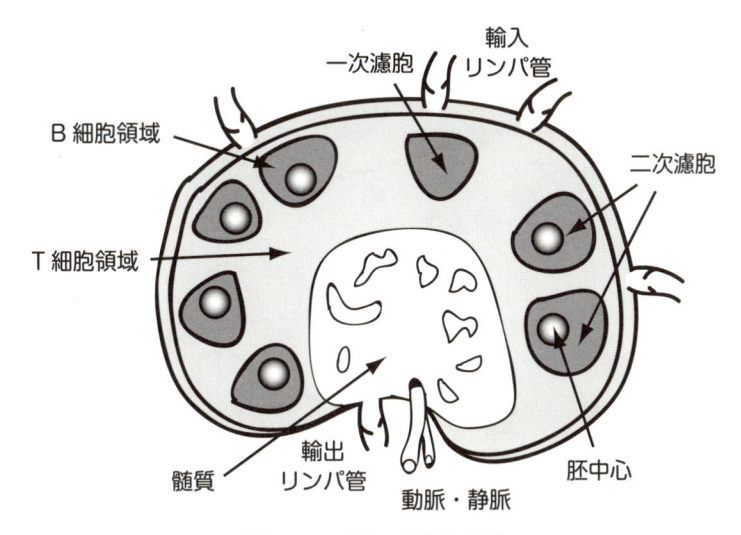

図1.24 リンパ節の構造
二次リンパ組織は，抗原提示細胞とT細胞，あるいはT細胞とB細胞が効率よく出会い，お互いを活性化することができるような構造をしている．

熟（より親和性の高い抗体を合成するための変化）が進展している．胚中心では，抗体の抗原への親和性の向上や，メモリーB細胞への分化といった重要な変化が起こっている．一方で，こうしたB細胞領域を取り囲むように，T細胞が分布する領域がある．リンパ節まで到着した樹状細胞は，この領域を巡回し，自らが提示する抗原を認識できるT細胞と出会う．一方で，まだ活性化していないT細胞やB細胞は循環血中からリンパ節へと移動し，抗原との遭遇を待つ．このように，リンパ節においてT細胞，B細胞，樹状細胞がそれぞれ決まった場所へと集まる現象は，ケモカインと呼ばれるタンパク質のグループによって制御されている．ケモカインは細胞の遊走を促進する作用を有しており，通常そのケモカインの受容体をもつ細胞は，ケモカイン濃度の高い方向へと移動することが知られている（図1.25）．例えば，濾胞に発現しているケモカインに対する受容体はB細胞には発現しているが，T細胞には発現していない．そのため，濾胞にはB細胞が集積するが，T細胞はこの領域に侵入しない．また，自らが認識できる抗原と出会っていないT細胞（ナイーブT細胞）は通常二次リンパ組織に存在し，活性化すると再び循環血へと移行する．この現象は活性化していないT細胞と，活性化したT細胞とでは，その膜上に発現するケモカイン受容体のパターンに違いがあることが一つの原因である．

　これまで，樹状細胞が分布していた組織から抗原提示のためにリンパ節に移動することを強調してきたが，リンパ節はリンパが通過する場でもある．リンパは毛細血管からしみ出た血漿が組織中に拡散したものであるが，リンパ管を通じて循環血へと回収される．そのため，組織で細胞外に病原体が存在する場合，これらはリンパ管を通ってリンパ節に集まってくる．これは細胞によって運ばれる抗原ではないが，リンパ節においてマクロファージや樹状細胞により取り込まれ，やはりT細胞に提示される．

　リンパ節は，効率的な獲得免疫を達成するために，生体内に侵入した抗原をリンパ球が分布する局所に濃縮，集結させるというはたらきを担う組織といえる．

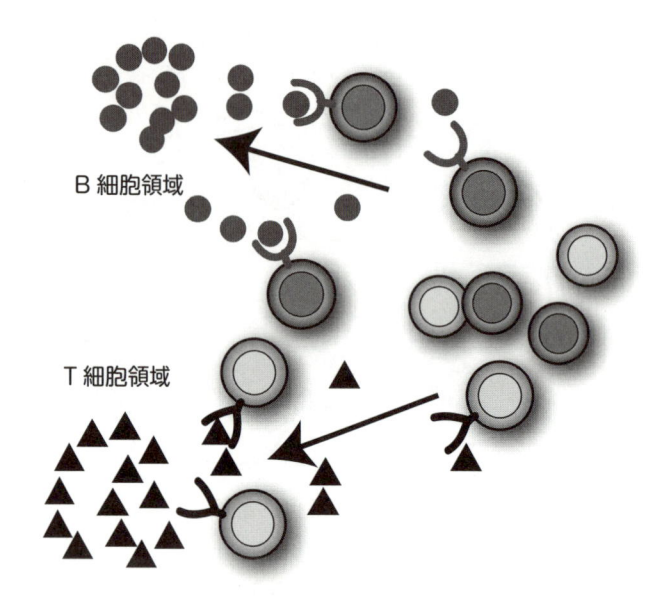

図 1.25 ケモカインによる二次リンパ組織の形成
　二次リンパ組織において，T細胞，B細胞の分布する領域が分かれている理由の一つがケモカインの作用である．ある種のケモカインの受容体の発現パターンの相違により，両細胞種を選別して分布させることができる．
B細胞にはたらくケモカイン（●）とその受容体（ ）
T細胞にはたらくケモカイン（▲）とその受容体（ ）

（2）脾 臓

　脾臓はリンパ節ときわめてよく似た組織であり，リンパ組織としては，中心動脈と呼ばれる動脈をとりまく形で白脾髄と呼ばれる領域をもつ（図1.26）．血中の抗原に対して免疫応答することが白脾髄の主要な機能である．ここには，B細胞が集積する濾胞と，T細胞が主として分布す

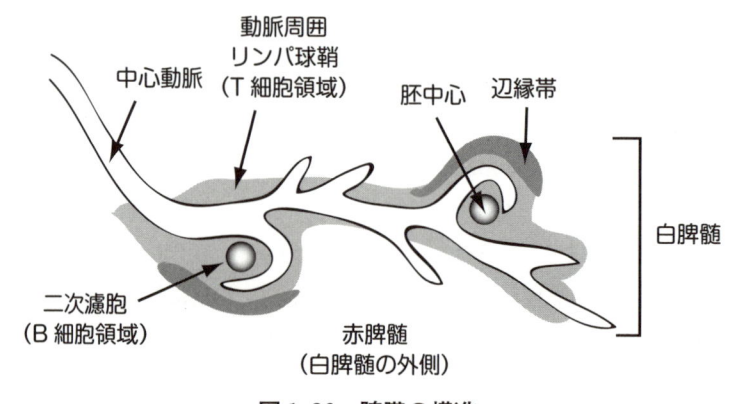

図 1.26　脾臓の構造
　脾臓は基本的にはリンパ節と同じ構造をしている．ただし，血液中の病原体を処理するための特別な構造が加わっている．

る動脈周囲リンパ球鞘がある．一方で，リンパ節と異なる点として，脾臓には赤脾髄と呼ばれる領域がある．赤脾髄には多数のマクロファージが存在しており，活発に貪食作用を発揮している．いわゆる異物である微小な粒子や，抗体や補体によって標識を付けられた抗原が処理される主要な場所が赤脾髄である．免疫機能との直接の関わりはないが，古くなった赤血球を選択し，マクロファージにより処理することも赤脾髄の重要な機能である．

1.4.3 リンパ球の移動

　T細胞やB細胞といったリンパ球の機能は，それらが分布している場所と密接な関係をもっている．まだ自らが認識できる抗原と出会っていないT細胞（ナイーブT細胞）がリンパ節に数多く分布しているのは，抗原と効率よく接触する機会を増やすためであり，一方ですでに活性化されたT細胞は速やかにリンパ節から離れ，病原体の侵入部位へと移動していく．このように，それぞれのT細胞が状況に応じて，特定の組織へと移動し，他の場所には移動しないことを，リンパ球の**ホーミング**という．リンパ球が体内を巡回し，特にリンパ節で抗原を待つことは合理的な選択である．一方で，リンパ球が用のない場所に留まることは，リンパ球の数が限られていることを考えると無駄が多い．そのため，リンパ球の移動，分布は様々な方法で制御されている．接着因子と呼ばれる膜タンパク質群は，別の細胞の接着因子や，あるいは細胞外マトリックスと結合することにより，リンパ球がその場所に長時間留まることを助ける．また，速やかに血流中を移動するリンパ球を捕まえるために，血管内皮細胞の表面に接着因子が現れることもある．また，先ほどふれた組織に発現するケモカインの種類や量により，それぞれ異なるケモカイン受容体をもつリンパ球の遊走や滞在時間が制御されるしくみも重要である．リンパ球の移動という観点からは，T細胞に関する知見が蓄積しているので，以下は主としてT細胞の移動に関して説明する．

（1） ナイーブT細胞の循環

　ナイーブT細胞にとって重要な目標は，自らが認識できる抗原と出会うことである．ナイーブT細胞の集団はバラエティに富んだ抗原に対応するための多様性を備えているが，ある特定の抗原を認識できるナイーブT細胞の数はきわめて少なく，効率よく標的を探索していく必要がある．そこで，標的と出会う可能性を高めるために，ナイーブT細胞はリンパ節や脾臓といった二次リンパ節に存在する時間を増やす工夫をしている．

　ナイーブT細胞は，血中からリンパ節へと移動する際に，高内皮細静脈 high endothelial venules（HEV）と呼ばれる場所を通ってリンパ組織へと侵入する．血管の内側は一層からなる内皮細胞（血管内皮細胞）が取り囲んでいるが，高内皮細静脈では，サイズが大きく，特別な内皮細胞が分布している．血流の速度は非常に大きいため，一般に白血球が内皮細胞に付着し，さらに内皮細胞間をすり抜けて血管外へと抜けていく過程は段階的に制御されている．ナイーブT細胞のリンパ節へのホーミングに重要な因子は複数あるが，最初に働くT細胞側の膜タンパク質としてはL-セレクチンが重要である．HEVの内皮細胞にはL-セレクチンに結合できる膜タンパク質が発現しており，この結合を介してナイーブT細胞が内皮細胞に結合する．ただし，両者の

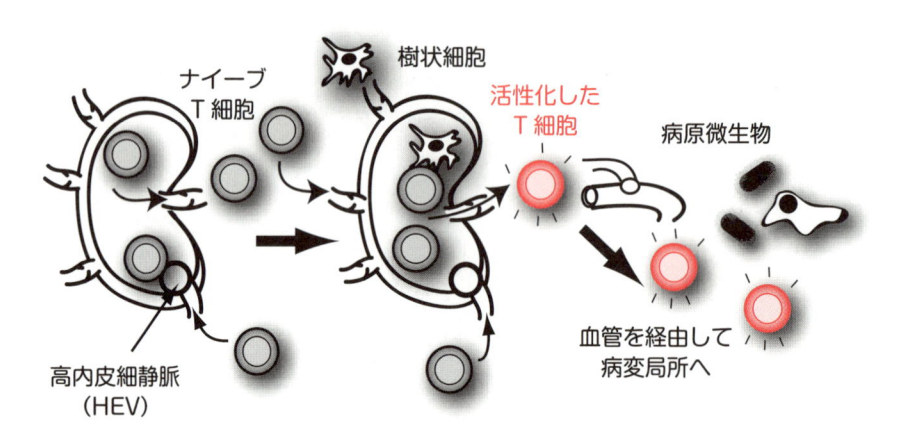

図1.27 T細胞の循環
ナイーブT細胞は自らが認識できる抗原を提示されるまで，生体内を巡回する．巡回の効率をあげるために，ナイーブT細胞を呼び寄せるケモカインがリンパ節の高内皮細静脈に発現している．一方で，一旦活性化したT細胞は二次リンパ組織に戻ることはない．

結合は血流による圧力と比較するとそれほど強くないため，T細胞は内皮細胞上にすぐに固定されるわけではなく，内皮細胞表面を転がる（ローリングという）．その後，ケモカイン等の作用を通じてT細胞と内皮細胞間の結合が強化され，さらに内皮細胞間を通過してT細胞がリンパ節へ移動する．リンパ節内に移動したT細胞が，T細胞領域に集積する理由として，ケモカインの働きをあげることができる．ナイーブT細胞に強く発現するケモカイン受容体CCR7のリガンドとなるケモカインはリンパ節のT細胞領域に発現しており，そのため，ナイーブT細胞が傍濾胞領域に集まることが可能となる．

リンパ節に移動したナイーブT細胞は樹状細胞をはじめとする抗原提示細胞による抗原提示を待つが，抗原提示を受けなかった場合，リンパ管から排出され，循環血中に戻り，再び別のリンパ節へと移動するというサイクルを繰り返す．一方で，抗原提示を受け活性化したT細胞は，循環血中からリンパ節へ戻ることはなく，病原体が侵入した場所へ移動する（図1.27）．

（2） 活性化したT細胞の移動

抗原提示を受け，増殖することにより生じたエフェクターT細胞は，病原体が侵入した局所へ移動し，その機能を果たすことが知られている．すなわち，病変部位には血管中を移動している活性化したT細胞を呼び寄せるための特別なしくみがある．

まず，抗原提示を受け活性化したT細胞では，リンパ節に留まるためのしくみが失われる．例えば，HEVを通過するために必要な膜タンパク質であるL-セレクチンや，ケモカイン受容体CCR7の発現量は低下する．こうした表面のタンパク質の発現パターンの変化により，活性化したT細胞はリンパ節を離脱し，循環血中へと移動する．一方で，病原体が侵入した局所では，

自然免疫を構成する細胞群の働きにより，炎症反応が起こっている．このとき，様々な炎症を促進する物質が局所に放出されるが，一部は近くの血管の内皮細胞に働き，E-セレクチンやP-セレクチン，ICAM-1といった接着分子の発現を誘導する．活性化したT細胞では，インテグリンと呼ばれる細胞接着分子や，E-セレクチン，P-セレクチンに結合する分子の発現レベルが上昇する．これらは，T細胞のローリング，定着にそれぞれ作用し，T細胞が血管内皮細胞間をすり抜け，局所へと侵入することを助ける．一旦，血管を越えて組織に移動した活性化T細胞は，ケモカイン等の働きにより，炎症が起こっている場に向かう．また，T細胞の膜にインテグリン類の発現が増すことは，活性化したT細胞が再び血流に戻ることなく，継続して炎症の場で働く上でも重要である．

1.4.4　皮膚の免疫系

体表を覆う皮膚組織は，消化管や呼吸器と並んで最も病原体の侵入が起こりやすい場である．皮膚組織は，体表側から表皮，真皮という二層に分かれている．まず，表皮は角質層を形成し，物理的な障壁として微生物が侵入することを防いでいる．角質層の下部には，ケラチン細胞，メラニン細胞といった細胞が存在する．表皮の免疫系細胞としては，ランゲルハンス細胞と呼ばれる未成熟な樹状細胞，およびT細胞が分布している．ランゲルハンス細胞は多数の長い突起を広げて，表皮内に大きな網目状構造を形成しており，侵入してきた微生物をもれなく捕捉できるような分布を示す．表皮のT細胞は，ほとんどがCD8陽性のT細胞であるが，後述するように，循環血中で多数を占めるタイプのT細胞（$\alpha\beta$T細胞）とは異なるタイプのT細胞受容体をもつ細胞（$\gamma\delta$T細胞）であり，皮膚から侵入する微生物の認識にすぐれた能力を発揮する．

一方，真皮は表皮の下部に存在し，T細胞やマスト細胞が血管周辺に，マクロファージが全体に広く分布しており，これは他の結合組織とも類似した構成である．

1.4.5　粘膜免疫

消化管と呼吸器は，ともに粘膜表面をもち，病原体の侵入に備えた特別な免疫システムを発達させている．呼吸器の粘膜免疫に関しては不明な点も数多く残されていることから，ここでは消化管における粘膜免疫を説明する．

消化管粘膜においてリンパ球が分布する場所は3種類あり，粘膜上皮と，粘膜固有層，そしてパイエル板 Peyer's patch があげられる．上皮に分布するリンパ球はほとんどがT細胞であり，他の組織と比較すると$\gamma\delta$T細胞の比率が高い．上皮のT細胞の抗原認識のバリエーションは低いが，これはこうした粘膜上皮のT細胞群は消化管内でしばしば出会う一定範囲の微生物にその標的がしぼられているためと考えられている．粘膜固有層には，活性化したT細胞およびB細胞が存在する．抗体産生に特化した成熟B細胞である形質細胞もここに分布しており，粘膜免疫に重要な抗体であるIgAを産生している．その他の免疫細胞としては，マクロファージや樹状細胞，マスト細胞といった細胞の分布をあげることができる．消化管粘膜では，上皮や固有層のように免疫細胞が散在している部分と，集合してある構造をつくっている部分がある．後者

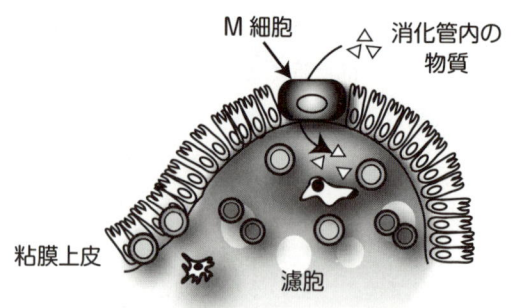

図 1.28 パイエル板の構造
消化管粘膜に存在する二次リンパ組織をパイエル板という．消化管表面は病原体や共生細菌，食物など様々な非自己が分布する場であり，これらにどのように対処するかを決定する上でパイエル板が果たす役割は大きいと考えられている．

の代表例として小腸のパイエル板をあげることができる(図 1.28)．リンパ節や脾臓と同様に，パイエル板は濾胞領域をもち，胚中心が形成され，B 細胞が集積している．パイエル板の特徴は，粘膜上皮細胞が一層に並ぶ層に **M 細胞**という特殊な細胞が存在することである．M 細胞は周辺の上皮細胞とは異なり，活発に細胞外の物質を取り込み，上皮細胞層の下部へと輸送している．パイエル板における異物や，病原体の認識において，この M 細胞の果たす役割は大きいが，M 細胞そのものは抗原提示を行う細胞ではない．

消化管の免疫系に特有の問題は，経口で侵入した病原体と食物との区別である．食物もまた，免疫系にとっては異物として捉えられる可能性があるが，そのような免疫応答は抑制されなければならない．すなわち，消化管の免疫系には，病原体に対する免疫応答の活性化に加えて，食物に対する免疫応答の抑制あるいは寛容を維持するためのしくみが備わっている．

Chapter 2

自然免疫の重要性

2.1 自然免疫の特徴

　体表や粘膜の物理的障壁を乗り越えて微生物が体内に侵入してくると，我々の体はすぐに応答して感染微生物を排除しようとする．例えば，組織中のマクロファージが感染細菌を認識して貪食し，さらに様々なサイトカインを放出して近傍の細胞に感染のシグナルを伝達する．あるいは補体系と呼ばれる一群のタンパク質が感染微生物を見つけると，活性化の連鎖反応が起こり，感染微生物を直接標的として攻撃する．あるいは活性化した補体系は，マクロファージの貪食作用を亢進させることにより微生物を排除する．このような感染の初期応答には，主に自然免疫と呼ばれる生体防御機構が働いている．

　自然免疫 innate immunity は様々な因子と細胞によって構成されているが，共通した特徴を有している（表2.1）．自然免疫系の因子は，幅広い感染微生物が共通して保有するような構造を標的とするので，一つの因子が多数の感染微生物に対して幅広い効果をもっている．例えばマンノースは様々な細菌の表層に多く存在するが，血清中にはそのマンノースを標的とするマンノース結合レクチンが存在し，多様な感染微生物と結合して補体系を活性化する．また，マンノースを認識する膜タンパク質はマクロファージ表面上にもあり，様々な感染細菌の貪食に機能している．幅広い感染微生物に対する認識能力は特異的認識を特徴とする獲得免疫とは対照的である．またこれらの自然免疫応答に関わる因子は感染前から存在しているものが多く，感染に応答してさらに誘導される．特異的因子や特異的細胞を誘導する獲得免疫と比べて自然免疫因子の誘導機構はシンプルであり，したがって，速やかに応答する．この速やかな応答性は自然免疫の大切な特徴の一つであり，このために自然免疫は感染の初期応答に機能できる．一方，感染の記憶を特徴とする獲得免疫とは対照的に，自然免疫では特定の感染源が繰り返し感染しても，その特定の感染源に対する抵抗性の上昇は起こらない．自然免疫は，多様な感染源に対してある程度パターン化された応答で対応するところが特徴である．そして，自然免疫を構成する因子には獲得免疫

表 2.1 自然免疫の特徴

		自然免疫	獲得免疫
感染への抵抗性		感染の繰り返しで変化しない（記憶なし）	感染の繰り返しで上昇（記憶あり）
特異性		感染源に対して幅広く効果	刺激を受けた抗原特異的
細胞		マクロファージ，好中球，NK細胞	リンパ球（T細胞，B細胞）
作用分子		リゾチーム 補体 抗菌ペプチド 急性期タンパク質	抗体
応答までの時間		速やか	ゆっくり
受容体	遺伝子	生殖細胞にコード	遺伝子再編成を経て形成
	分子	Toll様受容体（TLR） マンノース結合レクチン マンノース受容体 スカベンジャー受容体 CD14	B細胞受容体（抗体） T細胞受容体
	認識の対象	微生物に特徴的な成分	何でも可（宿主に存在しないもの）
	認識の特異性	低い	高い
	発現細胞	マクロファージ 樹状細胞 NK細胞	T細胞，B細胞

にみられるような遺伝子組換えを含むダイナミックな変化は起こらないため，感染の履歴によって応答が変わらないことが特徴である．

自然免疫

先天性免疫とも呼ばれる．個体に遺伝的に備わっている非特異的な感染抵抗性を特徴とする生体防御機構である．感染に応答するために個体が微生物あるいはそれらの成分にあらかじめさらされる必要はない．宿主の皮膚や粘膜による感染の物理的障壁，リゾチーム，抗菌性ペプチドや胆汁酸などの化学的障壁，マクロファージや好中球など貪食細胞やナチュラルキラー（NK）細胞による殺菌作用，補体による溶菌，オプソニン化などの働きなどが代表的な自然免疫応答である．特定の感染源の繰り返し感染による免疫応答の増強（記憶）や応答特異性の上昇はみられない．しかしながら，速やかに応答する能力や限られた防御物質によって様々な感染源に対応できる能力などの優れた特徴をもっている．脊椎動物以外の自然界の多くの生物，例えば昆虫や植物には獲得免疫がなく，自然免疫に相当する生体防御機構だけで外敵の侵入に対抗している．

2.2 補体の活性化と役割

補体 complement は，20 種類以上の主に肝臓で合成される血清タンパク質によって構成されている．補体は刺激を受けるとプロテアーゼの連鎖反応により活性化され，侵入微生物を殺して排除する．補体因子の名称は一般に C1 や C3 のように表記されるが，これは Complement の頭文字 C と発見の順序を表す数字に由来している．プロテアーゼ活性化に従い，補体タンパク質が消化されてタンパク断片が生じる．このうち大きい断片を b，小さい断片を a で表す．すなわち，補体 C3 は C3 転換酵素のはたらきによって C3a（小フラグメント）と C3b（大フラグメント）に切断される．

補　体

コレラ菌で免疫した動物の血清にはコレラ菌を溶菌する活性がある．ところがこの血清を 56 ℃で 30 分間加熱処理すると，溶菌活性がみられなくなる．しかし，この加熱処理した血清に免疫していない動物由来の血清を加えると溶菌活性が回復する．もちろん免疫していない動物由来の血清だけではコレラ菌の溶菌活性はみられない．この結果は，免疫血清の溶菌作用には加熱処理に安定な抗体の他に，56 ℃で 30 分間の加熱処理により失活する非免疫血清にも存在する因子が必要であることを示している．この現象を担う因子は，抗体のはたらきを補うとの意味から補体と名づけられた．

2.2.1 補体の活性化機構

補体を活性化する経路は三つある（図 2.1）．すなわち，抗原と特異抗体との結合から開始される古典的経路，自然発生的に生じた C3b フラグメントと病原体表面の結合から開始される第二経路，マンノース結合レクチンと病原体表面の糖鎖との結合から開始されるレクチン経路である．そしていずれの経路でも活性化 C3 転換酵素（古典的経路とレクチン経路の場合は C4b2b，第二経路の場合は C3bBb）が誘導されて C3 が切断される．引き続き C5 が切断されて，いずれの経路から活性化が引き起こされても，最終的には膜侵襲複合体 membrane attack complex（MAC）形成，オプソニン化 opsonization，炎症応答が誘導される．開始経路が違っても病原体の排除に対する効果が基本的に同じなのは補体活性化の一つの特徴である．

（1）　**古典的経路** classical pathway

抗体は補体を活性化する．特に IgM と IgG サブクラスである IgG3 にその活性が強い．抗原抗体複合体が病原体表面で形成されると C1q と C1r-C1s で形成される C1 複合体の C1q が抗体の Fc 部位と結合する．結合により C1r のプロテアーゼ活性が活性化されると C1s が分解される

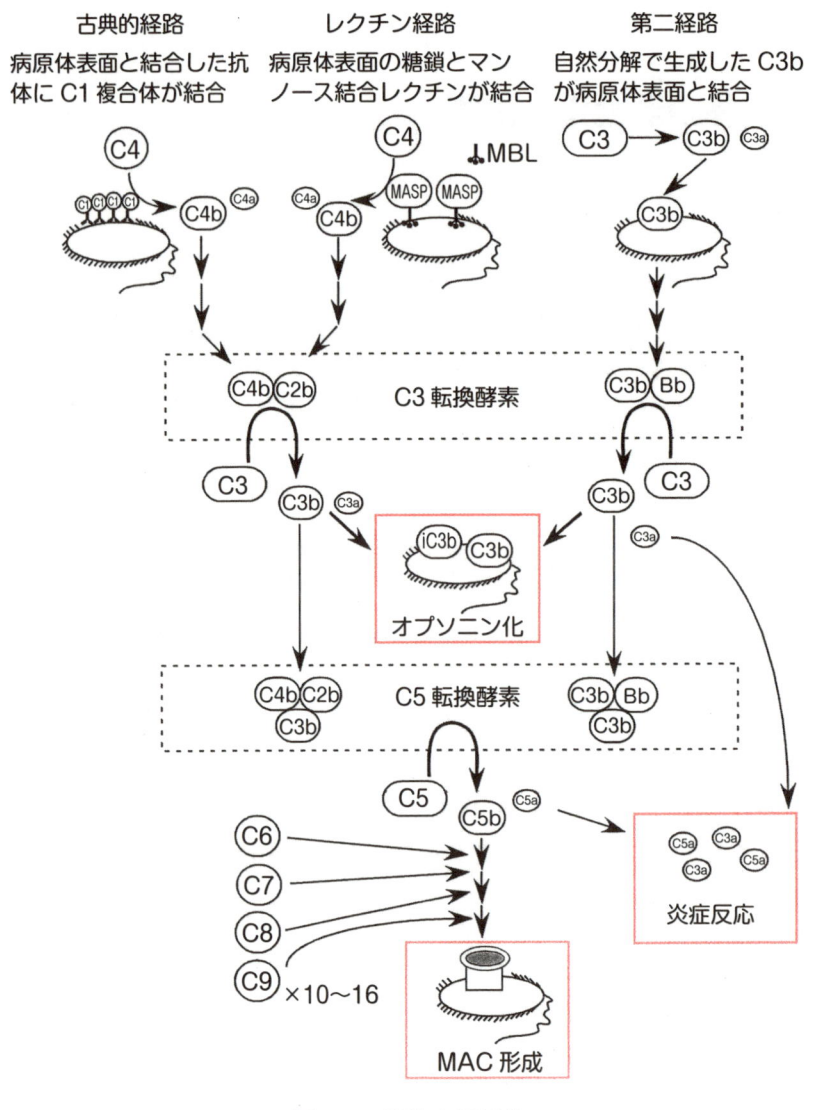

図 2.1 補体の活性化

ことにより C1s のプロテアーゼ活性が活性化される．C1r の活性化には C1 複合体が 2 分子以上会合する必要がある．IgM は五量体を形成しているので補体と結合する Fc 部位が 5 か所あり，C1 複合体 2 分子以上が容易に会合できる．C1s は C4 を分解して C4a と C4b が生じる．C4b はこのプロテアーゼカスケードが開始された抗原抗体複合体付近の病原体表層と結合する．次に C4b は C2 と結合する．結合した C2 は活性化 C1s によって C2a と C2b に分解されて，その結果 C4b2b 複合体が形成される．C4b2b は C3 転換酵素であり，大量の C3 を C3a と C3b に分解する．多くの C3b は C4b と同様に細菌表面に結合する結果，病原体表面は多数の C3b で覆われることになる．貪食細胞は C3b に対する受容体をもっているので，C3b で覆われた病原体は貪食細胞に貪食されやすくなる．C3b が病原体表面を覆うことにより貪食細胞による認識・貪食が容易になることを，オプソニン化と呼ぶ．

一部の C3b は C4b2b 複合体と結合して C4b2b3b 複合体が形成される．C4b2b3b 複合体は C5 転換酵素であり，C5 を C5a と C5b に分解する．ここから始まる一連の反応により，病原体表面に膜侵襲複合体(MAC)と呼ばれる穴が形成される結果，病原体は死滅する．

一方，C3 と C5 の分解産物の小断片，すなわち C3a と C5a は**アナフィラトキシン** anaphyla-toxin とも呼ばれ，平滑筋収縮，血管透過性の亢進，マスト細胞活性化と脱顆粒，好中球や単球の遊走などの炎症応答を引き起こす．

(2) 第二経路 alternative pathway

第二経路では補体活性化の開始は抗体に依存せず，補体と病原体の直接の結合によって開始される．C3 は血清中で通常少しずつ自然分解されて C3b ができている．侵入した病原体の近くでこの C3b が生成すると，C3b は病原体表面に結合する．一方，結合できなかった C3b は速やかに不活性化される．病原体表面に結合した C3b は B 因子と結合し，さらに D 因子のはたらきによって B 因子が分解されて C3bBb がつくられる．C3bBb は活性型 C3 転換酵素であり，C3 が次々と分解されて C3b ができる．生成した C3b は病原体を覆うが，一部は C3bBb と結合して C3bBb3b が形成される．C3bBb3b は C5 転換酵素であり，C5 を C5a と C5b に分解する．以降は，古典的経路と同じ反応により補体は活性化される．

(3) レクチン経路 lectin pathway

マンノース結合レクチン mannose-binding lectin (MBL)は肝臓でつくられる血清タンパク質で，病原体表面に存在するマンノースと結合する．MBL は感染によって血中濃度が上昇する急性期タンパク質の一つである．マンノースは多くの微生物表面では露出した形で存在するので MBL が結合するが，脊椎動物ではほかの糖によって隠された形となっているために MBL は結合しない．レクチン経路による補体活性化は，まず血中での MBL と MBL 関連セリンプロテアーゼ(MASP)との複合体形成から開始される．MBL が標的病原体のマンノースと結合すると，MASP は古典的経路における C1s のように C4 および C2 を切断する．以降，レクチン経路による補体活性化は古典的経路での活性化と同様の経路をたどる．

2.2.2 補体の機能

補体活性化の作用は大きく三つに分けることができる．1)膜侵襲複合体(MAC)形成による感染微生物の殺菌，2) C3b と iC3b による感染微生物のオプソニン化，3) C5a, C3a, および C4a による炎症応答である．

(1) 膜侵襲複合体の形成

C5 転換酵素が C5 を分解して C5b が形成されると，C5b は C6 と結合する．そこへさらに C7 が結合する．結合した C7 は立体構造が変化するため，標的病原体の脂質二重層へ結合するようになる．さらに C8, C9 が順に結合してそれぞれが C7 と同様に構造変化を起こすので，脂質二重層に挿入される．C9 はさらに 10〜16 分子が重合してリング状の構造を病原体表面上に形成

する．この構造は膜侵襲複合体(MAC)と呼ばれている．MAC の内腔面は親水性であり，水や塩類が自由に通過できるため，膜を介するプロトン勾配や細胞内外の物質の濃度勾配が破壊されて細胞は死ぬ．

(2) オプソニン化

C3 転換酵素は 1 分子で約 1000 分子の C3 を分解して C3a と C3b が生成する．したがって，C3 転換酵素と比べて大量の C3b が生成して病原体表面に結合する．これらのうち，一部は不活性化されて iC3b になる．C3b と iC3b，そして量的には少ないが C4b は食細胞による貪食の目印となる．マクロファージなどの貪食細胞表面には，complement receptor の頭文字から CR と名づけられた補体受容体が数種類存在する．C3b や iC3b で覆われた病原体は貪食細胞上の補体受容体に認識されて，貪食される．また，低分子量補体断片である C3a, C5a は貪食細胞の貪食作用を活性化するはたらきがあり，これらの因子によってもオプソニン化された病原体の貪食は促進される．

(3) 炎症応答

低分子量補体断片には局所炎症反応を誘導する活性がある．この活性は C5a, C3a, そして C4a の順に強い．これらは局所の血管に作用して血流の増大，血管透過性の亢進，血管内皮の接着分子誘導，マスト細胞・好塩基球からのヒスタミン遊離などを引き起こす．これらの作用により，局所では血管透過性が亢進して血液成分の血管外への漏出が起こり，抗体や補体成分が組織中に出る．さらにマクロファージ，好中球，リンパ球の血管外遊走が起こるとともに，これらの細胞の抗菌作用も活性化される．一方，これらの因子が全身性に働くと，ショック症状が引き起こされる．このショック症状は，IgE- 抗原複合体によるマスト細胞からの炎症性物質の放出が引き起こす全身性応答であるアナフィラキシーショックと類似している．このため，C5a, C3a, および C4a はアナフィラトキシンと呼ばれる．

2.2.3　補体制御タンパク質

古典経路やレクチン経路による補体系の活性化は非自己細胞・組織に対して比較的特異的に開始されるが，第二経路による補体活性化は特異性が低く，自己細胞・組織に対しても攻撃を開始してしまう可能性が高い．自己に対する補体からの攻撃を防御するために，我々の細胞には自己細胞表面上で開始された補体活性化を抑制する因子がある．崩壊促進因子 decay accelerating factor (DAF)は，第二経路の活性化によって形成される C3 転換酵素 C3bBb の分解を促進する．したがって，仮に第二経路が我々の細胞表面で開始されても，DAF が存在すれば補体活性化反応は途中で収束する．また，プロテクチン(CD59)は C9 が C5678 複合体と結合するのを阻害することにより，自己細胞表面での MAC 形成を抑制する．ところで，DAF と CD59 はともに glycosylphosphatidylinositol (GPI)アンカーと呼ばれるタンパク質 C 末の脂質修飾によって，膜と結合している膜タンパク質である．発作性夜間血色素尿症という補体系の異常により自己赤血球が溶血する疾患が知られている．この疾患の原因は X 染色体上の原因遺伝子 PIG-A の変異に

よるGPIアンカーの生合成不全である．GPIアンカーが生合成できないのでDAFとCD59が正常に機能できず，赤血球に対する補体系の攻撃を抑制できないことが，血尿の原因である．

2.3 貪食細胞の種類と役割

　病原体は宿主体表の物理的あるいは化学的バリアーを乗り越えて体内に侵入すると，抗体あるいは補体のはたらきによってオプソニン化される．貪食細胞 phagocyte の表面には抗体のFc領域や補体を認識する受容体があり，これらの受容体によって認識された異物は細胞内に取り込まれる（図2.2）．貪食細胞の表面にある細菌等の異物を直接認識する受容体，例えばマンノース結合受容体やスカベンジャー受容体のはたらきで異物が取り込まれることもある．このような病原体などの異物を飲み込んだ貪食細胞内の小胞は**ファゴソーム** phagosome と呼ばれる．ファゴソームは**リソソーム** lysosome と呼ばれる種々の加水分解酵素を含む顆粒と融合して**ファゴリソソーム** phagolysosome になる．病原体はファゴリソソーム内で活性酸素，抗菌ペプチドなどの抗菌物質，そして一酸化窒素などのはたらきによって殺菌され，さらに分解酵素のはたらきによって分解される．分解産物は最終的にはエキソサイトーシスにより細胞外に放出される．この殺菌過程は**貪食** phagocytosis（あるいは貪食作用，食作用）と呼ばれる．

　貪食細胞はオプソニン化された異物を貪食して排除するだけでなく，サイトカインと呼ばれる免疫細胞間の情報伝達物質を分泌することにより他の免疫担当細胞に感染のシグナルを伝達する役割を担っている．貪食細胞のうち，貪食だけでなく病原体侵入の監視や抗原提示などの多彩な機能をもつ細胞がマクロファージであり，貪食・殺菌に専門化された細胞が好中球である．

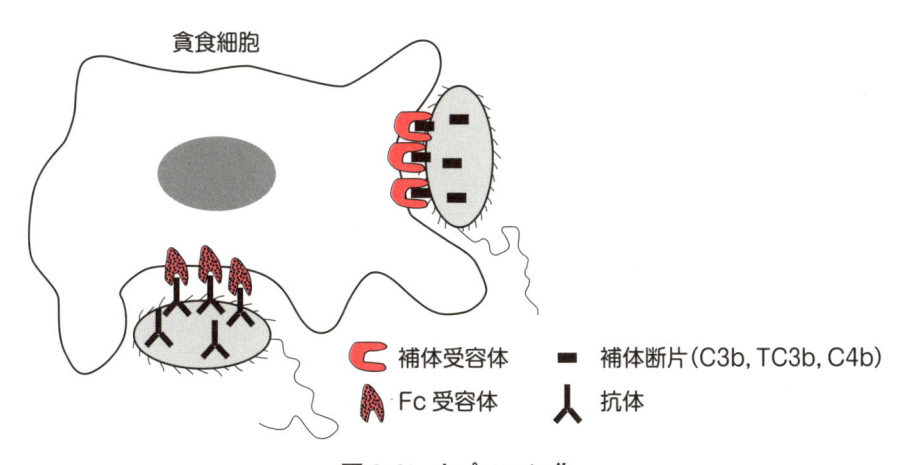

図2.2 オプソニン化
貪食細胞の表面には抗体のFc領域や補体を認識する受容体があり，これらの受容体によって認識された異物は貪食される．

貪食細胞

食細胞ともいわれる．ロシアの免疫学者メチニコフ Metchnikoff が，ヒトデの運動性細胞の研究から，これらの細胞が生体防御に機能することを発見した．同種の細胞がヒトデからヒトに至るまで幅広い動物種に存在すること，これらの細胞が感染微生物の貪食を行うことにより自然免疫の中心的役割を果たしていることを明らかにした．メチニコフはマクロファージの名付け親でもあり，一連の業績により 1908 年にエールリッヒ Ehrlich とともにノーベル医学生理学賞を受賞した．異物の食作用はマクロファージや好中球だけでなく線維芽細胞や筋細胞などでも認められる．しかし，マクロファージや好中球は感染微生物やがん細胞，および不要な血液細胞を貪食して排除することが重要な機能の一つであり，またその作用が特に活発であることから貪食細胞と呼ばれている．貪食細胞は発達したリソソームをもち，その中に病原体を殺すために必要な酵素や化学物質を蓄えている．また，抗体の Fc 領域を認識する受容体(Fcγ受容体)や補体受容体を発現しているので，抗体や補体で標識された(オプソニン化された)病原微生物などの異物はマクロファージなどに容易に認識されて貪食される．

オプソニン化

マクロファージや好中球などの貪食細胞は異物を直接認識する受容体を表面上にもっているが，異物や病原体が血清中のオプソニンと呼ばれる因子によって標識されると，オプソニンに対する受容体を介して異物や病原体を認識して，より効率的に貪食・殺菌できる．異物や病原体がオプソニンで標識されることをオプソニン化と呼ぶ(図 2.2)．血清中のオプソニンとして抗体(IgM，IgG)，補体成分(C3b，iC3b)がよく知られている．IgG で覆われた異物は，貪食細胞表面上の Fcγ受容体によって IgG の Fc 領域が認識されて，貪食される．また，IgG や IgM が異物表面を覆うと古典経路により補体活性化が起こり，補体成分である C3b あるいは iC3b の異物表面への結合が進行する．また，補体によるオプソニン化は第二経路やレクチン経路によって抗体非依存的にも起こる．補体によりオプソニン化された異物は貪食細胞表面上の補体受容体に認識されて貪食される．このように，抗体と補体は相乗的な作用により異物をオプソニン化して貪食細胞による異物排除を促進する．

2.3.1　貪食細胞の種類

重要な貪食細胞は，血中の好中球と，単球から分化するマクロファージである．

（1）　マクロファージ macrophage

マクロファージは血中に存在する骨髄系細胞の単球 monocyte が組織で分化したものである．マクロファージは様々な組織に存在するが，特に消化管系結合織，肺，肝臓(クッパー細胞と呼ばれる)，脾臓などに存在する．マクロファージは異物やサイトカインの刺激によってその性質が著しく変化する特徴がある．刺激によってマクロファージの攻撃性が増大することを，マクロ

ファージの活性化と呼ぶ．

　マクロファージは異物やサイトカインのシグナルを受けていないときは休止状態にあり，貪食は活発ではなく MHC クラス II による抗原提示も行わない．しかし，NK 細胞や T 細胞から分泌される IFN-γ で刺激されると活性化されて MHC クラス II の発現誘導などが行われるようになる．さらに細菌由来の LPS などの微生物成分で刺激されるとその活性化状態は一段と高まり，リソソーム数や細胞サイズが増大して貪食能が高まる．また，TNF-α を分泌して自己の活性化状態をさらに高め，IL-12 を分泌して NK 細胞などの他の細胞を活性化するシグナルを送る．

　このように，マクロファージは活性化状態によってその性質が大きく変化する細胞である．その機能を大別すると，1) 組織に常在して感染を監視し，感染に応答してサイトカインを分泌する，2) 異物の貪食・殺菌，3) 抗原提示細胞として MHC クラス II により抗原提示を行う，の三つにまとめることができる．

抗原提示

　抗原を直接認識する B 細胞受容体とは異なり，T 細胞受容体は細胞表面上の MHC タンパクと複合体を形成したペプチド断片を抗原として認識する．このように T 細胞受容体に対して MHC タンパク質との複合体形成により抗原を示すことを抗原提示と呼ぶ．MHC にはクラス I とクラス II の 2 種類が知られている．MHC クラス I はほぼ全ての細胞で発現しており，発現細胞内で合成されたタンパク質（内在性タンパク質）由来のペプチド断片を提示している．例えばウイルス感染細胞は，細胞内で発現したウイルス由来のタンパク質断片を MHC クラス I を介して細胞傷害性 T 細胞（キラー T 細胞）に提示する．細胞傷害性 T 細胞がこの抗原を認識して活性化されると，この抗原を提示しているウイルス感染細胞は排除される．これに対して MHC クラス II はマクロファージ，樹状細胞，そして B 細胞といった細胞にしか発現していない．これら MHC クラス II を発現する細胞を抗原提示細胞と呼ぶ．MHC クラス II は細胞外の異物，例えば感染細菌がマクロファージ等によって貪食により取り込まれて，さらに消化されることによって生成したペプチド断片を，ヘルパー T 細胞に提示する際に用いられる．MHC クラス I はキラー T 細胞に抗原提示をし，MHC クラス II はヘルパー T 細胞に抗原提示をする．

（2）　好中球 neutrophil

　好中球は，血中の白血球の約 70 % を占める，血中で最も存在量の多い白血球である．多形核白血球 polymorphonuclear leukocyte ともいわれる．好中球は，活性化マクロファージと同様の非常に強い貪食・殺菌能力をもつ．しかしマクロファージとは異なり，その機能は貪食・殺菌に専門化されており，抗原提示などのはたらきはしない．また，強い貪食・殺菌能力を有する危険な細胞であるため，感染局所で短時間作用することが必要とされる．したがって，血中から組織への移動は厳密に制御されており，その寿命も 2〜5 日程度と短い．感染部位での貪食は主に好中球に担われており，感染巣でみられる白血球の死骸である膿はほとんどが死んだ好中球である．

2.3.2 貪食細胞の殺傷作用

マクロファージなどの貪食細胞表面には，微生物構成成分に対する受容体が多数発現している．それらは LPS などの多数の細菌表層成分と結合する CD14，細菌やウイルス表面上の糖分子と結合するマンノース受容体などであり，これらは病原体を直接認識する受容体である．また，スカベンジャー受容体のように，古くなった赤血球などを認識して貪食・分解することにより自己細胞の代謝に関わる受容体もある．さらに抗体や補体でオプソニン化された異物を認識する Fc 受容体や補体受容体がある．病原体がこれらの受容体によって認識されると，貪食が引き起こされる(図 2.3)．まず，病原体は貪食細胞の細胞膜で取り囲まれて，ファゴソームと呼ばれる小胞で取り囲まれる．ファゴソーム内部は酸性化し，様々な加水分解酵素や殺菌物質を含有するリソソームと融合してファゴリソームが形成される．ファゴリソーム内では，リソソームに含まれていた様々な酵素や殺菌物質のはたらきにより，病原体が破壊される．リソソームには過酸化水素，スーパーオキシドアニオン，一酸化窒素などの抗菌物質が含まれている．

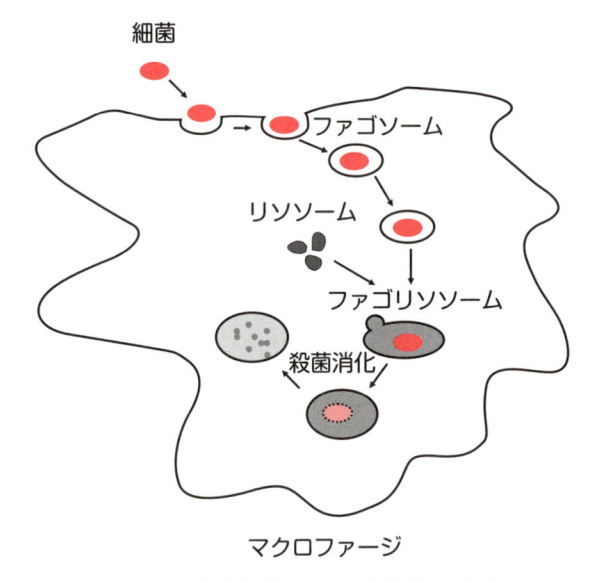

図 2.3 貪食細胞による病原体の貪食

2.3.3 マクロファージが分泌するサイトカインによる応答

マクロファージは，組織に常在して微生物の組織への侵入を監視するはたらきをしている．マクロファージは感染微生物を認識すると，その感染微生物を貪食し破壊する．さらに，この感染部位にはすぐに大量の好中球が付近の血管からやってきて貪食・殺菌に加わる．通常は血中にいる好中球が組織での微生物感染を感知して感染局所に集まるのは，微生物感染を認識したマクロファージが放出するサイトカインのはたらきによる．

マクロファージは感染局所で微生物成分を認識すると，様々なサイトカインを分泌して近傍の細胞に指示を与える（表2.2，図2.4）．このうち，TNF-αとIL-1は血管内皮細胞を活性化して**接着因子**の発現誘導，および血管透過性の亢進を通じて，感染巣付近の血管を通過中の好中球の感染巣への遊走を促進する．また，IL-6はリンパ球を活性化して抗体産生を促すはたらきがある．IL-1とTNF-αは全身性の効果ももち，視床下部に働いて体温上昇を促す．IL-8は走化性作用

**表2.2　活性化マクロファージから分泌される
サイトカイン**

サイトカイン	作　用
TNF-α	血管内皮活性化 血管透過性亢進 視床下部発熱中枢刺激による発熱 肝臓での急性期タンパク質誘導
IL-1	血管内皮活性化 視床下部発熱中枢刺激による発熱 肝臓での急性期タンパク質誘導
IL-6	B細胞の増殖・分化 形質細胞の増殖 肝臓での急性期タンパク質誘導
IL-8	好中球を感染部位に誘導
IL-12	NK細胞活性化 Th1細胞への分化促進

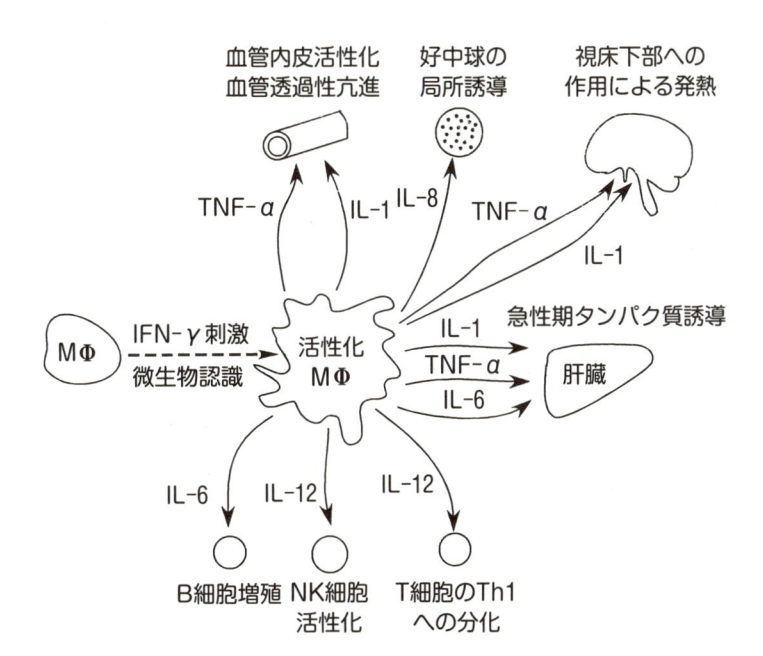

図2.4　マクロファージ(MΦ)から分泌されるサイトカインの作用

をもつケモカインの一種であり，好中球を感染局所へ遊走させる．**IL-12** は NK 細胞を活性化するはたらきがあり，活性化された NK 細胞はウイルス感染細胞やがん細胞を排除するはたらきがある．また逆に，マクロファージは活性化された NK 細胞から分泌される **IFN-γ** のはたらきによってさらに活性化される．

サイトカイン

サイトカインは免疫系細胞から分泌される，免疫担当細胞間の情報伝達を司るタンパク質である．非常に多くの種類のサイトカインが知られているが，多面性（一つのサイトカインが多くの種類の細胞にはたらくこと）と重複性（複数のサイトカインが同じ作用をもつこと）が特徴の一つである．サイトカインは代謝されやすいので局所的に作用する．オートクラインと呼ばれる分泌した細胞自身にはたらく作用，およびパラクラインと呼ばれる近隣に存在する細胞にはたらく作用が一般的である．

サイトカインは免疫担当細胞間の情報伝達物質の総称であるが，サイトカインに分類される個々の物質は様々な名前で呼ばれている．近傍の細胞に走化性を誘導するサイトカインはケモカインと呼ばれる．単球・マクロファージ由来のサイトカインはモノカインと呼ばれ，リンパ球由来のサイトカインはリンホカインと呼ばれる．これらは一群の物質に対する総称である．個別にはインターロイキンという名前に番号が振られているサイトカインが多く存在する．これは機能的な分類ではなくて白血球 leukocyte 同士の相互作用を司る物質の意味で名付けられたインターロイキンに，発見順に番号を付したものである．炎症性サイトカインである IL-1，リンパ球活性化作用のある IL-6，走化性作用のある IL-8 などがある．

2.4 樹状細胞の重要性

MHC クラス II を発現しているマクロファージ，B 細胞そして樹状細胞 dendritic cell はヘルパー T 細胞を抗原刺激して活性化するはたらきがある．このうち樹状細胞は T 細胞活性化能が特別に高い抗原提示専門の細胞である．樹状細胞は表皮下あるいは心臓や腎臓などの実質臓器などの組織に存在する．しかし，組織に存在する樹状細胞の MHC 発現量は低く，T 細胞を活性化するために必要な補助刺激因子である B7 の発現もみられない．したがって，組織中の樹状細胞は抗原提示細胞としては未熟な細胞である．未熟樹状細胞はこの末梢組織で非特異的に貪食を行っている．**飲作用** pinocytosis によって飲み込まれる可溶性抗原もある．この飲作用は比較的大きな物質も取り込むのでマクロピノサイトーシス macropinocytosis と呼ばれる．感染が起こるとこの未熟樹状細胞は，微生物成分の直接的な刺激や炎症反応の過程でマクロファージなどから分泌されるサイトカインの刺激を受けて活性化され，末梢組織からリンパ管に入りリンパ節へと移動する．あるいは血中から脾臓へと移動する．この移動の過程で樹状細胞は成熟していく．成熟の過程で MHC クラス II の発現量上昇，B7 などの T 細胞活性化の補助刺激因子の発現といっ

たタンパク質発現の変化が起こる．さらに形態的な変化が起こる．リンパ節に到達した樹状細胞はもはや貪食は行わず，末梢組織で貪食した病原体由来のタンパク断片を T 細胞に効率的に提示する細胞へと成熟している．

組織に存在する樹状細胞は微生物成分によっても刺激される．微生物成分の認識・刺激伝達には Toll 様受容体 Toll-like receptors（TLR）ファミリー分子が関わっている．LPS には樹状細胞を活性化する作用があるが，これは樹状細胞が発現している TLR4 を介して樹状細胞を刺激する．樹状細胞には他の微生物成分を認識する TLR ファミリー分子が発現しており，それぞれの TLR を活性化する微生物リガンドも樹状細胞活性化に関わると考えられる．

樹状細胞が抗原提示を行うことにより活性化するナイーブヘルパー T 細胞は，抗原提示の後，さらに分化して Th1 あるいは Th2 と呼ばれる異なる種類のヘルパー T 細胞に分化していく．この分化の方向性は抗原を認識した後のクローン増殖の時期に決定される．Th1 細胞と Th2 細胞は同じヘルパー T 細胞であっても分泌するサイトカインが異なるので，指令を受ける免疫担当細胞が異なる．また，ヘルパー T 細胞の分化の方向性は，B 細胞が分泌する抗体のクラスの選択に影響する．Th1 細胞は細胞性免疫を活性化するはたらきが強く，一方，Th2 細胞は体液性免疫を活性化するはたらきが強い．このように，抗原提示を受けたヘルパー T 細胞が Th1 あるいは Th2 どちらに分化するかは獲得免疫の方向性を決める上で重要である．

樹状細胞

骨髄系幹細胞に由来する．形態的には長い突起をもつ樹状の特徴的な形態をしているために，この形態が樹状細胞の名前の由来となっている．表皮に存在する樹状細胞はランゲルハンス細胞の名前で知られている．組織中の樹状細胞は未成熟な状態であり，T 細胞を刺激する能力はないが，貪食と飲作用により活発に近傍の物質を取り込んでいる．感染の刺激に応答して二次リンパ器官へと移動するうちに成熟して，MHC クラス II の発現や補助刺激因子 B7 の発現などがみられるようになって，ヘルパー T 細胞を強く活性化する細胞に成熟していく特徴がある．二次リンパ器官で樹状細胞は取り込んだ感染微生物由来のペプチド断片をヘルパー T 細胞に提示する．

2.5 その他の自然免疫に関わる因子と現象

2.5.1 自然免疫の認識分子

自然免疫の認識に関わる受容体は微生物成分に特徴的な共通構造を認識する受容体であり，その遺伝子は再編成を受けることなく子孫へと受け継がれていく．補体系のマンノース結合レクチン，マクロファージ表面に発現している CD14，マンノース受容体，そしてスカベンジャー受容体はこのような性質をもつ自然免疫認識に関わる受容体である．

さて，TLRは感染微生物成分を認識することにより細胞応答を誘導する細胞膜上の受容体である．TLRの構造はロイシンリッチリピート(LRR)を細胞外領域にもち細胞内にIL-1受容体の細胞質領域と類似のTIR領域をもつ．LRRは微生物成分由来のリガンドの認識に関わる．TLRは約10種類程度の受容体ファミリーを構成している(図2.5)．それぞれの受容体が認識する微生物リガンドは異なっている．LPSの認識にはTLR4が関わり，細菌の鞭毛を構成するタンパク質であるフラジェリンの認識にはTLR5が関わる．リポタイコ酸とリポアラビノマンナンの認識にはTLR2が関わる．また，TLRヘテロダイマー形成が微生物成分認識に重要であることが知られている．TLR1-TLR2複合体は細菌由来のリポペプチドの認識を行い，TLR2-TLR6複合体はマイコプラズマ由来のリポペプチドの認識を行う．これらTLR1, 2, 4, 5, および6は形質膜に局在しているのに対して，TLR3, 7, 8, および9はエンドソームに局在している．TLR9は細菌DNAに特徴的な非メチル化CpG DNA断片を認識する．一方，TLR3, 7, および8は二本鎖RNAあるいは一本鎖RNAを認識する．これらはウイルス由来のRNAを認識すると考えられている．このように，TLRが認識する微生物成分は幅広く，そのためにグラム陰性菌，グラム陽性菌，そしてウイルスなど様々な微生物成分に免疫担当細胞が応答できるシステムが形成されている．TLRは膜受容体であるが，微生物成分を認識する細胞質の受容体として**Nod受容体**が知られている．Nod受容体も異物認識領域としてLRR構造があり，細菌ペプチドグリカンの消化

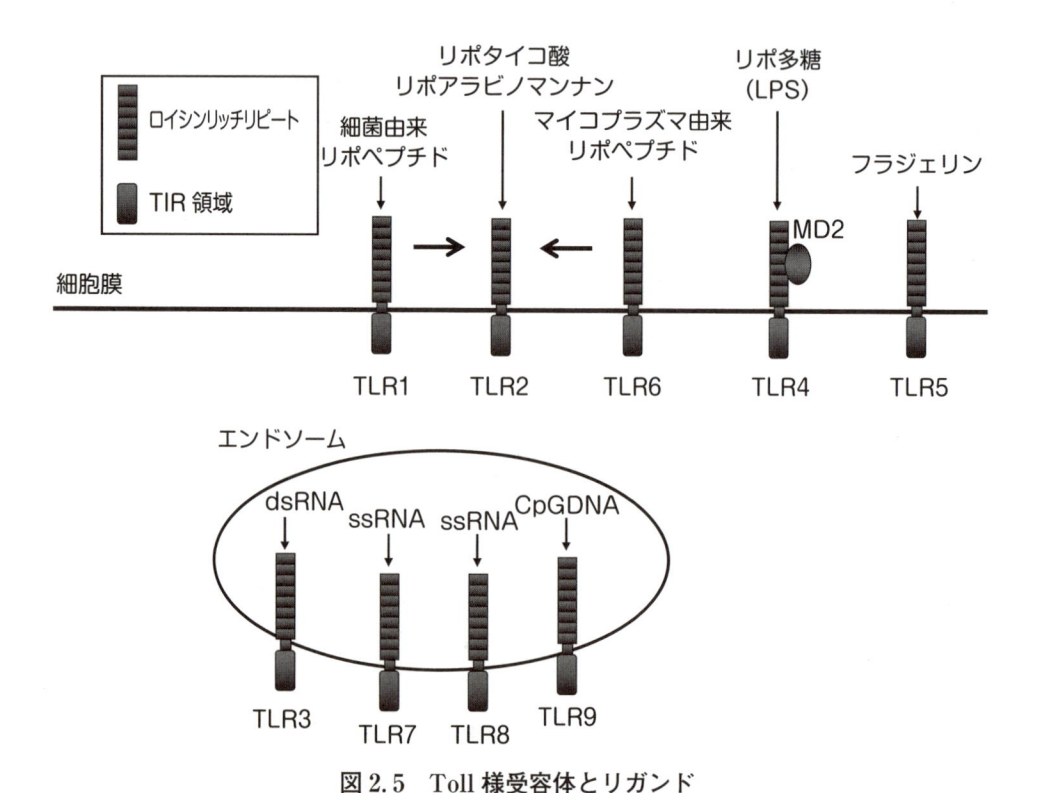

図2.5 Toll様受容体とリガンド

TLR1, 2, 4, 5, および6は形質膜に局在しているのに対して，TLR3, 7, 8, および9はエンドソームに局在している．TLR1とTLR6はTLR2とそれぞれ複合体を形成して(矢印)リガンドを認識する．

断片の認識に関わると考えられている.

　これらの自然免疫系の受容体は一つの細胞に多数種発現しており，これらの受容体は同時に刺激を受けて細胞を活性化する．これは獲得免疫系の細胞であるB細胞あるいはT細胞表面上に1種類のB細胞受容体あるいはT細胞受容体が発現していることとは好対照である．例えば，マクロファージ上には多数種のTLRやマンノース受容体，スカベンジャー受容体などが発現している．感染微生物の種類によって刺激される受容体の組合せとそれぞれの受容体を刺激する強度が異なる．その組合せの総和としての細胞応答がマクロファージの応答になる.

2.5.2　NK細胞（ナチュラルキラー natural killer 細胞）

　NK細胞はリンパ球系の細胞であるが，T細胞やB細胞とは異なり異物に対する特異的な受容体は発現していない．また前感作なしに標的細胞であるウイルス感染細胞やがん細胞を殺すことができる．多くの自然免疫系の細胞はウイルス感染にはうまく対応できないが，NK細胞はウイルス感染の初期防御にはたらく．細胞傷害性T細胞のようにパーフォリンと呼ばれるタンパク質を分泌して標的細胞に穴を開けて殺し，あるいはFasリガンドにより標的細胞にアポトーシスを誘導して殺す．また，活性化するとIFN-γを産生し，近傍のマクロファージなどを活性化させるはたらきがある．

　NK細胞がウイルス感染細胞などの標的をどのように認識するのかは重要な問題である．正常細胞の表面にはNK細胞の活性化リガンドと抑制リガンドの両方が発現していると考えられている（図2.6）．活性化リガンドと抑制リガンドの両方が発現していると，そのバランスによるが，通常はNK細胞の活性化は起こらない．MHCクラスIはNK細胞の抑制リガンドであることが

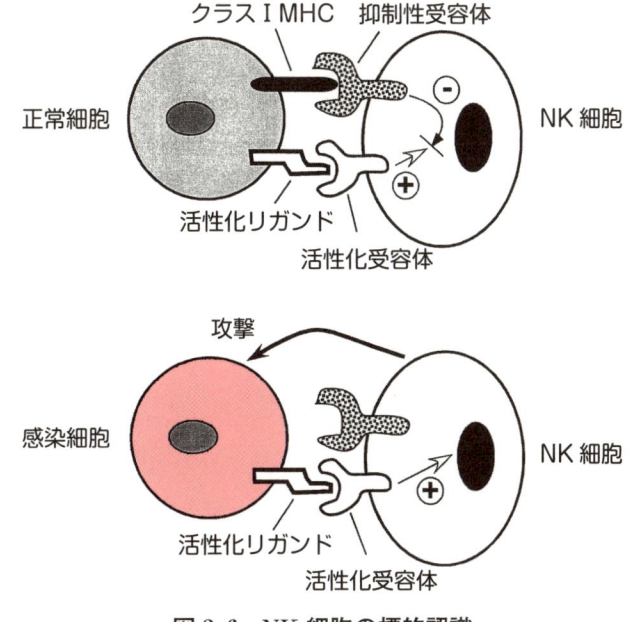

図2.6　NK細胞の標的認識

知られている．ウイルス感染細胞やがん細胞などで MHC クラス I の発現が低下すると，NK 細胞に対する抑制作用が低下する．これに対して活性化リガンドの発現は変わらないとバランスが崩れて NK 細胞が活性化される．このように活性化と抑制のバランスが崩れることにより，これらの細胞は NK 細胞の標的となり排除される．

2.5.3 インターフェロン interferon

I 型インターフェロンに分類される IFN-α と IFN-β は主にウイルス排除に関わる．マクロファージ等の白血球がウイルスに感染すると IFN-β が分泌される．一方，線維芽細胞がウイルスに感染すると IFN-β が分泌される．実験的には I 型インターフェロンの発現を誘導するために二本鎖 RNA がよく用いられるが，これは複製の際に形成されるウイルス遺伝子の特徴的構造を模倣している．IFN-α と IFN-β は構造的に類似性が高く，細胞膜上の受容体が共通している．IFN-α と IFN-β は近傍の細胞に受容体を介してはたらいてウイルス RNA や DNA の転写と複製を阻害する結果，感染ウイルスの複製を抑制する．また，MHC クラス I の発現を促進するので，感染細胞でのウイルスタンパク質断片の抗原提示が促進される．その結果，ウイルス感染細胞はキラー T 細胞に殺されやすくなる．また，IFN-α と IFN-β は NK 細胞を活性化するはたらきがあり，NK 細胞によるウイルス感染細胞の排除が促進される．また，両者に抗腫瘍活性があることも知られている．このような作用を有するので，I 型インターフェロンは B 型肝炎や C 型肝炎を始めとするウイルス感染や悪性腫瘍の治療に用いられている（図 2.7）．

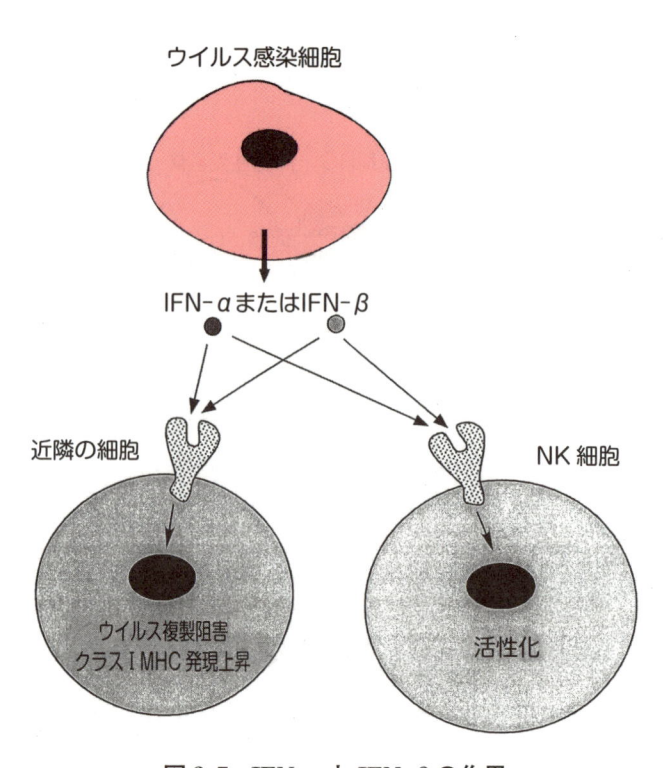

図 2.7　IFN-α と IFN-β の作用

一方，IFN-γ はⅠ型インターフェロンとは構造的に全く異なり，作用する受容体も異なる．IFN-γは抗ウイルス活性を有するが，その性質や作用はⅠ型インターフェロンとは異なっている．IFN-γは活性化されたNK細胞や抗原刺激を受けたT細胞(特にTh1細胞)から分泌されて，細胞性免疫を増強する．特にマクロファージの活性酸素中間体合成や一酸化窒素合成を活性化することにより，マクロファージの貪食・殺菌能を高めるはたらきがある．このほかIFN-γにはナイーブT細胞のTh1細胞への分化，抗原提示細胞のMHCクラスⅡ分子発現増強，好中球活性化などのはたらきがある．

2.5.4　オートファジー autophagy

オートファジーは飢餓状態におかれた細胞が，不足する栄養を補うために行う自食作用である．栄養が不足すると隔離膜と呼ばれる扁平な膜構造が細胞内に形成されて，細胞質や細胞内小器官を囲い込む．隔離膜が成長して末端が融合すると，二重膜のオートファゴソームが完成する．オートファゴソームはリソソームと融合してその内容物はリソソーム内の消化酵素のはたらきにより分解される．そして分解物は細胞の生存のために栄養素として利用される．このオートファジーの分解機構が非貪食細胞での感染細菌の排除に利用されている．例えば，細胞に感染した化膿レンサ球菌は，通常は効率的にオートファジーにより排除されているが，変異によってオートファジーを起こせなくした細胞では生き残り，増殖する．また，細胞内寄生細菌である赤痢菌は通常はオートファジーを回避するタンパク質(IscB)を分泌しているために細胞内で生育・増殖できるが，IscBタンパク質が分泌されないとオートファジーを回避できずに排除されてしまう．

2.5.5　急性期タンパク質

感染や外傷によって最も早期に引き起こされる応答は急性期応答と呼ばれる．これは感染などによってマクロファージなどから分泌されるサイトカインの働きにより肝臓で特定のタンパク質の合成が促進されて血中で増加することを指している．合成が促進されるタンパク質は急性期タンパク質と呼ばれる．C反応性タンパク質 C-reactive protein (CRP)は代表的な急性期タンパク質である．CRPは五量体構造を特徴とする血清タンパク質であり，その血清中濃度は急性期応答によって通常の1000倍以上にまで上昇する．CRPは細菌や真菌のホスホコリンなどを認識して結合する．CRPには補体系を活性化するはたらきがあり，結合した病原体の排除にはたらくと考えられる．CRPは炎症反応との相関が高いので，炎症を伴う病状の診断に利用されている．

また，補体活性化のレクチン経路で重要なはたらきをするマンノース結合レクチン(MBL)も急性期タンパク質である．MBLの血清存在レベルは通常は低いが急性期応答によって誘導される．このほか，肺胞に存在してオプソニン活性をもつことが知られているタンパク質である肺胞サーファクタントAおよびDも急性期応答によって肝臓で大量に産生される．これらもレクチンであり，病原体表面の糖鎖と結合する．

Chapter 3

抗原提示のしくみ・T細胞の活性化

　前章で学んだ自然免疫の主役が炎症反応，補体，貪食細胞などであるのに対して，抗原特異的な獲得免疫の主役は抗原提示細胞 antigen-presenting cell (APC) とリンパ球に任されている．リンパ球にはT細胞とB細胞のほかに，ナチュラルキラー(NK)細胞やナチュラルキラーT(NKT)細胞などがある．これらリンパ球のうち，NK細胞は自然免疫系の役割を負っていることは第2章ですでに述べた．すなわちリンパ球＝獲得免疫という単純な図式ではなく，リンパ球にも自然免疫系に属するもの(NK細胞)，獲得免疫系に属するもの(T細胞とB細胞)，自然免疫と獲得免疫をつなぐと考えられているもの(NKT細胞)が存在するということに留意する．

　自然免疫では，貪食細胞を最終的なエフェクター細胞として生体に侵入してくる微生物などを排除する．しかし，微生物の側にも自然免疫から逃れて生体内で増殖するものがあり，生体にとっては大きな脅威となりうる．これらに対しては，本章で説明する抗原特異的な獲得免疫により生体防御が行われる．獲得免疫が自然免疫と大きく異なる点は，微生物などの異物を認識する能力の特異性の高さと，再び同じ異物が侵入したときにこれを速やかに認識できる記憶を備えていることである．加えて生体内での移動能力の高さと，必要に応じて増殖し，分化する能力を備えていることが，リンパ球が他の免疫細胞よりも獲得免疫に特化した免疫細胞であるといわれる理由である．

3.1　主要組織適合性抗原複合体(MHC)による抗原提示

　まず「抗原とは何か」を今一度整理してみよう．抗原 antigen とは，生体にとっての異物のなかで，生体内で免疫応答を誘導することにより，免疫担当細胞が産生する抗体や，細胞傷害性T細胞(キラーT細胞)などと結合する物質である．決してすべての異物が抗原となり得るわけではない．また，通常異物は大きな物質であるので，抗原となり得るまで分解される必要がある．これを抗原プロセシング antigen processing という．プロセシングを受けて細胞膜上に表出された抗原が，これに対応する抗原特異的T細胞受容体(TCR)に提示されることを抗原提示 antigen presentation と呼ぶ．抗原提示を受けた T 細胞は活性化し，免疫応答へと導かれる．ひとたび免疫応答が誘導されると，続いて抗原を排除するための様々な反応が引き起こされる．したがって，抗原特異的な免疫の成立には，まず抗原を認識する段階が必要である．

3.1.1　免疫系が認識するもの

　免疫系の主要な目的は「異物(特に病原微生物)や変性した自己(がん細胞など)を排除」することであるから，異物や変性した自己を自己と非なるもの，すなわち「非自己」として認識しなくてはならない．この「非自己」の認識は分子レベルで行われている．免疫系を構成する代表的な細胞がどのような分子を認識しているかを表 3.1 にまとめた．

　異物の認識という点で特筆すべきことは，T 細胞と B 細胞の認識特異性がきわめて高いということである．免疫系は生体内における警察機構にたとえられるが，この場合，貪食細胞による自然免疫は日夜地域を見回る巡査のようなものであり，地域住人とあまりにも外見が違う不審者を見つけると，これを取り押さえる．また，特にマクロファージは死細胞や変性したリポタンパク質を貪食するが，これは町のゴミ掃除に相当する．こうした貪食細胞は一見して怪しい人物は認識できるが，地域住人によく似た変装の名人だとつい見逃してしまう．一方，リンパ球による獲得免疫は個々の犯罪者を識別し，どこへ逃げようとも追いかけて発見し，捕まえた後も今後のためにブラックリストに記録する特殊な捜査官である．ヘルパー T 細胞はそのなかでも捜査の司令塔として重要な役割を担っている．しかし普段から地域をパトロールするわけではないので，犯罪者が侵入したという情報を巡査から受け取らなくてはならない．この，巡査から捜査官へ犯罪者に関する情報が渡されることを抗原提示という．

表 3.1　免疫細胞による認識

免疫細胞	認識される分子	分子の特徴	認識の特異性
貪食細胞	大多数の異物，変性した分子	特定の構造パターン，大きさ，荷電など	低い
ナチュラルキラー細胞	ウイルス感染細胞，腫瘍細胞	特定の糖鎖，MHC クラス I	やや低い
T 細胞	MHC に結合したペプチド	特定の(短い)アミノ酸配列	非常に高い
B 細胞	タンパク質か炭水化物(糖)	特定の三次元構造	非常に高い

免疫系における「認識」は様々な種類の白血球により分担されている．ここでは，代表的なものをあげ，その特徴を示した．近年，さらにこうした役割分担の詳細が明らかにされつつある．

3.1.2 抗原提示細胞

　抗原提示細胞(APC)は，生体内に侵入してきた微生物の断片などを細胞内に取り込み，そのうちタンパク成分を抗原として自己の細胞表面上に提示し，T細胞を活性化することができる．抗原提示細胞は細胞表面上に**主要組織適合性抗原複合体**(MHC)をもち，この分子上に抗原をのせて提示を行う．T細胞はMHC分子上に提示された抗原を認識して活性化し，引き続いて免疫反応を起こす．

　生体内のほとんどすべての有核細胞は**MHCクラスI**分子をもっており，自己の細胞内の抗原（内在性抗原）を，MHCクラスI分子を介してCD8陽性T細胞（**細胞傷害性T細胞**）に抗原提示することができる．一方，一部の細胞はMHCクラスI以外に**MHCクラスII**をもち，これを介して外来抗原をCD4陽性T細胞（**ヘルパーT細胞**）に提示することができる．このような細胞は，狭義の抗原提示細胞と定義されるが，外来抗原の提示に特化した細胞という意味で**プロフェッショナル抗原提示細胞**と呼ぶこともある．

　代表的な抗原提示細胞には次のような種類がある．

① マクロファージ：局所で異物や自己タンパクをよく取り込むが，抗原提示能はさほど強くない．しかし一部のマクロファージでは，取り込む異物が細菌などの病原体であった場合には，その構成成分の刺激を受けて抗原提示能も上昇する．

② 樹状細胞：最も高い抗原提示能をもち，病原体の侵入した局所から近くのリンパ節に移動して抗原提示を行う．由来によりミエロイド系樹状細胞とリンパ球系樹状細胞に分類され，後述するヘルパーT細胞のTh1/Th2分化の方向付けに関与するといわれている．特に表皮に存在するミエロイド系樹状細胞をランゲルハンス細胞と呼ぶ．

③ B細胞：細胞表面の膜型抗体(B細胞受容体)に結合した抗原を取り込み提示する．その後T細胞による抗原ペプチドの認識により，B細胞が活性化され，クラススイッチや抗体産生の促進といった応答が誘導される．

　また，これらとは別にサイトカインにより活性化されたT細胞，線維芽細胞，血管内皮細胞，甲状腺濾胞細胞などにMHCクラスIIが発現する場合があり，あるものは疾患とも関連している．

　抗原提示細胞のなかで，T細胞の活性化に最も重要なのは**樹状細胞**である．それは主に樹状細胞がリンパ節に移動した後にナイーブT細胞を刺激し，活性化することができるからである．樹状細胞はマクロファージに比べると貪食能は弱いが，MHCクラスIIを強力に発現することにより抗原提示能に優れた細胞となっている．やはり警察機構にたとえるなら，マクロファージは派出所近辺に限局された地域で不審者を取り押さえることで，事件をほぼ解決させてしまう．それに対し樹状細胞は，取り押さえる力は弱いが鑑識班のように証拠集めの能力に長けており，不審者の特徴をよく捉えて警察の地方本部へ報告し，捜査本部を設置させる．ナイーブT細胞については後で詳しく説明するが，特に現在は事件を扱っていない捜査官とたとえることができる．たまたま樹状細胞のもち込んだ不審者のプロファイルに興味をもってくれる捜査官に出会えれば，ただちに捜査本部が設置され，多数の捜査官を動員することができる．またB細胞は抗体という「飛び道具」を産生できる特殊捜査官であるが，地域のパトロールも行っており，その場合手

にもったままの「飛び道具」(B細胞受容体)が不審者を発見するセンサーとなる．このセンサーは特異性が非常に高いので，個々のB細胞がもっている唯一のプロファイルに合致した不審者でない限り認識することはできない．このプロファイルは必ずしも指名手配犯のブラックリストであるだけでなく，まだ出会ったことのない不審者の分まで準備されている(第4章参照)．B細胞はB細胞受容体に結合した分子のみを細胞内に取り込み，またMHCクラスⅡ分子の発現も比較的強いので，特定の抗原に対しては非常に効率よく提示できる．

ランゲルハンスの二つの発見

パウル・ランゲルハンス Paul Langerhans (1847～1888) はドイツの病理学者である．我々の体内には彼の名を冠した細胞(群)が二つある．一つはあまりにも有名なランゲルハンス島で，膵臓に存在し，インスリンやグルカゴンを産生する内分泌腺の細胞塊である．ランゲルハンスはこれをまだ医学生であった1869年に発見した．しかしそれに先立って1868年，彼は皮膚の標本から樹枝のような形態の細胞を見出し，病理学の雑誌に発表している．これがランゲルハンス細胞である．彼自身はこれを神経細胞の一種と思っていたらしく，その機能も100年近くの間謎のままであり，医学界では一方のランゲルハンス島ばかりが脚光を浴びるようになった．しかし1980年代になって，ランゲルハンス細胞は免疫系の細胞としての重要性が提唱されるようになり，ヒト免疫不全ウイルス(HIV)が体内に侵入した際の最初のターゲットであることや，接触皮膚炎などのアレルギーに関与するなど，現代の人類を悩ませている多くの疾患との関連が明らかになりつつある．ランゲルハンス自身は，彼の大発見の意義を知ることもなく，40歳の若さにして病没している．

3.1.3　MHCとは何か

マウスが実験動物として広く用いられるようになるためには，まず遺伝的な背景が同一の系統が必要であった．近親交配を続けることにより作成された，ほぼ同じ遺伝子をもった個体群のことを純系という．多くの純系が確立されると，まず純系間での移植実験が進められた．その結果，移植片が生着するか，あるいは脱落してしまうかは，染色体のある領域によって遺伝的に決められていることが明らかとなった(図3.2)．マウスでは主として第17染色体の一定領域にこの遺伝子群が見つかり，組織の適合性に関与する主要なものという意味で，major histocompatibility complex の頭文字をとってMHCという名称がつけられた．マウスのMHCは特にH-2と呼ばれているが，このH-2に存在する遺伝子が，細胞の表面上にある分子を決定し，その分子が移植片とレシピエント(被移植者)との間で相互に認識されることになる．したがって，このような分子をMHC抗原と呼ぶこともある．ヒトのMHC抗原はヒト白血球抗原 human leukocyte antigen (HLA) と呼ばれ，第6染色体上に存在する領域によって決められている．

純系のマウスではH-2遺伝子も同一である．MHCのような複数の対立遺伝子からなる組合せをハプロタイプ haplotype というが，例えばある純系のマウスがb，別の純系マウスがkというH-2のハプロタイプをもっているとすれば，これらのマウスを交配して得られるF1マウスは，

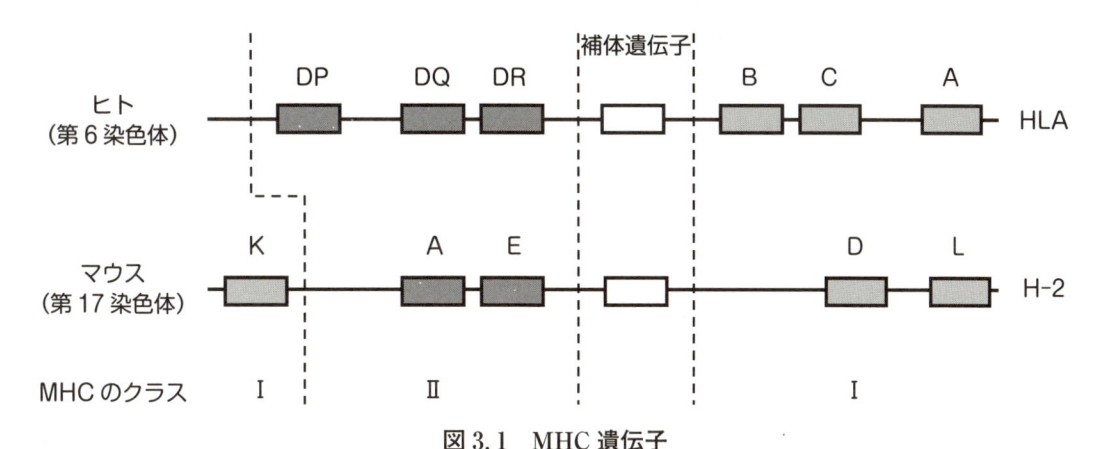

図 3.1　MHC 遺伝子
ヒトおよびマウスゲノムにおける MHC 遺伝子の配置を図示した.

その細胞膜上にハプロタイプ b とハプロタイプ k の両方の抗原を表出することになる．すなわち，MHC 遺伝子の発現は共優性（対立遺伝子がともに発現すること）であるため，この時点で両親にとって F1 は異なる MHC 抗原をもつことになる．ヒトの場合は，各遺伝子座に多数の対立遺伝子をもつので，HLA のハプロタイプは無数に存在することは容易に理解できる．実際，一卵性双生児でない限り，自分と全く同じ HLA ハプロタイプをもった人間を見つけるのは非常に困難である．

　MHC の発見は移植という人為的な実験からであったが，もちろん MHC が存在する生物学的な意義は，移植片の拒絶にあるわけではない．MHC 遺伝子は軟骨魚類（サメ，エイなど）以上の

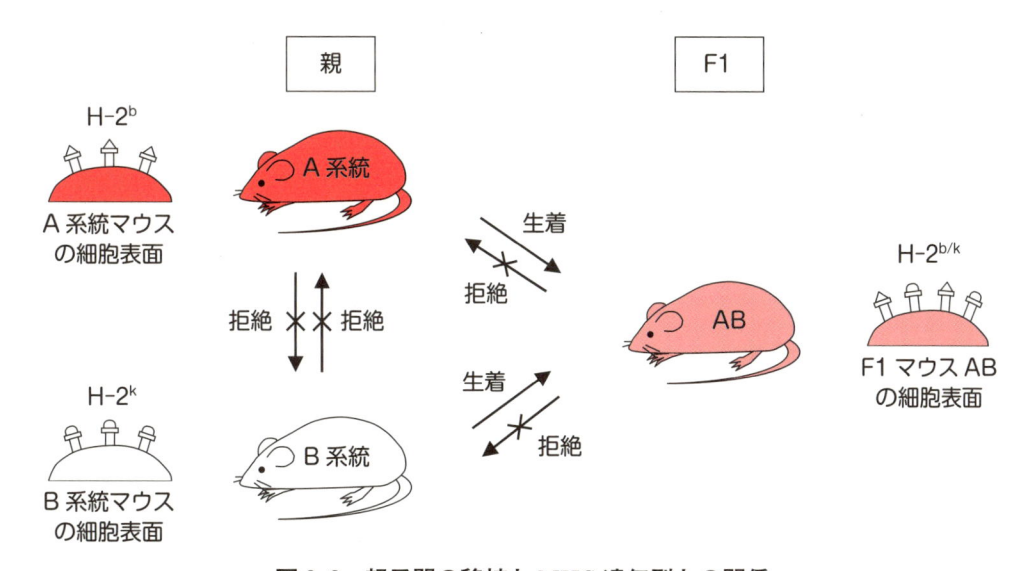

図 3.2　親子間の移植と MHC 遺伝型との関係
　純系のマウス 2 系統を交配したときに得られる F1 マウスを用いて，移植実験を行うと矢印のような結果が得られる．これは，F1 においては H-2^b，H-2^k どちらのアロタイプも発現するようになるため，両者はともに免疫系の攻撃対象ではないが，親マウスにとってはそれぞれ別のアロタイプに対する免疫寛容が成立していないためである．

脊椎動物にみられるが，それは長い進化の歴史のなかで，多様な微生物との戦いを通じて得た外来のペプチドを T 細胞に提示する能力である．MHC に多型が存在することは，提示できるペプチドが異なるということであり，それに続いて起こる免疫応答，言い換えれば感染防御の強さも異なってくる．この多様性により，動物は様々な微生物への感染によって絶滅することなく，種を保存してきたと考えられている．

3.1.4 MHC のクラスとその構成分子

MHC クラス I 分子は約 340 残基のアミノ酸からなる，分子量が約 45,000 の糖タンパクで，細胞外の部分が α_1, α_2, α_3 の三つのドメインを形成している．これに MHC とは直接関係のない約 12-kDa の β_2 ミクログロブリンとが非共有結合により複合体を形成して，細胞膜上に表出する膜結合型糖タンパク質である（図 3.3）．MHC クラス I は，前述のようにほとんどすべての有核細胞および血小板などに発現しており，IFN-γ などの作用により発現が増強する．逆にウイルス感染やがん化などにより発現が減少する場合もある．

ドメイン

タンパク質は，アミノ酸がペプチド結合と呼ばれる共有結合で鎖のようにつながったポリペプチドである．タンパク質はひも状に伸びた状態のままでなく，秩序だって折りたたまれ，立体的に固有の形をとって初めて機能することができる．大きな球状タンパク質（アミノ酸 200 個以上）では，ポリペプチド鎖の一部分が，他の部分と独立して折りたたまれることがあり，ドメインとよばれる．多くの場合，一つのドメインが一つの機能に対応するが，二つのドメイン間に活性部位をもつタンパク質も少なくない．このようにドメインとは，構造的にも機能的にも分割できるタンパク質の部分領域のことである．

1987 年，P. J. Björkman らによるヒトのクラス I 分子 HLA-A2 の結晶化および X 線解析よりこれまでに数種類のクラス I 分子の立体構造が解析され，クラス I 分子の先端部分を構成する α_1 と α_2 ドメインがくぼみを形成し，そこに抗原ペプチドが入り込むことが明らかとなった．実際，クラス I 分子の間で多型を示すアミノ酸残基の多くは，α_1 と α_2 ドメインに集中しており，ペプチドを収めるくぼみの形状を変化させている．このためにクラス I 分子に結合できるペプチドの種類も様々に異なっている．

一方，MHC クラス II 分子はそれぞれ約 230 残基のアミノ酸からなる，分子量が約 35-kDa の α 鎖と，約 27-kDa の β 鎖とが非共有結合して細胞膜上に発現する．クラス I と同様に，糖タンパクであり，C 末端側が細胞膜を貫通して細胞内に入り込んでいるが，クラス I との違いは，全構成タンパクが MHC 由来という点である．細胞外の領域で α 鎖は α_1 と α_2 のドメインを，β 鎖は β_1 と β_2 のドメインをそれぞれ形成している（図 3.3）．1993 年の J. H. Brown らによるヒトのクラス II 分子 HLA-DR1 の結晶構造解析以来，数種類のクラス II 分子の立体構造が提唱され，先端の α_1 および β_1 ドメインが，クラス I 分子の α_1 と α_2 ドメインの場合と同様に，ペプチドが入り込むくぼみを形成することが明らかになった．やはり MHC クラス II の場合もクラス I と同様

図 3.3 MHC 分子の構造

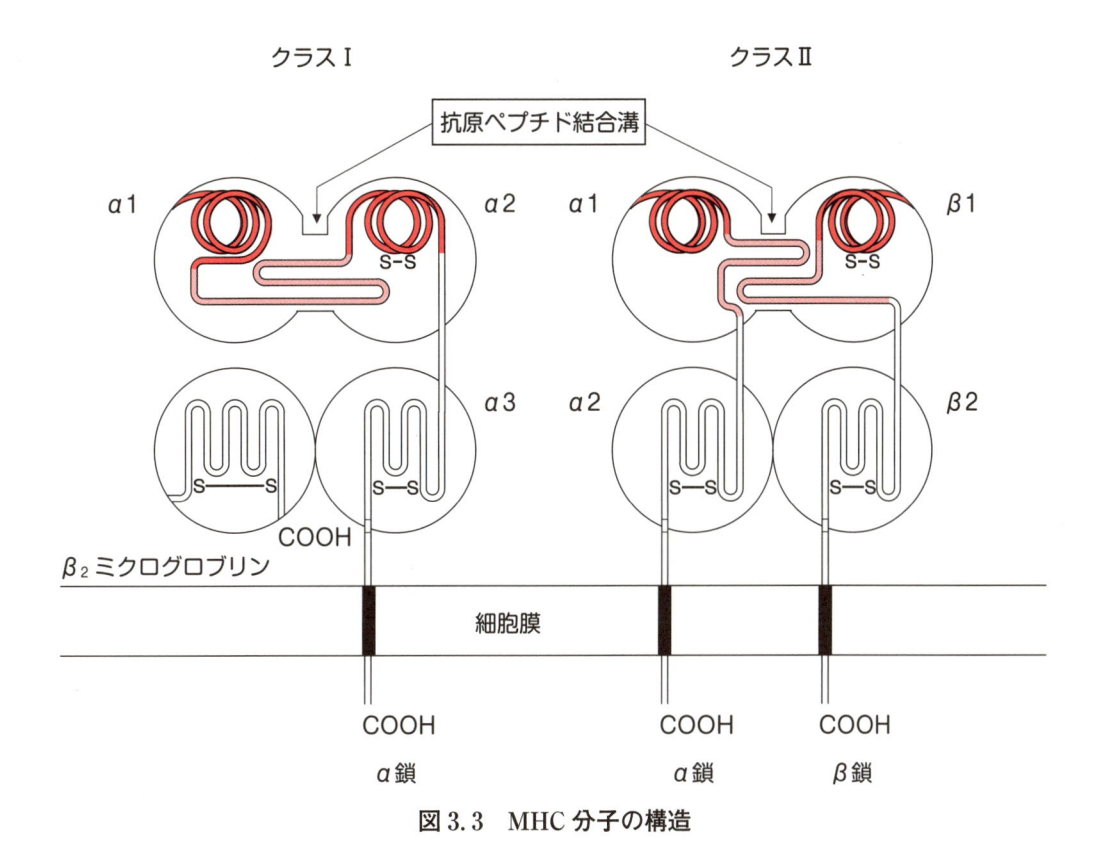

に，多型を示すアミノ酸の多くは，このくぼみを構成する先端部によく認められている．

3.1.5 MHC に結合するペプチド

　MHC 分子のくぼみにはどのようなペプチドが入り込んでいるのだろうか．実際に精製したクラス I 分子のくぼみには常にペプチドが結合していた．詳しくは後述するが，クラス I 分子はペプチドが結合することで安定した構造をとることができる．ペプチドを溶出し，分画精製した後にアミノ酸配列を決定するなどの方法で調べた結果，クラス I 分子に結合するペプチドのほとんどは，9 個のアミノ酸からなるものであった．同様にクラス II 分子に結合するペプチドを解析したところ，10～30 数個のアミノ酸からなり，その多くはアミノ酸が 15 個のものであった．MHC 抗原分子の先端にあるくぼみは溝のような形をしていて，そこにペプチドが入り込むようになっているが，クラス I 分子では溝の両端が閉じているのに対して，クラス II 分子では両端が開放されているため，クラス II に結合するペプチドの両端のアミノ酸残基は溝の両端から多少はみ出すことができる．MHC 分子を手にたとえてみると，クラス I とペプチドの結合は，手のひらの中にぴったりとボールを収めるようなものである（注：実際のペプチドは直鎖状の形であるから，図 3.4 に示すようにホットドッグのパンが MHC で，ソーセージがペプチドのようなものを想像するとよい）．この時，手でつくったくぼみには，指と指の間など凹凸が生じる．一方，

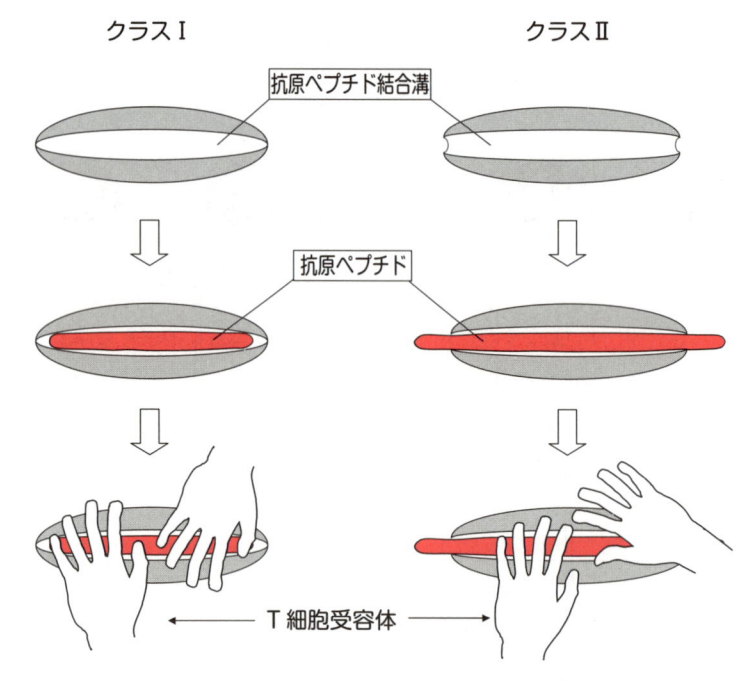

図 3.4　MHC による抗原提示のモデル
　MHC は抗原となるペプチドが結合する溝をもっているが，これはちょうどホットドッグにおけるソーセージとパンの関係とよく似ている．クラス I のパンは両端が閉じているので，長いソーセージは入らないが，クラス II では両端は切れており，長いものも挟むことができる．T 細胞受容体による抗原の認識は，抗原ペプチド（ソーセージ）のみを触るわけではなく，パン（MHC 分子）も同時につかむことになっている．

くぼみに収まるボールのほうも平らな表面よりは，手の凹凸に合う凹凸がやはり存在すると非常に収まりが良い．この場合，手のへこみにちょうど入り込むボールの出っ張った部分に相当するアミノ酸をアンカーアミノ酸と呼ぶ．実際には，クラス I 分子の溝にあるポケットにペプチドのアンカーアミノ酸の側鎖が収容され，両分子がうまく結合できる．一方，クラス II 分子の場合は，手で棒のようなものを握ったようなものである．手の両端からは棒がはみ出しているが，やはり手の凹凸と棒の凹凸は一致することで握りやすくなるため，クラス I の場合と同様にアンカーアミノ酸の存在で両分子がうまく結合できる．

　MHC 分子とペプチドを結合させる力の主なものは，ペプチドの主鎖と MHC によく保存されたアミノ酸残基との間に形成される水素結合である．したがって，この水素結合が形成されるためには，ペプチドのアンカーアミノ酸の側鎖がちょうど MHC 分子のくぼみに存在するポケットに収まって，ペプチドの主鎖が MHC と近接することが必要である．手の形が人によって様々なように，入り込むボールや棒の凹凸，すなわちペプチドのアミノ酸配列も対応する MHC 分子ごとに異なるが，MHC 分子はペプチドのアミノ酸配列を厳密に認識しているわけではなく，一種類の MHC 分子は，多数の部分的な配列を結合することができる．ヒトの場合には 12 種類までの MHC 分子が表出することになるので，かなりの種類のペプチドを細胞表面に提示することができる．

3.1.6　MHC クラス I 抗原の生合成と役割

　細胞質内で過剰に発現されたり，変性したりして不要になったタンパク質には，「廃棄物」を示すラベルが貼られる．それは，このようなタンパク質のリジン残基に結合するユビキチンというタンパク質である．ユビキチンの「廃棄物」ラベルは1枚では目立たないが，複数枚重ねて貼られると廃棄物として認識され，**プロテアソーム**と呼ばれるタンパク質分解酵素の複合体によりペプチドへと分解される．このように断片化されたものでも大量に蓄積すれば細胞に害を与えるため，ペプチドはHSP70などの分子シャペロンにより小胞体(ER)まで運ばれ，TAPというペプチドトランスポーターにより小胞体内へと導かれる．TAPはクラスI分子に結合しやすいサイズのペプチド(7〜13個のアミノ酸)を効率よく輸送する性質がある．さらに，TAPとLMP(プロテアソームの構成成分)をコードする遺伝子は，MHCクラスIと同様にIFN-γの作用により発現が増強する．これは感染などに際して産生されたIFN-γが，クラスI分子上に抗原を効率よく提示させるはたらきをもつ理由の一つである．

分子シャペロン

　分子シャペロンとは，完全に折りたたみ(フォールディング)が終了していない合成途上のタンパク質や，異常な折りたたみをしてしまったタンパク質に結合することによって，そのタンパク質が適切な構造を形成することを助けるはたらきをもつ一群のタンパク質のことをいう．細胞が熱ショックを受けた際には，変性したタンパク質が一時的に増加するが，これらを処理するために誘導されるグループには，熱ショックタンパク質 heat shock protein (HSP) という名称が与えられている．

　小胞体(粗面小胞体)は，分泌タンパク質や膜タンパク質を合成する細胞内小器官である．生合成されて小胞体の内側に出たクラスIのα鎖には，構造を安定させる分子が結合している．この分子がβ_2ミクログロブリンと置き換わり，TAPによって輸送されてくるペプチドを待ち構えている．このときには，分子先端のくぼみを大きく開いて，ペプチドが結合しやすい構造をとっている．くぼみが開いているので，実際に細胞表面で提示できるペプチドよりもやや大きいものを結合してしまうこともあるが，その場合にはペプチドの末端をトリミングするタンパク質も存在する．このようにしてクラスI分子にペプチドが結合すると，複合体は安定した状態になり，ゴルジ体へ移動したのち形質膜に表出する．このように細胞表面に発現するクラスIは，常にペプチドを結合している(図3.5)．たとえばウイルス感染細胞では，ウイルスの遺伝子が細胞に大量のウイルスタンパク質を発現させるため，クラスI分子はウイルス由来ペプチドを細胞表面に抗原として提示する．この複合体は生体にとって異物であると認識され，**細胞傷害性T細胞**によって認識，排除される．一方，ウイルス感染していない細胞では，クラスI分子は自己のタンパク質由来のペプチドを提示しているが，この場合は異物として認識されず，免疫系の攻撃を受けない．このメカニズムについては，第5章で詳しく説明する．

　このようにクラスI分子とともに提示される抗原は，細胞内で合成されるタンパク質に由来す

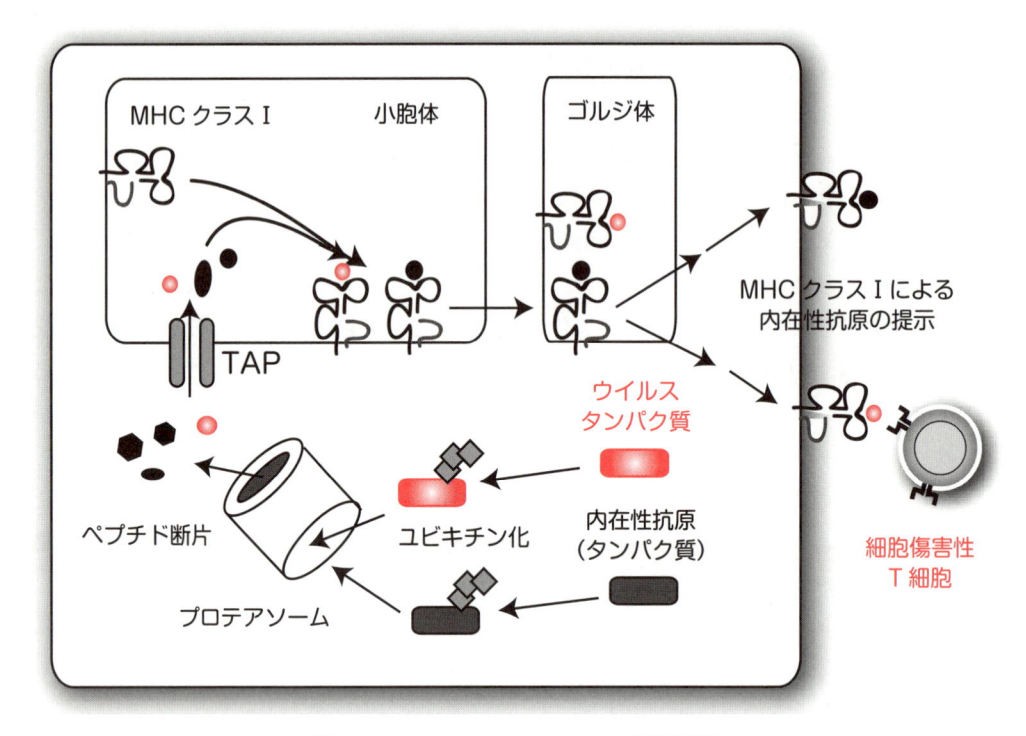

図 3.5 MHC クラス I による抗原提示
本文参照.

るため，**内在性抗原**とも呼ばれる．ただし，樹状細胞は細胞外から取り込んだペプチド，すなわち外来性の抗原をクラス I 分子とともに提示できることが明らかにされており，**クロスプレゼンテーション**と呼ばれる．これは，特に樹状細胞には感染しないウイルスに対する感染免疫や，腫瘍細胞の排除において重要な意味をもつと考えられている．

3.1.7　MHC クラス II 抗原の生合成と役割

　一方，外来性の抗原は抗原提示細胞により取り込まれ，エンドソームに封じ込まれる．マクロファージでは糖鎖など特異的な構造物や，微生物に結合した補体に対する受容体などを介して，細菌などを捕えて貪食する．樹状細胞は，貪食能はあまり高くないが，細胞外液中のペプチドなど可溶性の抗原を飲作用(ピノサイトーシス)により効率よく取り入れる．また，B 細胞は細胞表面の B 細胞受容体(免疫グロブリン分子)が抗原を捕えてこれを取り込む．抗原を取り込んだエンドソームが徐々に酸性度を増すことにより，タンパク質分解酵素が活性化されてリソソーム的な性格に富んだエンドソームとなり，抗原はペプチドまでに分解される．

　粗面小胞体で生合成されたクラス II の α 鎖と β 鎖は複合体を形成するが，さらにインバリアント鎖(Ii 鎖)と呼ばれる分子量 31,000 のタンパク質が同時に生合成され，クラス II 分子のくぼみを埋めるように結合する．このインバリアント鎖は，小胞体内腔において内在性のペプチドがクラス II 分子に結合することを防いでいる．クラス II + Ii 鎖の複合体はさらにゴルジ体を経由し

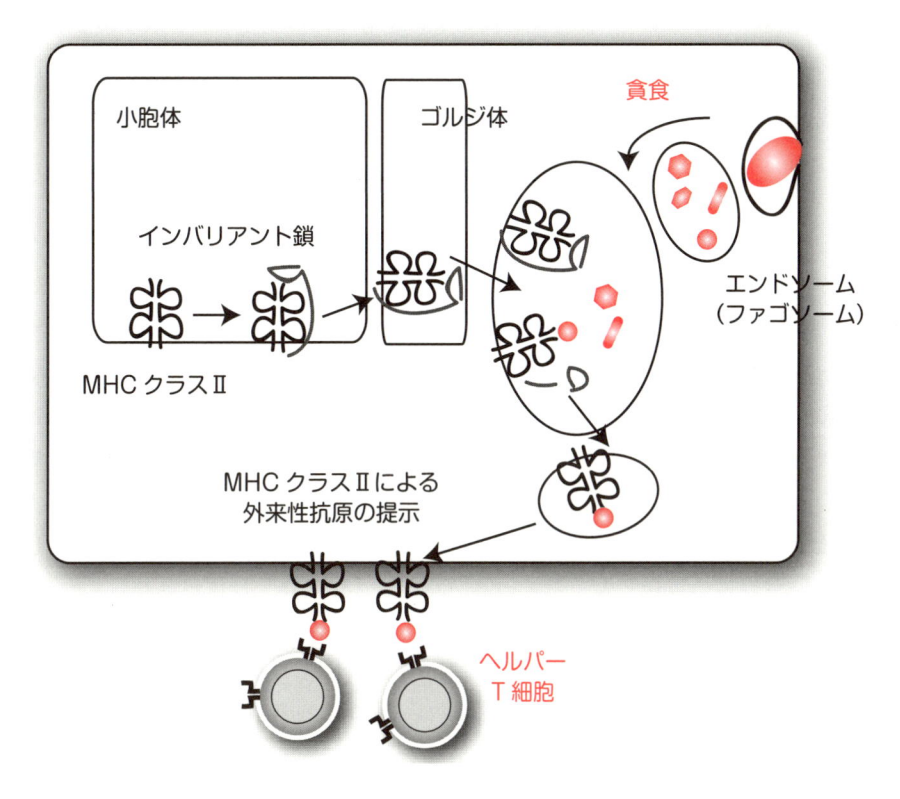

図 3.6　MHC クラス II による抗原提示
本文参照．

て，エンドソームへと運ばれる．これは Ii 鎖に含まれるエンドソーム標的シグナルによるものである．クラス II-Ii 鎖複合体を含んだエンドソームと，外来性抗原ペプチドを含んだエンドソームはさらに別の細胞内小胞へと運ばれる．ここで特別なタンパク質分解酵素によって Ii 鎖が分解され，外来性抗原ペプチドが代わりに結合することができたクラス II 分子は細胞膜へと移動し，表出することができる．ペプチドを結合できなかったクラス II 分子は分解されてしまうため，細胞膜上に発現することはない．細胞表面に発現したクラス II ＋外来性抗原ペプチドの複合体はヘルパー T 細胞に認識され，免疫応答への引き金が引かれる（図 3.6）．

3.2　T 細胞による抗原の認識・T 細胞の活性化

　3.1 節では，生体内に侵入した異物，すなわち抗原を認識し，それを細胞の表面へ提示するメカニズムについて学んだ．一般的に，MHC クラス I 抗原は内在性抗原を提示することで，細胞自身がウイルスなどに乗っ取られてしまったことをアピールし，自身ごと微生物を破壊してもらうように働きかける．一方，クラス II 抗原は外来性抗原を提示することで，体内に侵入している

微生物の物的証拠をアピールし，証拠品と同じものをもった微生物などを取り締まるべく厳戒体制を敷くように働きかける．これらのアピールを受け取る側のT細胞は，決して捜査ミスが起こらないように，厳密な機構で抗原を認識する．

3.2.1　T細胞による認識のしかた

われわれがものを認識する方法は様々である．目で見たり音を聞いたりしてものを認識する場合は，対象物が離れていても認識することができる．T細胞の場合には，抗原を認識するのは触ることによってのみ可能となる．T細胞が抗原を認識する触覚としての手となるのは，**T細胞受容体**(TCR)という分子である．TCRは抗原受容体であるから，抗原が異なれば結合するTCRも異なり，多種多様の抗原に対応するためにはそれらと同じ数のTCRが存在しなくてはならない．しかし，個々のT細胞には特定のTCRしか存在せず，このTCRが認識できるMHCと抗原ペプチドとの複合体もたった1種類しか存在しない．T細胞に特定のTCRが発現してくるしくみは，B細胞受容体の場合とよく似ている．ただし，B細胞受容体が遊離している抗原(タンパク質や糖の3次元構造)を認識できるのに対して，TCRが認識できるのは，抗原(直鎖状のペプチド)を提示している細胞のMHC分子という手から，抗原を直接手渡される場合だけである．したがってT細胞は，基本的に自分に抗原を提示している細胞に対してのみ働きかける．これは免疫系をコントロールする上で非常に合理的である．また，TCRによる抗原認識の場合，MHC分子とペプチドの両方に結合するので，正しいMHC分子から手渡される抗原しか認識しない．同じペプチドを他人の手から渡されてもそれを同じように認識することはできず，このような性質のことを**MHC拘束性**と呼ぶ(図3.7)．

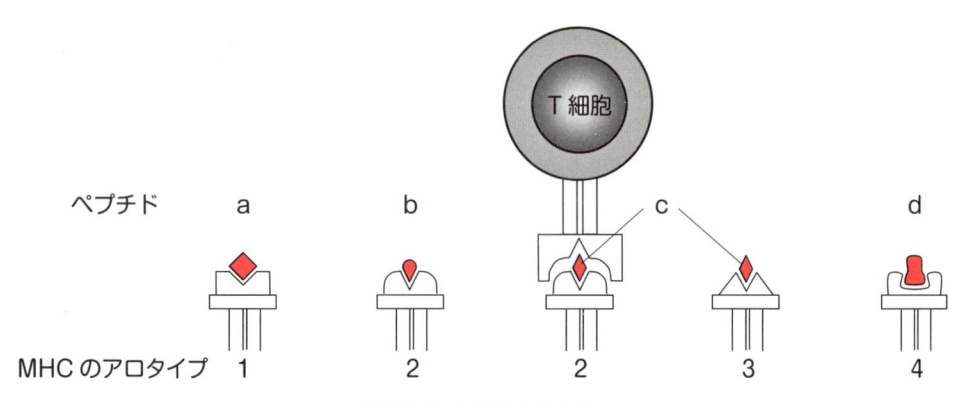

図3.7　MHC拘束性
T細胞受容体は抗原ペプチド(図ではペプチドc)を特異的に認識するだけではなく，それが提示されるMHC分子の構造(図では2番)についても認識している．そのため，異なるアロタイプのMHC(3番)によって提示された正しい抗原(ペプチドc)とは結合できない．

3.2.2 T細胞受容体とCD抗原

T細胞受容体(TCR)は，すでに述べたようにT細胞が抗原を認識するのに必要な分子である．TCRにはα鎖とβ鎖によって構成されるものと，γ鎖とδ鎖から構成されるものの2種類が存在することが知られている．血中やリンパ節などでみられるT細胞は，ほとんどがα鎖とβ鎖をもっている**αβT細胞**である．一方，γ鎖とδ鎖をもつ**γδT細胞**は皮膚や粘膜にみられ，MHC非拘束的に微生物の脂質を含んだ構成成分を認識したり，腫瘍細胞を排除したりするなどの機能をもっていると考えられている．本章では特に記載がない限り，αβT細胞について述べることにする．

T細胞受容体はMHCや抗体分子などとともに免疫グロブリンスーパーファミリーに属し，おそらく共通の祖先遺伝子から遺伝子重複によって生まれたものであると考えられている．したがって抗体分子(B細胞受容体)とは似た点も多いが，いくつかの違いも存在する(表3.2).

表3.2 T細胞受容体とB細胞受容体の共通点と相違点

T細胞受容体とB細胞受容体の共通点
・細胞膜表面に発現するタンパク質である
・1個の細胞には1種類の受容体が発現している
・コードする遺伝子は組換えによってつくられる
・抗原に出会う前に，すでに抗原認識部位ができている
・特異性の高い結合部位で抗原と「鍵と鍵穴」の関係により結合する
・抗原との結合は非共有結合である
・結合の成立により細胞内にシグナルが伝達される

T細胞受容体とB細胞受容体の相違点	T細胞受容体	B細胞受容体
・遺伝子の組換え	T細胞においてのみ起こる	B細胞においてのみ起こる
・体細胞突然変異	なし	あり
・構成分子	α鎖とβ鎖，またはγ鎖とδ鎖	2本の重鎖(M, G, D, AとE)と2本の軽鎖(κとλ)
・認識分子	MHC分子に結合した短いペプチド断片	タンパク質および炭水化物の3次元的形状
・血液中への分泌	なし	あり

T細胞受容体とB細胞受容体はいずれも抗原受容体と呼ばれ，共通した性質をもっている(上カラム)．一方で，T細胞とB細胞の機能の相違から，両者には異なる点もある(下カラム)．

T細胞とB細胞の抗原認識における重要な違いは，B細胞受容体が直接抗原を手にとって触り，異物かそうでないかを判断できるのに対し，T細胞受容体は抗原を提示している隣の細胞に手を伸ばして，握手をすることで相手の手を確認しながら，互いの手の間で異物の断片としてのペプチドを調べている点である．特異的な抗原をもった手は，1個のT細胞と出会うごとに，お

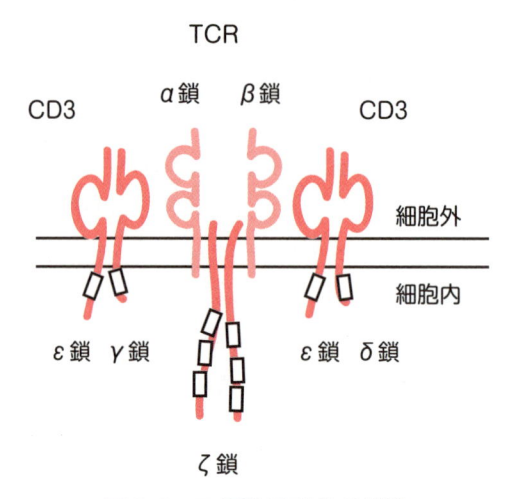

図 3.8　T 細胞受容体の構造
抗原と結合する α 鎖, β 鎖の細胞質内の領域はきわめて短く, 抗原と結合したことを細胞質内に伝達する役割は, αβ 鎖と相互作用をする CD3 という分子によって行われる. 四角いボックスは免疫受容体チロシン活性化モチーフ immunoreceptor tyrosine-based activation motif (ITAM)と呼ばれる領域で, 活性化したチロシンリン酸化酵素によりリン酸化される残基が集中している.

そらく相手の数百本以上の手と瞬時に次々と握手をされることにより, わずかな異物の証拠も逃さないようになっている.

　T 細胞受容体は抗体分子と同様に, T 細胞が分化する途中で α (γ) 鎖は V, J 遺伝子領域から, β (δ) 鎖は V, D, J 遺伝子領域から再構成され, 多様性を獲得する(第 4 章参照). また, その結果, 免疫担当細胞がもつことができる多様性の範囲をレパートリーという. 図 3.8 に示すように, T 細胞受容体も細胞膜を貫通する部位をもつ分子であるが, 細胞質に入り込んでいる領域は非常に短く, 認識した情報を細胞内に伝達するには不十分である. つまり, いくら手が異物に触っていても, そのことを脳に伝える神経がなくては何も感知できないのと同じことである. そこで, 通常, T 細胞受容体は CD3 という分子と細胞膜貫通部で非共有結合的に複合体を形成しており, CD3 の細胞内ドメインがシグナル伝達を担っている.

　CD3 は γ, δ, ε, ζ のポリペプチド鎖からなる複合体で, すべての T 細胞に共通しており, 抗原特異的ではない. ここで CD とは, cluster of differentiation (分化抗原群)の頭文字で, 白血球分化に関わる抗原分子の国際分類名である. 白血球を主とする免疫細胞では, 形態的な特徴に基づき詳細に分類をすることが困難であったために, 細胞表面の分子(表面抗原あるいは表面マーカーと呼ぶ)を認識するモノクローナル抗体(第 7 章参照)を利用して, 細胞の細かな違いを識別してきた. そこで, このような識別に用いられた表面抗原を CD 抗原と呼ぶが, これらの中には細胞の機能や分化に関わる分子が含まれており, 細胞そのものの分類にも用いられる(例: CD4 陽性 T 細胞など). 特に T 細胞と B 細胞は CD 抗原などによって, 由来や機能からサブセットという亜集団にまで細分することが可能となった. 例えば, 前述の CD3 は成熟したすべての T 細胞がもっており, T 細胞を見分けるためのよいマーカーとなっている. 1982 年以来 2006

表 3.3　代表的な CD 抗原

CD 番号	発現細胞	機　能
CD1a〜d	樹状細胞	脂質抗原の提示
CD3	T 細胞	T 細胞受容体のシグナル伝達
CD4	T 細胞（ヘルパー T 細胞） 単球，マクロファージ	MHC クラス II 拘束の抗原提示に対する共受容体
CD8	T 細胞（キラー T 細胞）	MHC クラス I 拘束の抗原提示に対する共受容体
CD14	単球，マクロファージ 顆粒球	リポ多糖（LPS）受容体
CD25	活性化 T 細胞 制御性 T 細胞	IL-2 受容体のサブユニット
CD28	T 細胞	共刺激（B7 分子）受容体
CD34	造血幹細胞	細胞接着
CD44	白血球	ヒアルロン酸受容体，細胞接着，マトリックスへの接着
CD45	血球系細胞	チロシン脱リン酸化酵素
CD80	樹状細胞，活性化 B 細胞 活性化マクロファージ	抗原提示の際の共刺激（B7-1）
CD86	B 細胞，単球，樹状細胞	抗原提示の際の共刺激（B7-2）
CD95	様々な細胞種で発現	FAS 抗原（アポトーシスに関与）

　特定のグループの白血球を認識するモノクローナル抗体の開発と，それらが認識する膜分子の同定を通じて，白血球の種類を区別するために有用な膜タンパク質の存在が明らかにされてきた．ここでは，しばしば白血球の分類に用いられる代表的な CD 分子を取り上げている．

年までに，実に 350 種類もの CD 抗原が決定されているが，あくまでも決定された順番に番号が割り振られるため，CD 番号そのものに特別な意味はない．

3.2.3　補助分子としての CD4 と CD8

　本節ではすでに，血流中やリンパ節などに存在するほとんどの T 細胞が $\alpha\beta$T 細胞であることを述べた．$\alpha\beta$T 細胞をその機能に基づいて分類すると，大きなグループとして細胞傷害性 T 細胞とヘルパー T 細胞があげられる．細胞傷害性 T 細胞はキラー T 細胞とも呼ばれ，主にウイルス感染細胞を見つけて破壊する役割をもつ．ウイルスが感染してしまった細胞はそのままではウイルス産生工場となってしまうため，その前になるべく早く工場そのものを破壊する必要があるからである．一方，ヘルパー T 細胞は B リンパ球に抗体をつくらせたり，マクロファージの殺菌能力を高めたり，あるいは細胞傷害性 T 細胞を活性化するなど，異物排除の実働部隊を動か

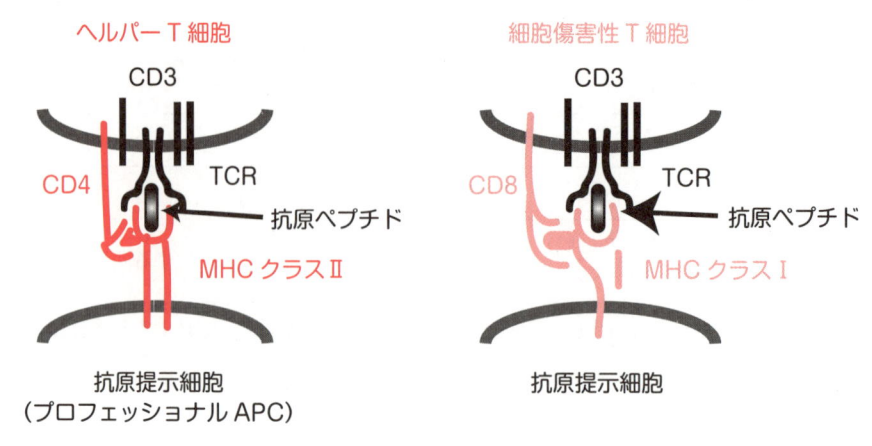

図 3.9 CD4 陽性および CD8 陽性 T 細胞による抗原の認識
本文参照.

す司令官のような役割を担っている.

　細胞傷害性 T 細胞とヘルパー T 細胞は，外観上はどこかに違いがあるのだろうか？　一般に細胞傷害性 T 細胞は CD8 という分子を，またヘルパー T 細胞は CD4 という分子を細胞表面に発現している．実は T 細胞受容体は，MHC と抗原ペプチド複合体を認識する特異性は高いが，結合自体はさほど強くない．そこで，T 細胞表面に発現する CD4 や CD8 が，T 細胞受容体と MHC 分子との結合を強める補助分子の役割を果たす．つまり T 細胞は，片手で MHC 分子と握手をして相手の提示している抗原を確かめながら，もう 1 本の手で相手の腕をつかんでしっかりと離さないようにしている．CD8 という手はクラス I 分子の腕しかつかめないし，CD4 という手はクラス II 分子の腕しかつかめない（図 3.9）．CD4 や CD8 などの補助のおかげで，T 細胞受容体はようやく MHC 分子と抗原の複合体を認識したというシグナルを細胞内に伝えることが可能となるが，実はこのシグナルだけではまだ T 細胞は動こうとはしない．実際に T 細胞が免疫応答という仕事を開始するためにはまた別のシグナルが必要であり，相手を異物として認識してからその排除行動に至るまでには二重，三重に安全装置を解除する必要があるのである．

3.2.4　T 細胞の仲間たちとその役割

　細胞傷害性 T 細胞とヘルパー T 細胞は代表的な T 細胞であるが，これら以外にも T 細胞の仲間がいくつか存在し，自然免疫的な性格をもつものもある．このように，T 細胞は自然免疫から獲得免疫までを幅広くカバーし，生体内での免疫反応を様々な段階で調節している．

（1）　細胞傷害性 T 細胞

　ウイルスは細菌や寄生虫などと異なり，細胞外で増殖することはできないが，ひとたび細胞に感染するとウイルスそのものは姿を隠し，すぐさま（あるいは長い潜伏期間を経て）細胞を自らのコピーをつくらせる工場へと変えてしまう．したがって，ウイルス感染を察知する手段としては，

感染時のウイルス特異的成分(二本鎖 RNA など)に対する自然免疫を活用するか，あるいは感染後に工場でつくられた製品の中に紛れ込んでいるウイルスの部品サンプル，すなわち MHC クラス I 分子により提示されたウイルス特異的ペプチドを見つけ出さなければいけない．細胞傷害性 T 細胞はウイルス産生工場ごとウイルスを破壊するという目的をもった特殊な T 細胞であり，標的細胞表面の MHC クラス I –ペプチド複合体を認識すると，次のような方法で細胞を破壊する(図 3.10)．

1) 細胞傷害性 T 細胞(CTL)は パーフォリン という補体成分に似た分子を放出する．パーフォリンはカルシウムイオン依存的に標的細胞の膜に結合したのちに重合して穴を開ける．これだけでも標的細胞にとっては大きなダメージとなるが，細胞傷害性 T 細胞は，この穴からさらに様々な傷害分子を相手の中に侵入させる．代表的なものは グランザイム B と呼ばれるタンパク質分解酵素で，カスパーゼを活性化することにより標的細胞にアポトーシスを誘導する．パーフォリンは細胞傷害性 T 細胞だけでなく，NK 細胞やγδT 細胞なども産生することができる．

2) 細胞傷害性 T 細胞は TNF ファミリーと呼ばれる因子を発現する．TNF ファミリーは細胞外に放出される分子のみならず，膜結合型の分子のままでも存在する．その代表的なものは Fas リガンド(FasL) であり，これが標的細胞上の Fas (CD95) に結合すると細胞にアポトーシスを誘導する．Fas リガンドは受容体を発現していれば正常細胞にもアポトーシスを誘導してしまう．肝炎ウイルスの感染により肝細胞が破壊されて肝炎を発症するのはこのためである．このように，細胞傷害性 T 細胞による細胞殺傷能力は高いので，その活性化は抗原を認識しただけでは簡単には起こらないという安全装置がかけられている．この安全装置解除のメカニズムについても後で詳しく述べる．細胞傷害性 T 細胞はまた，IFN-γ や TNF といったサイトカインの分泌も行う．サイトカインの詳細は 3.3 節で述べるが，これらの作用によりウイルス複製の阻害，MHC クラ

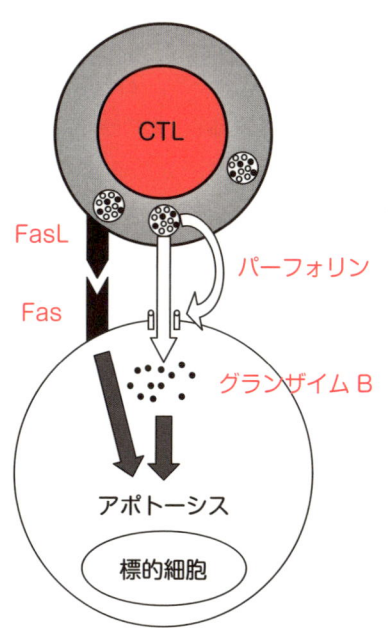

図 3.10　細胞傷害性 T 細胞による標的細胞への攻撃
本文参照．

スⅠ分子発現の促進，マクロファージの活性化など，殺傷作用以外にも様々な感染防御作用を行っている．

ウイルスの宿主となり得る細胞は様々であるが，クラスⅠ抗原はすべての有核細胞がもっているので，基本的にはどのようなウイルス感染細胞に対しても，細胞傷害性T細胞は有効であると考えてよい．しかしウイルスによっては，感染細胞のクラスⅠ分子の発現を抑制することで，感染の証拠を外に表出させないようなしくみをもったものがある．その場合は，NK細胞が，クラスⅠ抗原の発現低下を認識して細胞の排除にはたらくことがある．また，細胞傷害性T細胞は主にウイルス感染防御において重要であるが，ある種の細胞内寄生細菌や腫瘍細胞，移植組織とも反応し，これらの排除にも関係している．ただし，細胞内寄生細菌に感染した細胞を細胞傷害性T細胞が破壊してしまうと，生きた細菌を放出することになるという逆効果を生む危険性がある．

（2） ヘルパーT細胞

ヘルパーT細胞はその名のとおり，「手助け」をする細胞である．どのような細胞の手助けをするのかといえば，主にB細胞とマクロファージである．また一部の細胞傷害性T細胞は，活性化にヘルパーT細胞の手助けを必要とする．ヘルパーT細胞はCD4陽性T細胞であるため，直接ヘルパーT細胞の手助けを必要とする細胞はMHCクラスⅡ抗原を発現していることになる．CD4陽性T細胞はサイトカイン産生のパターンから，さらに二つのサブセットに分類される．すなわち，IFN-γやIL-2などを産生して細胞性免疫を担うTh1細胞と，IL-4，IL-5などを産生して体液性免疫を誘導するTh2細胞である．Th1細胞とTh2細胞は互いにその機能を調節しあっており，Th1細胞が優位になるとTh2細胞の増殖を阻害し，逆にTh2細胞が優位になるとTh1細胞への分化は抑制される．Th1細胞はマクロファージを活性化して，細胞内寄生性の病原体（結核菌，らい菌，リステリア菌，リーシュマニアなど）に対する殺傷能を高め，さらに，細胞傷害性T細胞の増殖を促すことができる．一方，Th2細胞はリンパ組織で抗原刺激を受けているB細胞に働きかけ，抗体産生細胞（形質細胞）まで分化，増殖させる．Th1細胞とTh2細胞への分化の方向付けの要因は，自然免疫で産生されるサイトカインや，抗原提示細胞からのTCR刺激パターンとサイトカインの種類などが関係するといわれている．Th1細胞とTh2細胞は形態的な差はなく，従来は産生するサイトカイン産生のパターンでのみ分類されていたが，近年はケモカインという細胞の移動に関与する分子の受容体の発現の違いから分類することが可能となっている．

（3） NKT細胞

その名のとおり，NK細胞とT細胞の中間の性質をもつ細胞である．末梢やリンパ節などには少ないが，肝臓や骨髄にはかなり多く存在し，胸腺でも胸腺外でも分化するといわれている．海綿由来のαガラクトシルセラミドというスフィンゴ糖脂質で強く活性化され，Th1サイトカインといわれるIFN-γと，Th2サイトカインといわれるIL-4という，相反する作用をもつサイトカインを産生する．インバリアントNKT細胞（iNKT細胞）と呼ばれる一群は，他のT細胞と異なりVα24-Jα18という固定した組換えによって生じるT細胞受容体を発現しており，CD1d分

子に結合した糖脂質により活性化する．NKT 細胞は，NK 細胞と同様の受容体を有しており，IFN-γ を介して NK 細胞などを活性化するだけでなく，自身でも自己 MHC 分子の発現が低下した細胞（がん細胞など）を標的としてパーフォリン/グランザイムや Fas リガンドにより傷害することができる．また自己抗原反応性 T 細胞の活性を抑制したり，IL-4 を介して感染初期の Th2 細胞誘導に関与したりするなど，自然免疫と獲得免疫の橋渡しとして重要な役割を担う細胞である．

（4） 制御性 T 細胞

CD4 陽性 T 細胞のなかで，CD25 を発現する一部の集団は，感染によって誘導された過剰な免疫応答による炎症反応を抑えたり，自己反応性 T 細胞の活性化を抑制したりする．この**制御性 T 細胞**の存在は，免疫寛容と呼ばれる生体に無害な，あるいは有用な異物を排除しない免疫機構の成立にとって重要であり，第 5 章でさらに詳しく述べる．

（5） γδT 細胞

γδT 細胞には，αβT 細胞同様に T 細胞受容体に多様性をもち，通常のリンパ組織に存在するものと，多様性の低い T 細胞受容体をもち，皮膚や腸管などの上皮間に多く存在するものがある．機能に関してはわかっていない部分が多いが，上皮間に存在するものは結核菌由来の非ペプチド抗原などを MHC の拘束なしに認識することが知られているため，おそらく自然免疫に近いはたらきをすると考えられる．

3.2.5　T 細胞への抗原提示と活性化

（1） 抗原提示細胞と T 細胞の相互作用

すでに述べたように，T 細胞が抗原として認識するのは大抵の場合，MHC 分子に結合したペプチド断片だけである．そして，自分がもっている T 細胞受容体のプロファイルとぴったり合致する MHC-ペプチド複合体と出会った T 細胞は，抗原提示細胞との接着面に互いの情報を受け渡す場を形成する．これを，神経系のシナプスにちなんで，**免疫シナプス**と呼ぶ．この免疫シナプスの辺縁部では，T 細胞受容体ばかりでなく，様々な細胞表面分子（共刺激受容体）を介して情報伝達が行われ，ようやく免疫応答の安全装置が解除されることになる．この結果，抗原提示細胞と T 細胞の間にはまず，MHC-ペプチド複合体と T 細胞受容体-CD3 複合体の結合を，CD4 もしくは CD8 が補うことによる第一のシグナル伝達が起こる（シグナル 1）．このシグナル 1 だけでは T 細胞は活性化せず，逆にその抗原に関して不応答状態になる．**アナジー**とは特定の抗原に対し，これを認識する免疫細胞が不応答状態になることである（第 5 章参照）．T 細胞と抗原提示細胞の間には，さらに抗原非特異的な分子同士の結合により，第二のシグナル伝達（シグナル 2）が起こる．このシグナル 2 のことを共刺激と呼ぶが，共刺激のみでもやはり T 細胞の応答は起こらない．共刺激に関与する分子（共刺激分子と共刺激受容体）は，リンパ球の種類，活性化状態，抗原提示細胞の種類などにより発現が異なるため，共刺激を受けたリンパ球の応答のしか

たも様々であり，多くの場合にはリンパ球は活性化へ向かうが，逆に免疫応答が抑制されることもある．また，共刺激を含めたシグナル伝達は常に抗原提示細胞からT細胞へ一方向に伝えられるわけではなく，その逆の経路もある．抗原提示細胞とT細胞は常に互いの情報を双方向にやりとりしながら，免疫反応を進めていくのである．

具体的に考えてみよう．はじめて抗原を認識する前のT細胞は，まだ免疫応答を引き起こす機能に安全装置がかけられている状態である．このような細胞を**ナイーブT細胞**という．血流を循環してきたCD4陽性もしくはCD8陽性のナイーブT細胞はリンパ節内に移入し，抗原提示細胞と接触を繰り返しながら，不審者の情報を，MHC分子を介して得ようとする．ナイーブT細胞は常に抗原提示細胞と接触していないと生存することができないことから，リンパ節内では常に抗原提示細胞のMHC分子と接触を繰り返している．MHCクラスIIを介した抗原提示の場合，抗原提示細胞はB細胞，マクロファージ，樹状細胞などであるが，生体がはじめて異物にさらされた一次応答のときには，特異性が合致しているB細胞はまだ少ないため（B細胞受容体が偶然に抗原を認識する確率はかなり低いことから），抗原提示におけるウェイトは**樹状細胞**が高い．一方，二次応答のときには，**B細胞**が主に抗原提示を行う．末梢で異物を取り込んだ樹状細胞はリンパ節にやって来るが，ここでたまたま樹状細胞が提示した抗原を特異的に認識するナイーブT細胞と出会うと，MHC-ペプチド複合体とT細胞受容体を介したシグナル1，および共刺激分子-共刺激受容体を介したシグナル2の共同作用により，細胞内の様々なシグナル伝達経路が活性化して，ナイーブT細胞の活性化を誘導する遺伝子が発現する．この場合，代表的な共刺激分子は抗原提示細胞上の**B7**と呼ばれるもので，共刺激受容体はT細胞上の**CD28**という分子である．CD28はほとんどのT細胞に恒常的に発現しているため，シグナル2が伝わる決め手はB7が握っている．樹状細胞やマクロファージは末梢組織ではこのB7の発現がほとんどないため，T細胞を活性化することはできない．しかし，マクロファージが病原体特有の構成成分とともに異物を貪食したり，樹状細胞のToll様受容体が刺激されたりすると，抗原提示細胞表面上にB7が強く発現されるようになる．このように，リンパ節までやってきた抗原提示細胞にB7が強く発現しているときには，効率よくナイーブT細胞を活性化できる（図3.11）．

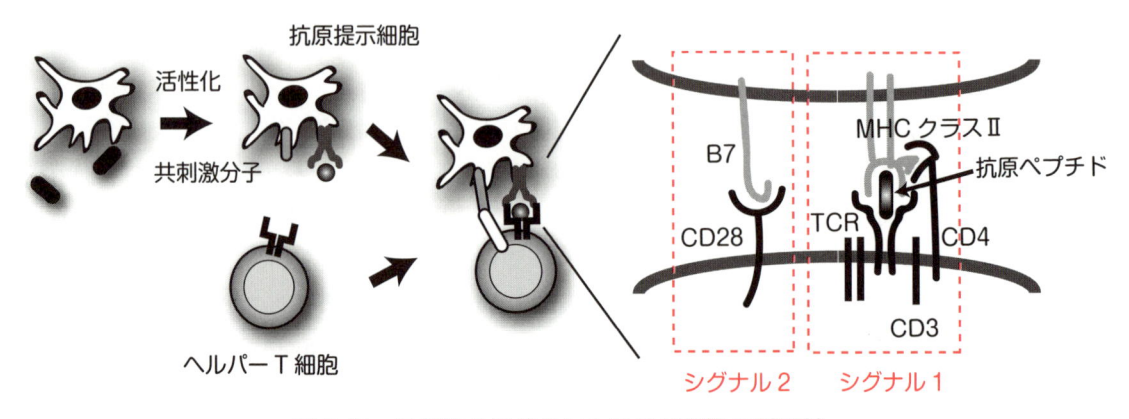

図3.11 T細胞の活性化における共刺激の重要性
抗原提示によりT細胞が活性化される過程には，いくつかの安全装置があり，特異的な抗原が存在しているからといって簡単にT細胞が活性化されるわけではない．共刺激はその一つであり，T細胞の活性化には，抗原提示細胞が活性化し，B7に代表される膜タンパク質を発現している必要がある．

細胞傷害性T細胞の場合，ナイーブT細胞の活性化にはより多くの共刺激分子を必要とする．細胞傷害性T細胞は非常に強い殺傷能力をもつため，より強い安全装置が必要であるのは合目的性がある．樹状細胞は比較的ウイルスに感染しやすい細胞といわれているが，これは受容体を介した通常の感染に加えて，食作用や飲作用による感染が起こりやすいためである．ウイルスが感染した樹状細胞には，クラスⅠ分子による抗原提示に加えて，共刺激分子であるB7が大量に発現し，ナイーブCD8陽性T細胞を活性化できるようになる．しかし，樹状細胞に感染しないウイルスなどの場合はどうだろうか．ウイルス由来タンパクなどを外来性抗原として取り込んだ樹状細胞は，通常の抗原提示経路に従ってクラスⅡ分子上に提示するのに加えて，**クロスプレゼンテーション**によりクラスⅠ分子上にも提示を行う．この場合，発現しているB7分子は低いレベルであるので，ナイーブCD8陽性T細胞を活性化するには不十分である．しかし，同じ樹状細胞のクラスⅡ-ペプチド複合体を認識したヘルパーT細胞が活性化するには十分な量であり，このときヘルパーT細胞から樹状細胞にシグナルが送られ，B7分子などの発現が増大する．その結果，活性化した樹状細胞はナイーブCD8陽性T細胞を活性化することができるようになる．このように，ある種の細胞傷害性T細胞はヘルパーT細胞の助けがあってはじめて活性化される．

（2） T細胞の活性化

T細胞が活性化するというのはどういうことだろうか．情報提供者（抗原提示細胞）から不審者の情報を受け取った捜査員（T細胞）は，まず捜査に関わる人員を確保しなくてはならない．最も簡単に自分と同じ捜査能力をもった人員を増やす方法は，自分自身が増殖してコピーをたくさんつくることである．したがって，抗原提示細胞からシグナル1とシグナル2の両方を正しく受け取ったT細胞は活性化し，細胞分裂を始める．T細胞受容体の下流では様々なタンパク質が相互作用をして，最終的には多数の遺伝子の発現誘導が起こる．この過程を**シグナル伝達**という．活性化したT細胞は，その結果，**IL-2**を産生するようになる．ナイーブT細胞で発現しているIL-2受容体はIL-2に対する親和性が低く，通常は相当高濃度のIL-2が存在しない限りは応答できない．ところが，T細胞が活性化すると，IL-2受容体のサブユニットの転写も促進されるようになり，高親和性の受容体が発現するようになる．その結果，IL-2のシグナルを受け取ることができるようになったT細胞は活発に分裂をはじめる．このような作用機序を**オートクライン**という．増殖をはじめたT細胞は，さらに様々な刺激を受けながら，エフェクター細胞へと分化していくのである．

免疫抑制剤として知られているシクロスポリンとタクロリムスは，カルシニューリンと呼ばれるカルモデュリン依存性タンパク質脱リン酸化酵素のはたらきを阻害することで，転写因子NF-ATの核内移行を抑え，結果としてIL-2遺伝子の発現を抑制することが知られている．免疫抑制剤の多くは，細胞増殖を阻害する薬剤である．このことは，活性化したT細胞が増殖をする最初のステップが免疫応答にとっていかに重要であるかを示している．

シグナル伝達

生体内において細胞は常に外部の状況の変化を捉え，それに対して適切な応答をすることを繰り返している．細胞は情報を収集するための手段を多数もっているが，受容体と呼ばれるタンパ

ク質は，そこに結合できる物質(リガンドという)の濃度に応じて細胞内に変化をもたらす一種のセンサーとして捉えることができる．センサーが感知した情報を処理し，適切な対応をするための細胞内のシステムのことをシグナル伝達機構という．一連の処理を川の流れにたとえて，受容体に近いほうを上流という呼び方をする．

シグナル伝達に関わる因子には次のようなタンパク質がある．

① 酵素：リン酸化酵素は，タンパク質や脂質にリン酸基を共有結合させ，その性質を変化させる．脱リン酸化酵素は，逆にリン酸基を解離させることにより，その性質の変化をもとに戻す．リン酸化酵素は，自身が別のリン酸化酵素によりリン酸化されることにより活性化するものが多く，一種の伝言ゲームのようなシステムが採用されている．酵素1分子は複数の基質を変換できるので，一般にこうしたシステムでは下流のシグナルは増幅される．多段階の増幅システムを採用することにより，複数のポイントでそのシグナルの強さを調節，あるいは阻害することもできる．また，リン脂質を加水分解する酵素や，ATPをcAMPに変換する酵素は，細胞質内を拡散する低分子メディエーター(セカンドメッセンジャーという)の産生に関わる．

② アダプター分子：シグナル伝達は活性化した受容体を起点として始まるため，最初はその周辺に酵素が集合しなければいけない．シグナル分子を集合する場所を決めるタンパク質のことをアダプター分子といい，これもリン酸化されることによってその作用が調節される．

③ Gタンパク質：一般にGTPが結合しているフォームが活性化型で，自身のもつ加水分解酵素活性によってGDPが結合するフォームに変換されると不活性型となる．このGTP加水分解活性は比較的低く，複数の因子で制御されることから，Gタンパク質はシグナル伝達においてタイマー付きのスイッチとしてはたらく．例えば，7回膜貫通型であるケモカイン受容体には三量体型のGタンパク質が結合しており，ケモカインが受容体に結合するとGDPが脱離し，GTPが結合する．GTP型のGタンパク質はさらに下流の酵素を活性化する．

④ 転写因子：直接DNAに結合して，遺伝子の転写量を制御するタンパク質のことを転写因子という．一連のシグナル伝達の終点は転写因子であり，転写因子がリン酸化，あるいは脱リン酸化されることにより，その転写因子が支配する多数の遺伝子の発現のON/OFFが調節される．

（3） 例外的なT細胞の抗原認識

これまで，自己のMHC分子上に抗原を提示する細胞とT細胞との間で，いかに厳密な相互認識とそれに続く活性化応答が起こるかを説明してきた．しかし，現実にはこの機構からはずれてT細胞の活性化を行う抗原認識の例外的な経路が存在する．

1) アロ(allo)反応性：アロとは同種異系のことであり，生物学的に同じ種でも，異なるMHCのハプロタイプをもつ関係である．かなり以前から，2人の個体からのリンパ球を混合培養すると数％〜十数％のTリンパ球が，他人のリンパ球に反応して増殖することが知られていた(リンパ球混合培養反応)．これらのリンパ球は，他人のMHC分子を異物として認識している．おそらく，外来抗原を特異的に認識するT細胞受容体が，他のMHC分子に結合した何らかのペプチド(外来性とは限らない)と交差反応を示すためと考えられる．アロ反応性は臓器移植にとっ

て最も厄介な問題である．

2）スーパー抗原：ある種のウイルス産物や細菌の毒素（特にブドウ球菌の腸管毒素など）は，MHCクラスⅡ分子とT細胞受容体β鎖の両方に結合し，T細胞を活性化する．この結合は，抗原ペプチドの結合部位とは異なるため，抗原特異性とは関係がない．それぞれのスーパー抗原は1～数種のVβ鎖に結合できるので，一つのスーパー抗原がT細胞をポリクローナルに活性化することになる．スーパー抗原は主に反応するヘルパーT細胞に大量のサイトカイン産生を誘導するが，特にTNFの過剰な産生による傷害が問題となる．

（4）情報の伝達手段

これまでは主に，ある分子（リガンド）とその受容体を介した，細胞同士の直接的な接触による情報の受け渡しについて述べてきた．このような方法は，確実に特定の細胞を標的として，しかも双方向の情報伝達を可能にする．しかし，一度に多くの相手に情報を伝えたり，命令を与えたりしようとすると，直接的な伝達でははなはだ効率が悪い．そこで，これまでに何度か登場してきたサイトカインやケモカインという分泌性のタンパク質分子を用いた伝達方法が有効になる．免疫系の細胞はほとんどが他者からの命令によってはたらくが，サイトカインやケモカインはビラを使った命令と捉えることができる．こうした分泌タンパク質を利用した伝達手段の性質は，（1）近くにいる細胞ほど効率よく命令を受け取ることができるが，血流を介して遠方まで情報が届く場合もある．（2）対応する受容体を発現している細胞にのみ作用する．たとえるなら，英語が読めない人に英文で命令書を与えても伝わらないようなものである．（3）命令によって細胞がどう動くかは相手の状態による．例えば，「北へ行け」という命令を受け取った人は北へ向かうが，「北へ行け」と「東へ行け」という命令を同時に受け取れば北東へ向かうであろう．また，すでに南へ向かっている人に「北へ行け」という命令を与えると，戸惑ってその場に留まってしまうこともある．このように相乗的にも，抑制的にもはたらくことができる．（4）命令を書くインクは消えやすいものも消えにくいものもある．すなわち，分泌タンパク質の安定性に差があるため，情報の有効な期間が異なる．また，すぐに回収されてしまうために，ほんの局地的にしか命令が伝わらない場合もある．このとき，回収を行うのは分泌型の受容体である．

このように，サイトカインやケモカインそのものは抗原に対して非特異的であるが，その組合せによって起こる免疫反応は，それぞれの異物の排除に最もふさわしいものとなるようにコントロールされている．次節ではサイトカインとケモカインの種類とはたらきについて，さらに詳しく説明する．

3.3 サイトカインによる免疫応答の制御

ヒトなどの多細胞生物では，個体を構成する個々の細胞の機能は，同じ個体を構成する他の細胞から情報（シグナル）を受け取ることで発揮される．細胞が用いているシグナル分子の一つ，サイトカイン cytokine は，細胞に（cyto-）に作動する因子（-kin）で，「細胞から分泌され細胞の挙

動に影響を与えるタンパク質」と定義される．免疫系は，メディエーターを介した情報交換が特に発達した生体システムで，様々なサイトカインが複雑なネットワークを形成しながら機能している．

以前は単球 monocyte が産生するメディエーターをモノカイン，リンパ球 leukocyte が産生するメディエーターをリンホカインと区別したが，これらの多くの因子が複数種の細胞から産生されることが明らかにされ，現在ではまとめてサイトカインと総称される．

免疫系のサイトカインの中で，インターロイキン interleukin（IL）として現在 33 番まで番号が付されている因子は，元来，白血球 leukocyte の間 inter で作動する因子（-kin）として名づけられたものである．その後，必ずしも白血球と白血球間だけではたらく因子でないことが判明したものも多いが，そのまま統一名が使用されている．一方，IL として統一されない名前を用いているサイトカインも多数活躍する．インターフェロン interferon（IFN）は，ウイルス感染を干渉 interfere することから名づけられ，IFN-α，β，γの3タイプがよく知られている．IFN-α，-β（Ⅰ型 IFN）は文字通りウイルス感染防御に重要な役割を果たすが，IFN-γ（Ⅱ型 IFN）は抗ウイルス作用が弱く，むしろ免疫反応のエフェクター因子としてはたらく．また，白血球の遊走 chemotaxis に関わるサイトカインはケモカインと総称される．このように，免疫系ではたらくサイトカインはきわめて多様性に富む．

3.3.1 サイトカインは細胞の伝達物質

（1）サイトカインとは

サイトカインの作用は通常微小環境に限られ，近傍の細胞に（傍分泌 paracrine），または産生細胞自身に（自己分泌 autocrine）作用する．サイトカインの作用を受ける細胞の表面には特異的な受容体が発現しており，サイトカインは対応する受容体をもつ細胞に到達すると，その受容体に高い親和性を示して結合する．サイトカインが結合すると受容体は活性化され，受容体近傍の酵素などが次々と活性化し，一部は最終的に核内の転写因子の活性に影響を与えて，複数の遺伝子の転写を制御する．こうした応答のことを細胞内シグナル伝達と呼び，細胞が刺激に応答して反応するために必須のメカニズムといえる．

サイトカインに共通にみられる性質をまとめると以下のようになる．
① 分子量 1～5 万と比較的低分子のタンパク質で糖鎖をもつことが多い
② きわめて微量（pg～ng/mL）で作用する
③ 合成・分泌は一過性で持続的に産生されることは少ない
④ 作用は微小環境に限られることが多い
⑤ 標的細胞の形質膜上の受容体に結合して作用を発現する
⑥ 1 種類のサイトカインが複数の機能をもつことが多い（これを「機能の多様性」という）
⑦ 複数の異なるサイトカインが同じはたらきをもつことがある（これを「機能の重複性」という）

刺激を受けた細胞がサイトカインを産生すると，このサイトカインが他のサイトカインの産生

を誘導したり，他のサイトカインの受容体の発現を誘導したりする．このようにサイトカインの作用は，増強されながら拡大する．逆に拮抗する場合もあるが，サイトカインを介したこうしたシステムのことを「サイトカインネットワーク」という．この機構により，免疫応答を適切な規模で拡大，あるいは収束させることが可能となる．「機能の多様性」，「機能の重複性」，「サイトカインネットワーク」がサイトカイン機能の三大特徴である．

（2） サイトカイン受容体

サイトカイン受容体は細胞膜を貫通するタンパク質で，細胞外領域にサイトカイン結合部位がある．細胞内領域にはタンパク質リン酸化酵素（キナーゼ）活性をもつ場合ともたない場合がある．前者は通常1回膜貫通型で，その特異性の違いにより，すなわち，チロシン残基をリン酸化する活性をもつか（チロシンキナーゼ），セリン残基あるいはトレオニン残基をリン酸化する活性をもつか（セリン/トレオニンキナーゼ）の2種類に分類される．一方，キナーゼ活性をもたない受容体には1回膜貫通型と7回膜貫通型があり，1回膜貫通型受容体は，さらにその細胞外領域の構造類似性をもとにⅠ型からⅣ型に分類される（図3.12）．このようにサイトカイン受容体にはさまざまなタイプのものがあるが，免疫系ではたらくサイトカイン受容体の大半はⅠ型〜Ⅳ型に，ケモカイン受容体は7回膜貫通型に，それぞれ属している．

Ⅰ型受容体の特徴は，細胞外ドメインに，一定間隔に並んだ四つのシステイン残基と，膜の近

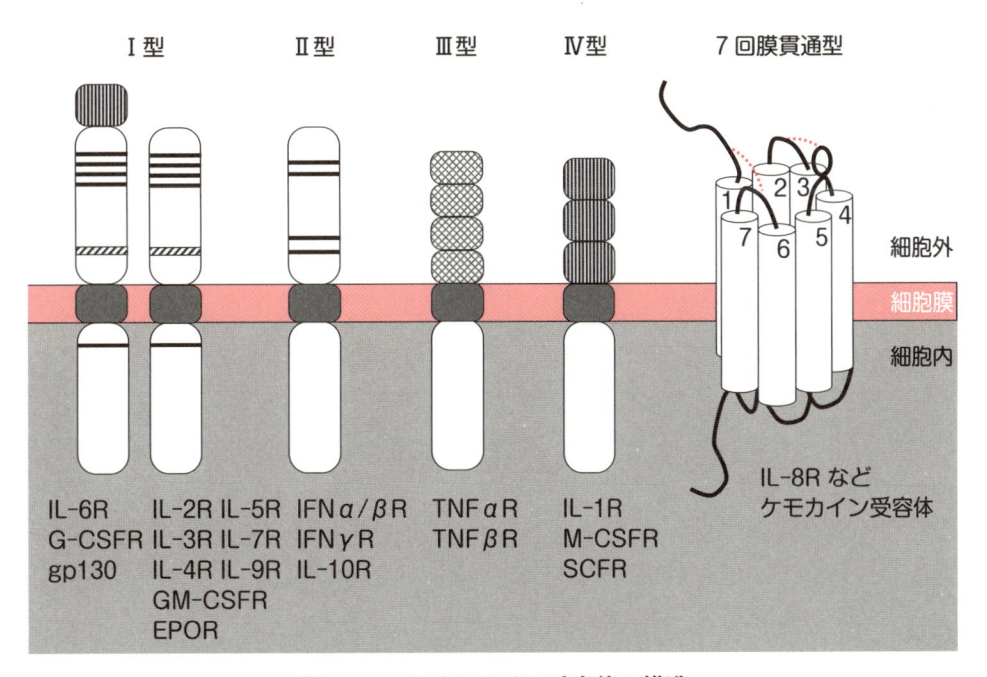

図3.12 サイトカイン受容体の構造

サイトカイン受容体はその構造から分類すると図の五つのグループに分けることができる．詳細については本文を参照．

R：受容体，▯：Ig様ドメイン，▱：WSXWS（トリプトファン/セリン）モチーフドメイン，―：保存されたシステイン残基，■：膜貫通ドメイン，▨：システインに富んだドメイン

傍に WSXWS（トリプトファン-セリン-X-トリプトファン-セリン）モチーフをもつことであり，N 末端側にイムノグロブリン(Ig)様ドメインをもつものともたないものがある．I 型には IL-2, IL-3, IL-4, IL-5, IL-6, IL-7, IL-9, IL-11, IL-12, IL-13, IL-15, 顆粒球コロニー刺激因子 granulocyte colony-stimulating factor (G-CSF)，顆粒球マクロファージコロニー刺激因子 granulocyte macrophage colony-stimulating factor (GM-CSF)，エリスロポエチン erythropoietin (EPO)といった，血球系細胞の分化と増殖に関与するサイトカインの受容体の多くが含まれる．

II 受容体型は，I 型と同様システイン残基を含むよく保存された構造をもつが，WSXWS モチーフはない．II 型に属するのは，IFN 受容体や IL-10 受容体であり，インターフェロン受容体ファミリーと呼ばれる．III 型受容体はシステイン残基に富んだ繰り返し構造をもつ．腫瘍壊死因子 tumor necrosis factor (TNF)受容体などがこのタイプに属し，TNF 受容体ファミリーと呼ばれる．IV 型は特徴的なイムノグロブリン様構造を 3 個もち，イムノグロブリンスーパーファミリーに属する．IL-1 受容体などがこのタイプに含まれる．

1 回膜貫通型サイトカイン受容体は，ヘテロ複合体(複数の異なるポリペプチドから構成される)あるいはホモ二量体(同一のポリペプチド二つで構成される)として構成され，サイトカインと結合する α 鎖，そのシグナルを細胞内に伝える β 鎖および γ 鎖からなるサブユニット構造をとる．シグナル伝達サブユニットは，多くの場合種々のサイトカイン受容体で共有される．例えば，

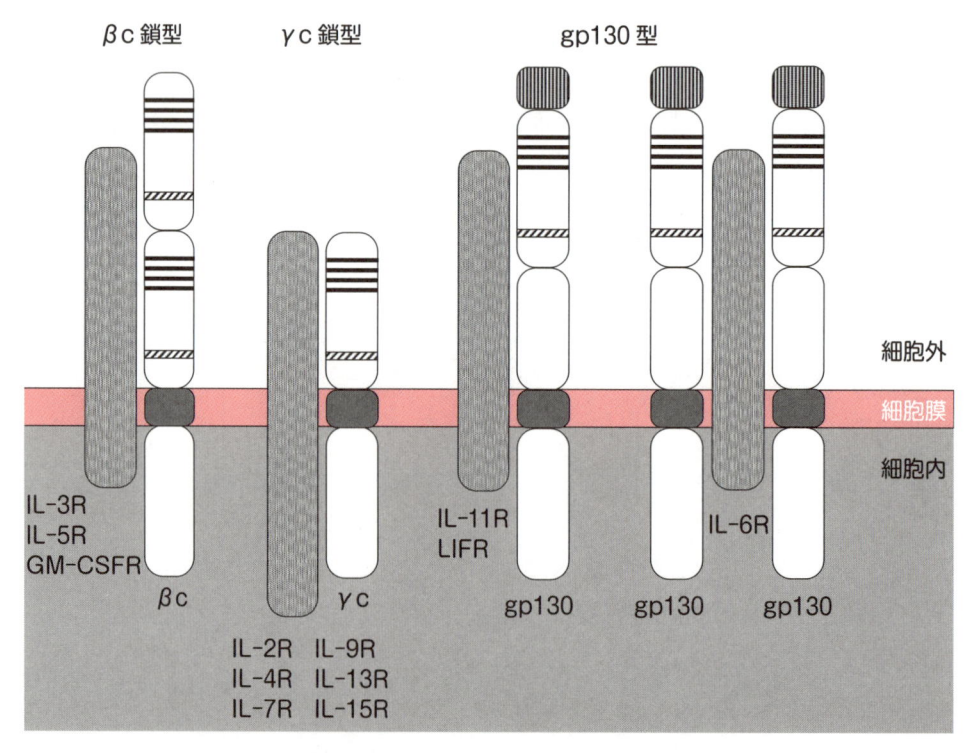

図 3.13　共通サブユニットをもつサイトカイン受容体
サイトカインの作用には冗長性(重複)がみられるが，その理由の一つが受容体サブユニットの共有である．共有するサブユニットにより，三つのグループがある．
R：受容体，■：Ig 様ドメイン，▬：WSXWS(トリプトファン/セリン)モチーフドメイン，—：保存されたシステイン残基，■：膜貫通ドメイン

IL-3受容体，IL-5受容体，GM-CSF受容体はサブユニットとして**共通β鎖** common β chain（βc）を利用し，IL-2，IL-4，IL-7，IL-9，IL-15などの受容体はサブユニットとして**共通γ鎖** common γ chain（γc）を利用している．またgp130（分子量130-kDaの糖タンパク質glycoproteinという略称）はIL-6，IL-11，白血病阻害因子leukemia inhibitory factor（LIF）などで共用される（図3.13）．サイトカインの作用は受容体のシグナル伝達サブユニットのはたらきを介して起こるが，共通したシグナル伝達サブユニットをもつサイトカイン受容体では，互いによく似たシグナルが細胞に伝えられることになる．これがサイトカインにおいて「機能の重複性」が生じる理由の一つである．

（3）サイトカイン受容体からのシグナル伝達

リガンドが結合したサイトカイン受容体では，細胞内でキナーゼが活性化され，活性化されたキナーゼはさらに別のキナーゼを活性化し，またそれが次のキナーゼやそのほかの分子を活性化するというように，滝（カスケードcascade）のようにリン酸化反応が繰り返されシグナルが増幅されていく．このリン酸化カスケードは，脱リン酸化酵素により抑制的に制御されたり，別の系のカスケードと相互作用したりしながら，最終的には種々の遺伝子の転写調節を行う．キナーゼ活性をもつサイトカイン受容体では，リガンドが結合するとまず自身のキナーゼが活性化される．しかし，免疫反応の制御に関わるサイトカイン受容体の多くは細胞内領域に酵素活性をもたず，代りに細胞質内に存在するチロシンキナーゼ分子が恒常的に受容体細胞内ドメインに結合し，サ

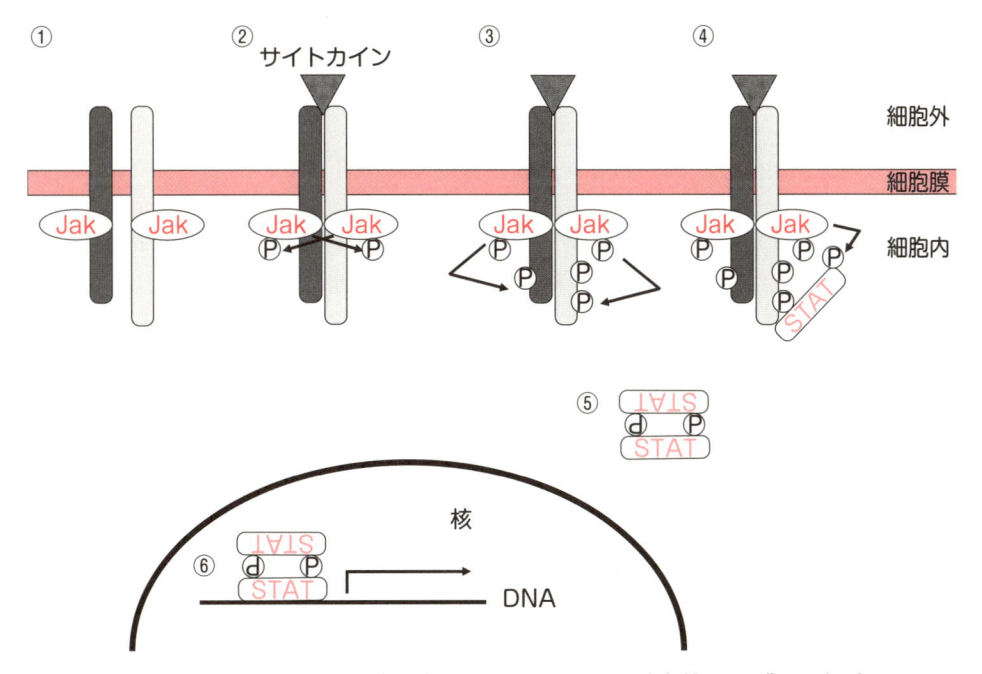

図3.14 Jak/STAT経路を介したサイトカイン受容体のシグナル伝達
サイトカイン受容体に特徴的なシグナル伝達機構として，Jak/STAT経路をあげることができる．Jakは受容体に会合するリン酸化酵素であるが，サイトカインの結合に伴い活性化し，最終的にSTATをリン酸化する．STATは転写因子であり，様々な遺伝子の発現がサイトカインによって制御される．

イトカイン受容体の細胞内シグナル伝達を助けている．I型，II型サイトカイン受容体すべての下流で機能しているチロシンキナーゼ分子は Jak（Janus kinase）型チロシンキナーゼで，Jak1, Jak2, Jak3, Tyk2 の4種類が知られている．これらの Jak キナーゼの主たる基質分子は STAT（signal transducer and activator of transcription）と総称される転写因子ファミリーである．Jak/STAT シグナリングは，免疫系において最も中心的な役割を果たしているサイトカインシグナルの担い手といえる．

Jak/STAT シグナリング経路活性化機構の模式図を図3.14に示す．サイトカイン受容体はヘテロ複合体あるいはホモ二量体である（3.3.1（2）参照）が，Jak は個々のサブユニットの細胞内ドメインに非共有結合で会合している（①）．サイトカインが受容体の細胞外ドメインに結合すると受容体は複合体を形成し，Jak 同士が接近して互いに活性化し合う．すなわち，互いに相手のキナーゼドメイン中のチロシン残基をリン酸化する（②）．次いで，リン酸化されて構造変化を起こした Jak は，受容体細胞内ドメインのチロシン残基をリン酸化する（③）．すると，細胞内に存在する STAT がリン酸化されたチロシン残基に結合するようになり，Jak キナーゼはさらにこの STAT 分子をリン酸化する（④）．リン酸化された STAT は二量体を形成し（⑤），速やかに核内に移行して転写因子として遺伝子発現を誘導する（⑥）．

3.3.2　サイトカインの種類と機能

免疫反応に関わるサイトカインは，血球系細胞の発生・分化から，免疫応答，免疫細胞の消滅に至るまで，あらゆる過程に重要な役割を果たす．サイトカインの分類は，構造により，産生する細胞種により，あるいは受容体の構造により行われるが，ここでは，機能に基づいて分類することとする．

（1）　ヘルパーT応答：体液性免疫と細胞性免疫

獲得免疫には抗原を認識したリンパ球クローンの拡大が必要である．はじめて抗原で刺激されたヘルパーT細胞は IL-2 を産生し，自身の IL-2 受容体に作用して自己刺激し，特異的T細胞の数をふやす．ヘルパーT細胞の主たる機能はサイトカインを産生することである．ヘルパーT細胞は，産生するサイトカインの種類により Th1 と Th2 という2種類に分類されるが，Th1 細胞と Th2 細胞という，それぞれ異なるパターンのサイトカインを産生するエフェクター細胞に分化する過程を推し進めるのも，またサイトカインである（図3.15）．

Th1細胞へと分化するのは，抗原刺激を受けたヘルパーT細胞が IL-12 に曝された場合である．IL-12 は主に微生物感染を受け，抗原提示した樹状細胞から産生される．IL-12 は NK 細胞にも作用して IFN-γ 産生を刺激し，IFN-γ と IL-12 は協力して Th1 細胞への分化を促す．一方，Th2 細胞への分化は IL-4 により亢進される．IL-4 は主に Th2 細胞で産生され，autocrine 的に機能するが，Th2 細胞へ分化する前の活性化ヘルパーT細胞が IL-4 を少量分泌しており，Th2 分化を促進すると考えられている．また最近では，IL-4 を産生する自然免疫系の細胞として NKT 細胞が注目されている．いずれにせよ，病原体に対する免疫応答が IL-12 産生を伴うものでなければ，ヘルパーT細胞は Th2 細胞へ分化することになる．

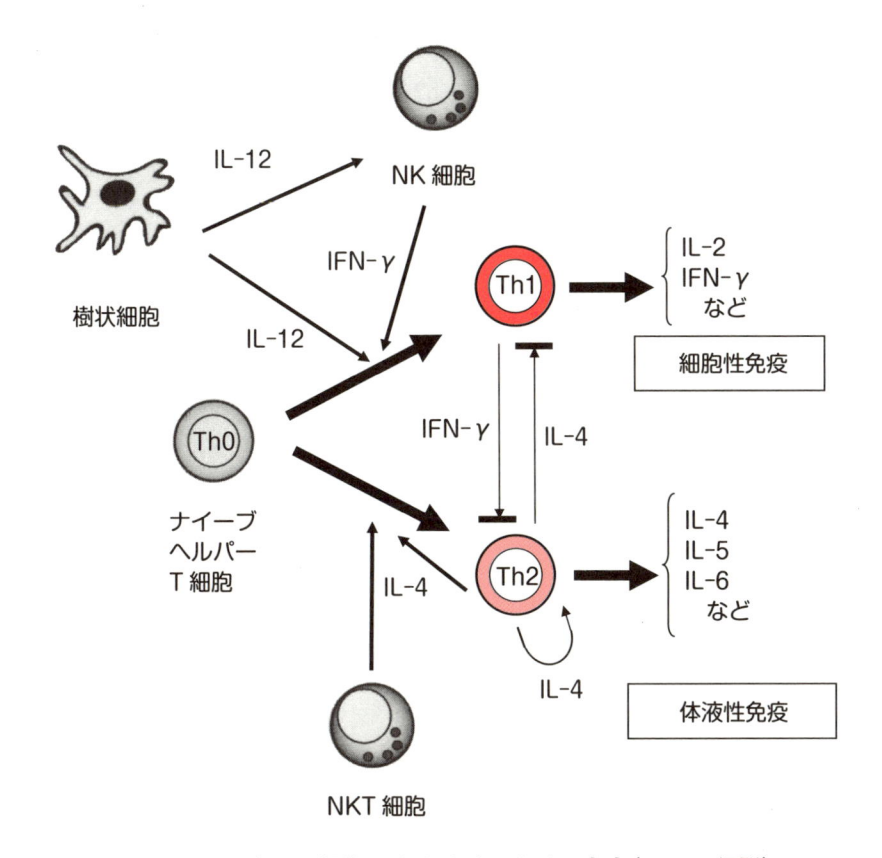

図 3.15 ヘルパー T 細胞によるサイトカイン産生（Th1/2 仮説）
抗原刺激を受けたヘルパー T 細胞は増殖した後，分化するが，その産生するサイトカインのパターンに基づいてしばしば二つに分類される．両者は異なるパターンのサイトカイン産生を行うのみならず，互いに他を抑制する関係にあることが知られている．様々な免疫疾患を理解する上で有用な仮説であったが，近年の研究成果からさらに複雑なシステムが明らかにされつつある．

Th1 細胞は主に IFN-γ と IL-2 を分泌して細胞性免疫を助け，Th2 細胞は主に IL-4，IL-5，IL-6 を産生して B 細胞からの抗体産生を促進する（体液性免疫）．Th1 細胞，Th2 細胞から分泌されるサイトカインは，互いの細胞に抑制的にはたらく．すなわち，Th1 細胞から分泌される IFN-γ は Th2 細胞への分化を抑制し，Th2 細胞から分泌される IL-4 は Th1 細胞への分化を抑制する．

（2） ヘルパー T 細胞により産生されるサイトカイン

Th1 細胞から分泌されるサイトカインは細胞性免疫を推し進める．細胞性免疫では，細胞傷害性 T 細胞による細胞傷害とマクロファージによる貪食が主要な応答であるが，Th1 細胞から分泌される IL-2，IFN-γ，IL-15，IL-18，TNF-β などのサイトカインの作用は，マクロファージの活性化，細胞傷害性 T 細胞の活性化，NK 細胞の活性化であり，これにより，微生物の貪食，殺菌が促進され，さらにウイルス感染細胞，細胞内に細菌が寄生した細胞，がん細胞が排除される．

Th2 細胞から分泌されるサイトカインは体液性免疫を推し進める．抗原刺激を受けた B 細胞

ではIL-4受容体の発現が上昇し，Th2細胞が産生するIL-4により増殖が促進される．活性化B細胞のクローンは，このように局所におけるTh2細胞によるIL-4の大量放出により拡大される．

表3.4 獲得免疫に関与する主なサイトカイン

サイトカイン名	分子量	受容体	産生細胞	作用
IL-2	15,000	α鎖 β鎖 γ鎖（γc）	活性化T細胞	T細胞の増殖促進 B細胞の増殖 NK細胞の増殖・活性化
IL-4	18,000	α鎖 γ鎖（γc）	Th2細胞 マスト細胞	Th2細胞への分化・増殖促進 B細胞活性化・増殖促進 IgE産生誘導 マクロファージのIFN-γによる活性化の抑制
IL-5	20,000	α鎖 β鎖（βc）	活性化T細胞 （Th2）	好酸球の増殖，分化 B細胞増殖 IgA産生誘導
IL-6	26,000	α鎖 gp130	マクロファージ 内皮細胞 T細胞	肝臓における急性期タンパク質産生誘導 B細胞増殖・分化促進 形質細胞増殖
IL-10	18,000	α鎖 β鎖	マクロファージ 制御性T細胞	マクロファージのIL-1・IL-12産生抑制 Th1細胞のIFN-γ産生抑制
IL-12	35,000 + 40,000	β1鎖 β2鎖	マクロファージ 樹状細胞	NK細胞活性化 IFN-γ産生誘導 Th1細胞への分化誘導
IL-13	17,000	IL-13Rα IL-4Rα	活性化T細胞 （Th2） マスト細胞	IgE産生誘導 NK細胞によるIL-2依存性IFN-γ産生促進 マクロファージによる炎症性サイトカイン産生抑制
IL-15	13,000	α鎖 β鎖（IL-2Rβ） γ鎖（γc）	マクロファージ	NK細胞・T細胞の増殖促進
IL-18	17,000	IL-1Rrp (related protein)	マクロファージ	NK細胞・T細胞のIFN-γ・IL-13産生誘導 T細胞・好塩基球のIL-4産生誘導
IFN-γ	50,000	CD119	T細胞 （Th1，CD8$^+$T） NK細胞	マクロファージ活性化 内皮細胞活性化 Th1細胞誘導・活性化 NK細胞活性化 MHCクラスI・II発現増強
TGF-β	14,000	I型R II型R III型R	T細胞 マクロファージ 軟骨細胞	T細胞の増殖抑制 マクロファージの抑制 IgA産生誘導
TNF-β （リンホトキシン）	24,000	TNFR I TNFR II	活性化T細胞 NK細胞	好中球活性化 内皮細胞活性化 アポトーシス誘導

増殖したB細胞クローンは，次いで成熟して抗体分泌性の形質細胞に分化するが，この段階に関与するサイトカインは，やはりTh2細胞が産生するIL-5とIL-6である．獲得免疫に関与するサイトカインを表3.4にまとめるが，サイトカインの多彩な作用，多様な産生細胞種をすべて網羅することは困難であるため，代表的なもののみ記載した．

（3）炎症性サイトカイン

免疫応答初期にはマクロファージや樹状細胞の活性化に伴い，種々のメディエーターが放出され，これが循環血中の白血球（好中球など）が感染局所へ移動することを助ける．この炎症と呼ばれる一連の過程ではたらくサイトカインは，炎症性サイトカインと呼ばれる（表3.5）．

TNF-αやIL-1は，主に微生物に出会って刺激を受けたマクロファージで産生される．TNF-αやIL-1の作用は，血管内皮細胞にはたらき細胞接着因子の発現を誘導し，表面に発現させることであり，白血球はこの細胞接着因子に付着することで血管の外に漏出することができる．TNF-αは血管内皮細胞やマクロファージに作用して，ケモカインの産生を促して白血球遊走を助ける．また，マクロファージや好中球の活性化，IL-1，IL-6，プロスタグランジン（PG）E_2などの炎症メディエーターの産生など，多面的に炎症反応に関わることが知られている．

このようにTNF-αやIL-1は，強力に炎症反応を誘導し感染防御にはたらくが，重症の感染症では大量に産生されたTNF-αやIL-1が，① 視床下部発熱中枢に内因性発熱物質として作用し，発熱を引き起こす，② 肝臓に作用し，C反応性タンパク質（CRP）などの急性期タンパク質を産生させる，など全身性の作用を起こす．

I型IFNのIFN-αは主に貪食細胞，IFN-βは線維芽細胞などがウイルス感染に応答することにより産生され，① ウイルス複製の抑制，② 細胞増殖の抑制，③ NK細胞の活性化，などにはたらく．IFN-γ（II型IFN）は，ウイルス感染などで活性化されたNK細胞などから分泌され，

表3.5 炎症に関与する主なサイトカイン

サイトカイン名	分子量	受容体	産生細胞	作用
TNF-α	17,000	TNFR I TNFR II	マクロファージ	内皮細胞活性化 NK細胞活性化 肝臓における急性期タンパク質産生誘導 発熱 腫瘍細胞などのアポトーシス誘導 筋肉・脂肪の異化促進
IL-1	17,000	IL-1R	マクロファージ 内皮細胞	内皮細胞活性化 T細胞活性化 マクロファージ活性化 肝臓における急性期タンパク質産生誘導 発熱
IFN-α IFN-β	18,000 18,000	CD118	マクロファージ 線維芽細胞など	抗ウイルス作用 MHCクラスI発現増強 NK細胞活性化

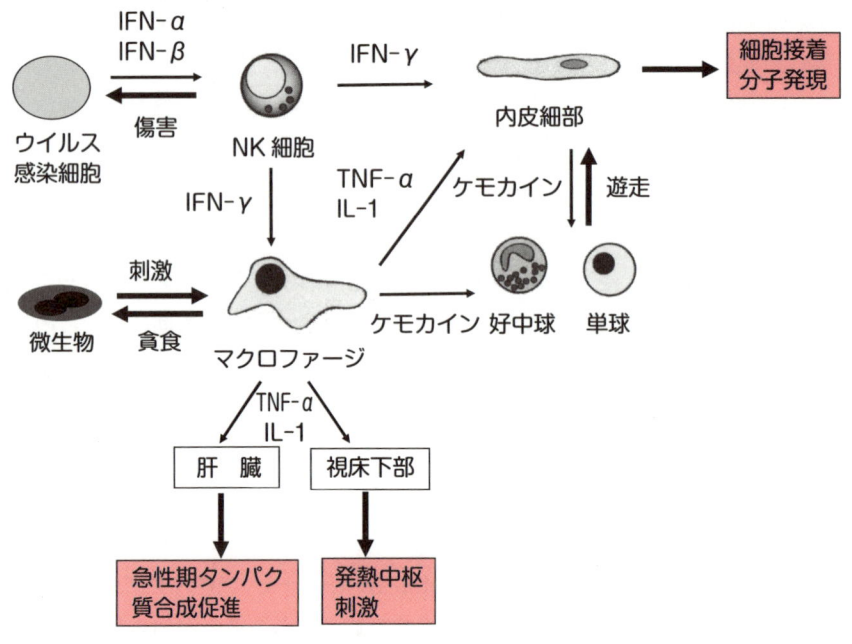

図 3.16 炎症反応におけるサイトカインの作用
獲得免疫が成立するまでの自然免疫においても，サイトカインのはたらきは重要である．また，マクロファージや NK 細胞の産生するサイトカインは，獲得免疫系に対してもこれを調節する作用をもっている．

マクロファージを活性化するほか，血管内皮細胞を活性化し，TNF-αの血管内皮細胞への作用を増強する（図 3.16）．

（4） ケモカイン

ケモカインは他のサイトカインとは異なる構造，すなわち位置が保存された四つのシステイン残基（1 文字表記は C）をもつことが特徴で，最初の二つのシステイン残基の間に一つの他のアミノ酸残基が入るものを CXC ケモカイン，最初の二つのシステイン残基が隣り合わせのものを CC ケモカインと呼ぶ．その他，少数派としてシステイン残基が一つの C ケモカイン，最初の二つのシステイン残基の間に三つの他のアミノ酸が入る CX3C ケモカインもあり，合わせて四つのサブファミリーに分類される．系統だった命名法では，サブファミリー名の後に L (ligand) を，末尾に番号をつける．

ケモカインの第一の作用は，感染局所に生体防御に関与する細胞を集めることである．ケモカインはマクロファージ，血管内皮細胞，線維芽細胞などによりつくられるが，これらの細胞におけるケモカインの産生は，微生物や炎症性サイトカインによって誘導される．ケモカインは内皮細胞上のプロテオグリカンに結合した形で循環白血球に提示され，接着分子を介して内皮細胞に付着している白血球を刺激する．CXC ケモカインは主に好中球に対して走化性を示し，代表的なものとして IL-8 (CXCL8) がある．CC ケモカインは主に単球/マクロファージに対して走化性を示し，MCP (monocyte chemotactic protein)-1 (CCL2)，MIP (macrophage inflammatory pro-

表3.6 主なケモカイン

	統一名	通称名	産生細胞	受容体	受容体発現細胞
CXCファミリー	CXCL1	GROα (growth related oncogene)	単球	CXCR2, CXCR1	好中球, 赤血球
	CXCL8	IL-8	単球, マクロファージ 線維芽細胞, 内皮細胞 マスト細胞, 表皮細胞	CXCR1, CXCR2	好中球
	CXCL10	IP-10 (γIFN-inducible protein)	単球, 線維芽細胞, 内皮細胞	CXCR3	Th1細胞
	CXCL12	SDF-1α/β (stromal cell-derived factor)	骨髄間質細胞	CXCR4	ナイーブT細胞 プレB細胞 線維芽細胞 内皮細胞, 樹状細胞 Th1細胞, B細胞
CCファミリー	CCL2	MCP-1	単球, 内皮細胞, 線維芽細胞	CCR1, CCR2	単球, Th2細胞 好塩基球
	CCL3	MIP-1α	マクロファージ, 単球 T細胞, B細胞, 好中球 マスト細胞	CCR1, CCR5	単球, 未熟樹状細胞 Th1細胞
	CCL4	MIP-1β	単球, T細胞, B細胞, 好中球	CCR1, CCR5	単球, Th1細胞
	CCL5	RANTES	T細胞, 単球, マクロファージ 線維芽細胞, 内皮細胞 血小板, 好酸球 気道上皮細胞	CCR1, CCR3, CCR5	単球 活性化T細胞 好酸球
	CCL11	エオタキシン	気道上皮細胞, 内皮細胞 線維芽細胞	CCR3	好酸球, 好塩基球 Th2細胞

tein)-1α/β(CCL-3/4), RANTES (regulated upon activation, normal T expressed and secreted, CCL5), エオタキシン(CCL11)などが代表的なものである(表3.6).

ケモカイン受容体は，他のサイトカイン受容体と異なり，7回膜貫通型のGタンパク質共役型受容体である(3.3.1(2)参照). したがってケモカインのシグナルは，Gタンパク質の活性化によって伝達される．CCケモカイン受容体(CCR), CXCケモカイン受容体(CXCR)は18種以上同定されているが，受容体の種類はケモカインの種類より少なく，複数のケモカインの受容体としてはたらくものも多い．

ケモカインの中には恒常的にリンパ組織で産生され，リンパ球のホーミングやその局在に重要なはたらきをするものもある．これがケモカインの第二の作用である．例えば，循環リンパ球が高内皮性小静脈(HEV)を通り抜けてリンパ組織に入ることができるのは，HEVがCCL21などのケモカインを分泌し，ナイーブT細胞やB細胞がその受容体CCR7などを発現しているからである．また，ケモカインの第三の作用として，いろいろな器官の発生に関与していることが明らかにされつつある．

(5) **血球系細胞の増殖・分化を制御するサイトカイン**

骨髄は血球系細胞の生産工場で，造血幹細胞が血球系細胞(赤血球, 白血球, 血小板)を常につ

表3.7 血球系細胞の増殖・分化を制御する主なサイトカイン

サイトカイン名	分子量	受容体	産生細胞・組織	作用
LIF	45,000〜67,000	α鎖；LIFR gp130	活性化T細胞 マクロファージ	造血前駆細胞の増殖促進 内皮細胞増殖抑制 肝臓における急性期タンパク質産生誘導 巨核球の増殖
SCF	24,000	c-kit	骨髄間質細胞	造血幹細胞の増殖
IL-3	25,000	α鎖 β鎖(βc)	活性化T細胞	造血幹細胞の増殖と各種白血球への分化促進（IL-6との相乗作用による）
IL-7	25,000	α鎖 γ鎖(γc)	線維芽細胞 骨髄間質細胞	B細胞前駆細胞の増殖促進 T細胞前駆細胞の増殖促進
IL-11	23,000	α鎖 gp130	骨髄間質細胞	造血幹細胞の増殖・分化 IL-3依存性巨核球コロニー形成促進
GM-CSF	22,000	α鎖 β鎖(βc)	骨髄間質細胞 活性化T細胞 線維芽細胞 マクロファージ	骨髄単球系の増殖促進と各種白血球への分化促進 顆粒球/マクロファージ前駆細胞の分化促進 単核食細胞の活性化
M-CSF	40,000	CD115	マクロファージ 内皮細胞 線維芽細胞	単球/マクロファージの増殖・分化促進
G-CSF	19,000	CD114	内皮細胞 マクロファージ 骨髄間質細胞	顆粒球の増殖・分化
EPO	35,000	EPOR	腎臓	赤血球系前駆細胞の増殖・分化促進
TPO	19,000	TPOR	肝臓	巨核球系細胞の増殖・分化促進

くり続けている．赤血球や血小板の数はほぼ一定で，常に一定数供給されているのに対し，白血球は免疫応答時に，必要な細胞を必要な数だけ急激に増やす必要がある．一部のサイトカインはこうした血球系細胞の増殖・分化の過程をコントロールしており，約20種のサイトカインの関与が知られている(表3.7)．

　造血幹細胞の増殖には，骨髄の間質細胞が産生する**幹細胞増殖因子** stem cell factor (SCF)が重要なはたらきをする．SCFの作用は造血幹細胞が他のコロニー刺激因子 colony-stimulating factor (CSF)に対し反応性を示すようにすることである．造血幹細胞の増殖を誘導しコロニー形成に働くサイトカインは，ヘルパーT細胞から産生される IL-3 である．IL-3は多系列コロニー刺激因子とも呼ばれ，未熟骨髄細胞に働き，ほとんどすべての系列に分化する細胞の増殖を助ける．

　造血幹細胞はまず骨髄球系幹細胞とリンパ系幹細胞に分化する．リンパ球系の細胞は間質細胞が産生する IL-7 などの作用により増殖し，T細胞やB細胞への分化が方向づけられる．IL-7は，

胸腺内の未成熟 CD3$^+$CD4$^-$CD8$^-$細胞にもはたらき，その分化と増殖を促す．一方，骨髄球系幹細胞は，IL-3，GM-CSF，IL-6 などの作用を受けて中間段階の細胞になった後，GM-CSF，G-CSF，M-CSF，EPO，トロンボポエチン thrombopoietin（TPO）などの作用を受けて赤血球，血小板，顆粒球（好中球，好塩基球，好酸球），単球へとそれぞれ分化・増殖する（図 1.20 参照）．

近年，組換え DNA 技術の進展に伴い，こうしたサイトカインは臨床応用されるようになってきた．好中球を選択的に増加させる G-CSF は当初は顆粒球減少症の治療に許可され，その後さらに癌化学療法の際に減少する好中球を補うために用いられるようになっている．また，EPO 製剤は腎不全による貧血の治療にきわめて有効である．EPO は主に腎臓でつくられ，赤血球の前駆細胞に作用して赤血球への最終的な分化・増殖を促進させるサイトカインであり，腎性貧血は EPO 産生低下によって起こるためである．EPO はそのほか，外科手術時に自家輸血するための自己血貯血や，種々の貧血にも適応される．

3.4 T 細胞のエフェクター作用

抗原からのシグナルと共刺激のシグナルを受け取った T 細胞は活性化して増殖を始める．増殖を始めた T 細胞は細胞の大きさも大きくなり，外見的にもナイーブ T 細胞とは区別がつくようになる．この増殖の間（通常 4〜5 日）に，活性化した T 細胞はエフェクター T 細胞に分化し，ヘルパーあるいは細胞傷害性 T 細胞としての機能を獲得する．エフェクター T 細胞とナイーブ T 細胞の最も重要な違いは，いったんエフェクター細胞に分化した T 細胞は，特異抗原（MHC-ペプチド複合体）に再度出会うと，共刺激のシグナルがなくても生体防御のための反応を始めることができることである．例えば，ウイルス感染細胞の場合は，共刺激分子が発現していようといまいと，細胞傷害性 T 細胞によって殺傷しなくてはならないので，この性質はきわめて重要である．ヘルパー T 細胞の場合にも，抗原を取り込んだマクロファージや B 細胞の共刺激活性が低くても，やはりこれらを活性化しなくてはならない．CD8 陽性 T 細胞のエフェクター細胞である細胞傷害性 T 細胞に関しては既に詳しく説明してあるので，その活性化については図 3.17 を参照されたい．ここではヘルパー T 細胞の二つのエフェクター作用についてさらに詳しく説明する．

3.4.1 Th1 型のエフェクター作用

ナイーブ T 細胞が自らの産生する IL-2 の刺激によりクローン増殖を続けていく間に，さらに様々なサイトカインで刺激を受けた細胞は Th1 または Th2 細胞へと分化する（3.3 節参照）．T 細胞を Th1 へと分化させるきっかけはウイルスや，リステリア菌，結核菌，らい菌，トキソプラズマ，リーシュマニアといった細胞内寄生性の病原体の感染であり，T 細胞受容体を刺激する特異抗原の密度や，抗原提示細胞から産生される IL-12 の作用が重要な影響を与える．抗原提示細胞の応答性のパターンには Toll 様受容体を介した外来微生物由来構成成分の認識が影響を

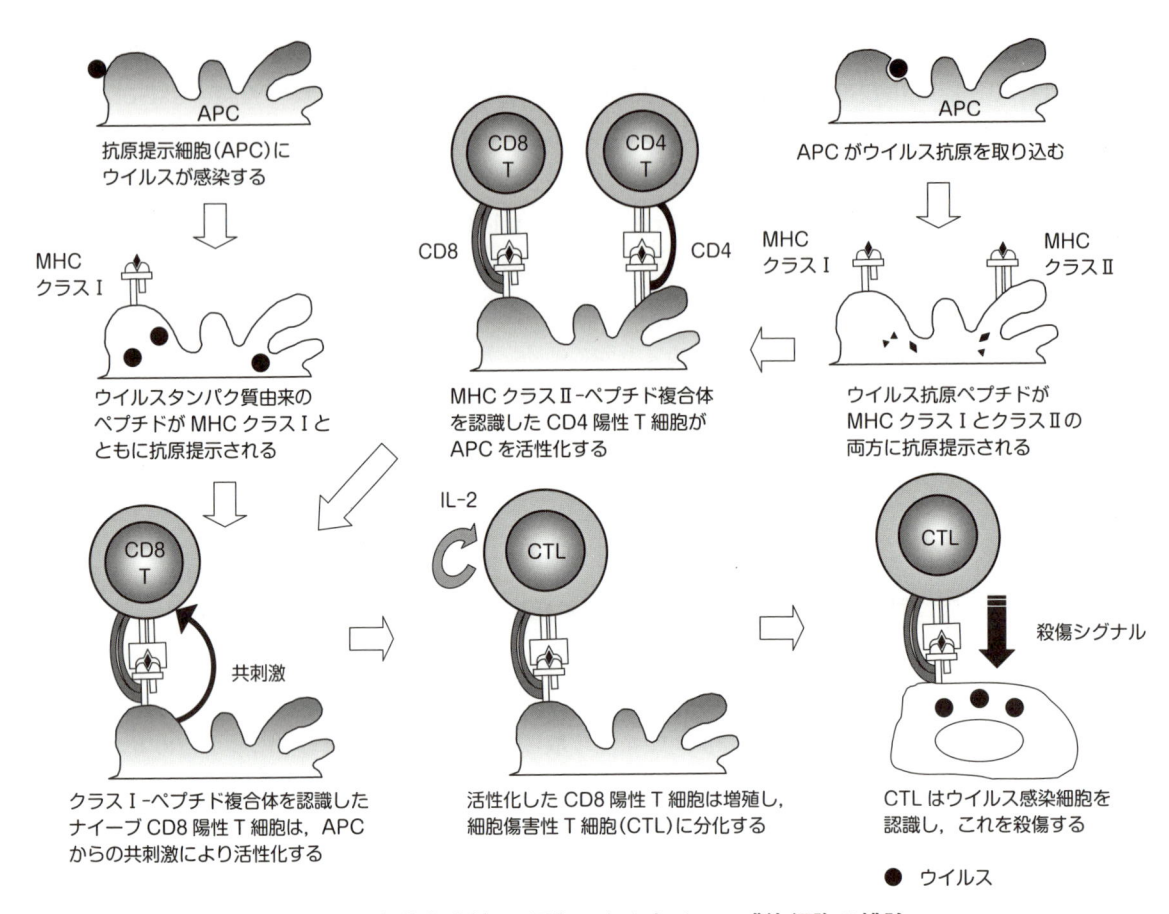

86 第3章 抗原提示のしくみ・T細胞の活性化

図 3.17 細胞傷害性 T 細胞によるウイルス感染細胞の排除

及ぼす．すなわち，自然免疫の段階で起こった出来事が，獲得免疫の方向性を運命付けている．Th1 細胞活性化の際には T-bet というマスター転写因子（注：マスター転写因子とは，ある細胞が特定の細胞種へと分化するための遺伝子を発現させるスイッチとして機能する転写因子のこと）がはたらき，Th1 型サイトカインの発現促進と Th2 型サイトカインの発現抑制が行われる．Th1 細胞が産生する主なサイトカインは IL-2，IFN-γ，TNF-β であり，その作用は，細胞傷害性 T 細胞の増殖および活性化，マクロファージの活性化，MHC 分子発現の増強などである．細胞内寄生病原体はマクロファージに取り込まれても，様々な手段を用いてマクロファージの殺菌作用を逃れ，寄生しつづける．しかし，Th1 細胞由来のサイトカインで活性化されたマクロファージでは一酸化窒素（NO）産生の亢進などを介して殺菌能力が増強し，これら病原体を排除することができるようになる（図 3.18）．このように，Th1 細胞がもたらす最終的なエフェクター効果は細胞が司るため，これを細胞性免疫と呼ぶ．ヒト免疫不全ウイルス（HIV）の感染では，すべての CD4 陽性細胞にウイルスが感染するわけではないが，この Th1 の機能が有意に低下するため，本来 Th1 細胞が感染防御をコントロールしている病原体の日和見感染が容易に起こってしまう（第 6 章参照）．逆に，Th1 細胞がもたらすエフェクター効果は局所の組織にとっても傷害となるため，マクロファージ活性化のコントロールはきわめて限定的に，短期間行われる．ま

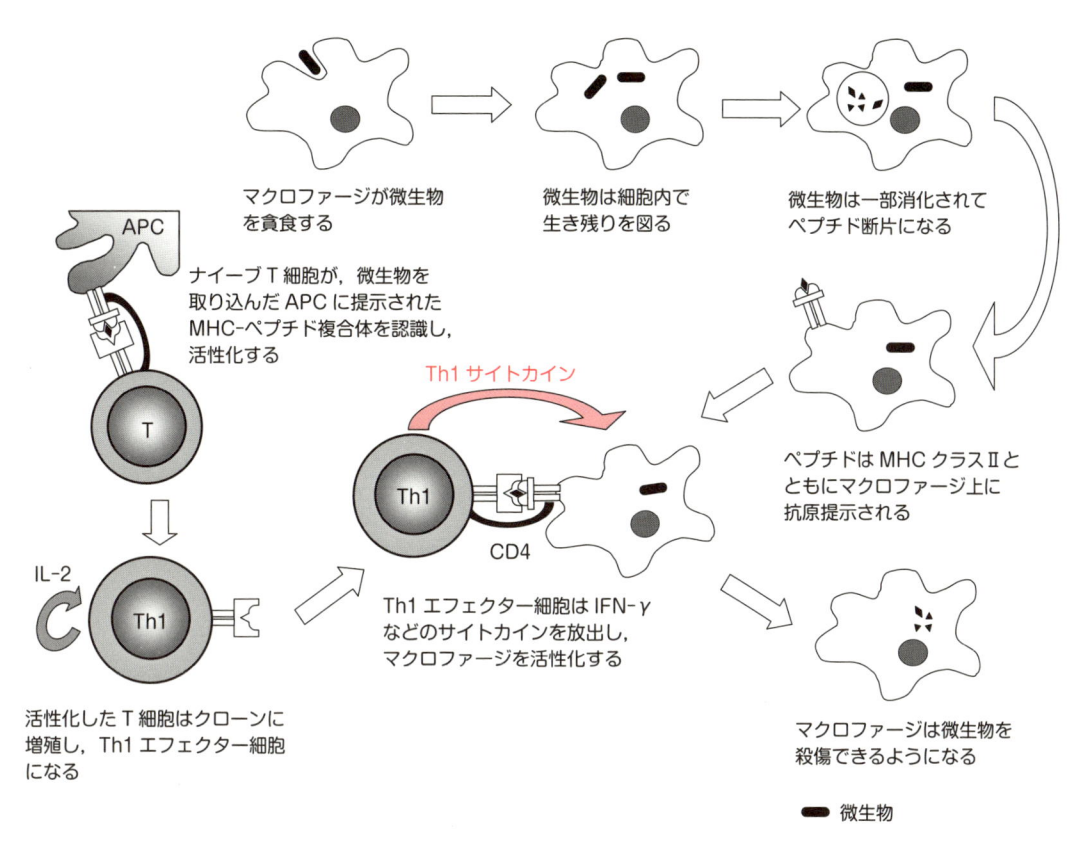

図 3.18 Th1 細胞によるエフェクター作用

た，Th1 のエフェクター効果には細胞傷害性 T 細胞の活性化も含まれるが，自己攻撃性の細胞を活性化することで疾患の原因となる場合もあり，1 型糖尿病はその一例である．このように過剰な Th1 細胞の反応は臓器特異的な自己免疫疾患の原因となることがある．一方，Th1 細胞のエフェクター効果はすべてが細胞性ということでもなく，B 細胞にはたらきかけて抗体産生をオプソニン化に適したクラスの IgG に誘導するのもまた Th1 細胞の役目である．

3.4.2 Th2 型のエフェクター作用

一方，細胞外で増殖する細菌，細胞外に存在するウイルス粒子，寄生虫などの病原体に対しては，これらの排除に抗体が有効である．その場合は，Th2 細胞が B 細胞に抗体産生を促すようなエフェクター効果を発揮する．体液中に可溶化して存在する異物は，貪食されて MHC クラス II とともに抗原提示されるか，B 細胞受容体にその 3 次元構造を認識されて取り込まれる．このような貪食作用を通じてマクロファージや樹状細胞により抗原提示された場合は，同時に IL-12 が産生されないことが多いので，一般に Th1 分化は起こりにくい．また，Th2 を誘導するような病原体は同時に NKT 細胞，マスト細胞を刺激することが多いため，これらが産生する IL-4 により Th2 細胞への分化が進むと考えられる．また，Th2 細胞の最も特徴的な機能は，B 細胞

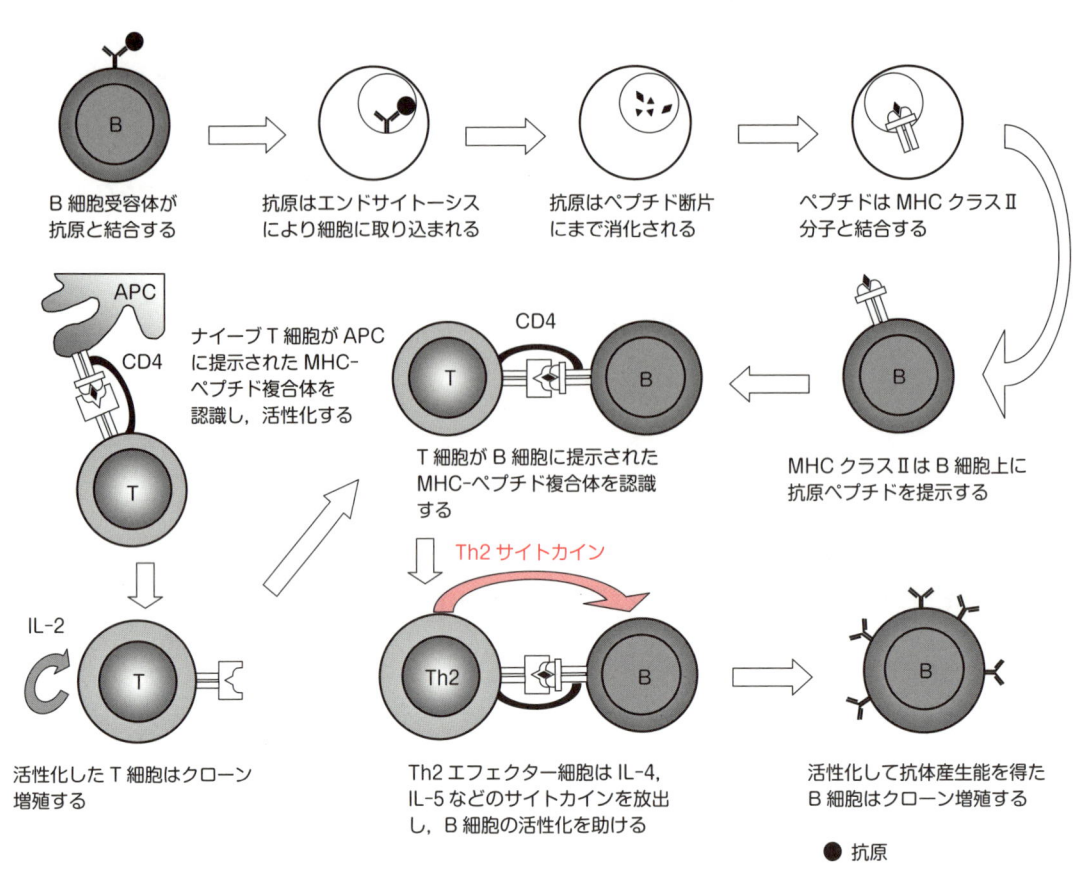

88 第 3 章 抗原提示のしくみ・T 細胞の活性化

図 3.19 Th2 細胞によるエフェクター作用

との相互作用であろう．抗原が B 細胞受容体に結合すると，B 細胞を活性化する第一のシグナルが細胞内に伝達されるのに加えて，エンドソームに取り込まれた抗原が部分分解を受けて MHC クラス II とともに抗原提示される．B 細胞が提示した抗原を特異的に認識した T 細胞と B 細胞の間には，免疫シナプスが形成され，双方向の情報伝達が行われる．ここで，B 細胞受容体が認識して結合した抗原の部位と，B 細胞が抗原提示して T 細胞が認識した抗原の部位(すなわち，エピトープ)が同じである必要はないし，実際同じであることはほとんどない．B 細胞と T 細胞は共刺激を介して互いを活性化するが，そのプロセスには T 細胞によるサイトカイン産生や B 細胞のサイトカイン受容体の発現も含まれる．B 細胞から IL-12 が産生されることはなく，B 細胞により抗原提示された T 細胞は Th2 細胞に分化する．Th2 細胞のマスター転写因子は GATA3 であり，産生される主なサイトカインは IL-4，IL-5，IL-13 である．これらのサイトカインの作用で，B 細胞の活性化と抗体産生が促されるのみならず，Th2 細胞自身の増殖，マクロファージの活性化抑制などの効果が生じる．このとき，Th2 細胞による B 細胞の効果的な活性化には，Th2 細胞が産生するサイトカインと細胞同士の接着による共刺激の両方が必要であるため，T 細胞と同じ異物に対する特異性をもった B 細胞のみが Th2 細胞からの助けを得ることができる．このように Th2 は抗体産生を助け(特に IgE 産生には Th2 細胞の活性化が必須である)，細胞外寄生病原体の排除にはたらくことから，Th2 細胞のエフェクター効果は体液性免疫

と呼ばれる．

3.5 免疫はどのように記憶されるか

　これまで学んできたように，免疫反応は病原微生物，あるいは腫瘍細胞などを排除するのに有効なシステムではあるが，過剰な反応は宿主にとって害をももたらす．したがって，効果的に仕事を終えた後は速やかに収束へと向かうようにコントロールされている．しかし，宿主が再び同じ病原体に晒されたときに，また一から免疫応答を行うのでは，はなはだ効率が悪い．実際，同じ病原体が二度目に侵入したときの免疫反応(二次応答)は早くて強力である．それは，初回の免疫反応(一次応答)の結果，その抗原を認識する記憶細胞(メモリー細胞)が生まれたためであり，この性質を感染(もしくは発症)防御に応用したものがワクチンである．記憶細胞には，記憶B細胞と記憶T細胞があり，どちらも二次応答の際には速やかに増殖してエフェクター細胞になることができる．記憶細胞は非常に寿命が長く(数か月から数年といわれる)，また時々抗原刺激を受けて増殖している．かつて麻疹(はしか)に二度罹りなしといわれたのは，非常に麻疹ウイルスの感染力が強いので，時々感染を受けても発症以前に二次応答で排除されていたためである．現代では定期的にワクチンを接種することで同様の終生免疫を得ることができる．

　記憶T細胞は，外見的にはエフェクターT細胞との区別は非常に困難であるが，高いレベルでCD44とCD45ROという分子を発現している．記憶T細胞はさらに，エフェクター記憶T細胞と中枢性記憶T細胞に分類される．中枢性記憶T細胞はナイーブT細胞と同様のケモカイン受容体を発現しており，二次リンパ組織を再循環している．一方，エフェクター記憶T細胞は効果部位に移動して抗原の侵入に備えている．CD8陽性記憶T細胞も存在するが，その維持には抗原とMHC分子は必ずしも必要ではなく，いくつかのサイトカインにより増殖，生存が維持されている．CD8陽性記憶T細胞の場合には，標的細胞に出会ってもただちに破壊するわけにはいかず，再活性化のための時間が必要とされている．

Chapter 4 抗原の多様性に対応するしくみ

　獲得免疫において，生体はあらゆる種類の抗原を認識して，その一つ一つの抗原に対して特異的に免疫応答を起こさなければならない．そのために免疫系は無数ともいえるほどの種類の抗原受容体を抗原に出会う前から準備して，抗原の侵入に備えている．抗原受容体にはB細胞表面上のB細胞受容体（BCR）とT細胞表面上のT細胞受容体（TCR）の2種類がある．BCRに抗原が結合するとB細胞は活性化して，そのBCRと同じ抗原結合部位をもつ抗体（免疫グロブリン）を分泌するようになる．抗原は抗体と反応すると速やかに分解・除去される．一方，T細胞はTCRを介して抗原を認識すると，その抗原に対するB細胞の抗体産生を補助したり，また，抗原（ウイルス感染細胞など）を直接攻撃する．本章では最初に抗体分子とTCRの構造・機能を述べ，そして抗体とTCRの多様性を生み出す機構（遺伝子再構成）を説明する．

4.1　抗体の構造と機能

4.1.1　抗原と抗体

　抗原 antigen（Ag）とは，生体を刺激して抗体産生や細胞性免疫などの応答を引き起こす物質の総称である．必ずしもすべての物質が抗原となりうるわけではなく，ある物質が抗原として免疫応答を引き起こすことができれば，その物質は免疫原性 immunogenicity をもつという．比較的高分子の（分子量5,000～10,000を超えるもの）タンパク質，糖，脂質，その他の種々の有機物が抗原として働く．低分子の化合物も，タンパク質などの高分子化合物に結合すると抗原となりうる．このような低分子をハプテン hapten と呼び，ハプテンを抗原として認識させるための高分子部分を担体（キャリアー carrier）と呼ぶ（図4.1）．したがって，ハプテンは抗原性をもつが免疫原性をもたないといえる．例えばペニシリン系抗生物質は，単独では抗原として働かないが，生体内でアルブミンと結合すると抗原性を発揮し，ペニシリンショックを引き起こす．また，ス

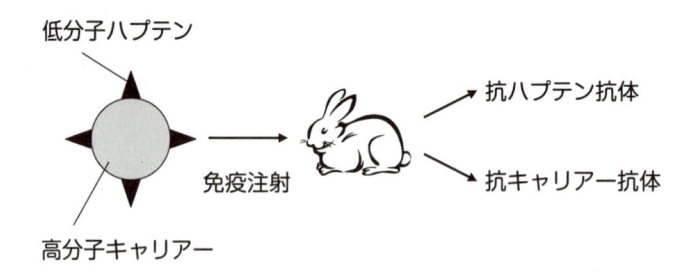

図 4.1 ハプテンとキャリアー
低分子のハプテンも，高分子のキャリアーに結合させれば抗原決定基として働き，キャリアーに対する抗体とともにハプテンに対する抗体も産生される．

テロイドホルモンなどの低分子化合物に対する抗体を調製することも可能であり，これらの抗体は種々のイムノアッセイで利用されている．

生体の免疫系が抗原として認識するのは抗原分子全体の構造ではなく，抗原分子に存在するいくつかの異なった部分である．このような抗原としての最小単位を**抗原決定基** antigenic determinant あるいは**エピトープ** epitope という（図 4.2）．通常，タンパク質抗原のエピトープは 8 個前後のアミノ酸残基からなるペプチド構造であり，多糖質抗原も 8 個前後の単糖残基からなるオリゴ糖である．

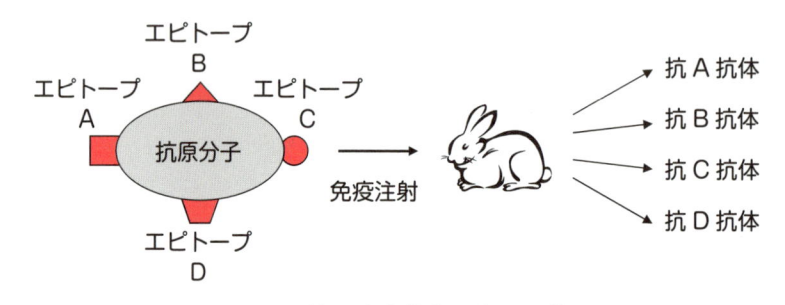

図 4.2 抗原決定基（エピトープ）
免疫系によって一つの抗原分子はまるごと認識されるのではなく，いくつかの小さな部分構造に対して抗体が産生される．

抗体 antibody (Ab) とは，抗原を特異的に認識して結合するタンパク質分子の総称である．「抗体」という名称はこの分子の機能，つまり「異物に抗する」に由来する．一方，抗体は**免疫グロブリン** immunoglobulin (Ig) とも呼ばれる．グロブリンとは血清タンパク質のうち，50 % 飽和硫酸アンモニウムで沈殿するタンパク質の総称（アルブミンは同条件で沈殿しない）であり，血清中の抗体はグロブリン画分のほうに含まれる．グロブリンは電気泳動法でいくつかの画分に分けられ，陽極側のアルブミンに近く泳動されるものから α-グロブリン，β-グロブリン，γ-グロブリンと呼ばれる（図 4.3）．**γ-グロブリン**は主として免疫グロブリンを含んでいる．

抗原刺激によって産生された抗体タンパク質は，その産生を誘導した抗原に鍵と鍵穴の関係のように特異的に結合する．この抗原に対する直接的な作用によって，例えば毒素タンパク質の中

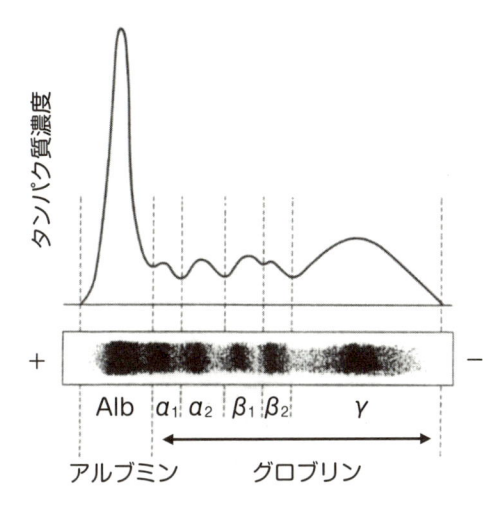

図 4.3　血清タンパク質のセルロースアセテート膜上での電気泳動像
血清中の抗体は主としてγ-グロブリンと呼ばれる画分に含まれる．

和や微生物感染の物理的な抑制が起こるが，これだけでは抗原は生体から排除されない．抗体はさらに抗原を分解・除去する機構を活性化するという働きももっており，補体系の活性化や貪食細胞の食作用の亢進などを介して，抗体が結合した抗原は効率的に排除される．このように，抗体は「抗原に結合する働き」と「抗原を除去する系を活性化する働き」をもつ多機能タンパク質である．

4.1.2　抗体の基本構造

後述するように，抗体タンパク質にはいろいろなタイプの分子があるが，それらの構造は類似している．基本的に，抗体分子は2本のH鎖(分子量50,000)と2本のL鎖(分子量25,000)の計4本のポリペプチド鎖からなる(図4.4)．1本のH鎖は1本のL鎖とジスルフィド結合で結合し，またH鎖どうしもいくつかのジスルフィド結合を介して結合している．H鎖とL鎖は，ともに一つの鎖内ジスルフィド結合を含む約110個のアミノ酸残基からなる基本単位からなっている．この基本単位は免疫グロブリン様ドメインと呼ばれる．

抗原結合部位はH鎖とL鎖のN末端側のドメインにある．この領域は抗原特異性を決定する部位であり，異なる抗体間で異なった構造をしているので，可変部あるいは可変領域 variable region と呼ばれる．H鎖の可変部はV_H，L鎖の可変部はV_Lと表される．ジスルフィド結合によって結合してペアになったH鎖のV_HとL鎖のV_Lが組み合わさって一つの抗原結合部位を形成するので，一つの抗体の基本構造中に同一の抗原結合部位が2個存在する．

可変部を除いたC末端部分は，抗原特異性に関係なく一定の構造をもつので，定常部あるいは定常領域 constant region と呼ばれる．この領域もいくつかの免疫グロブリン様ドメインからなっている(一つのC_Lと3〜4個のC_H)．

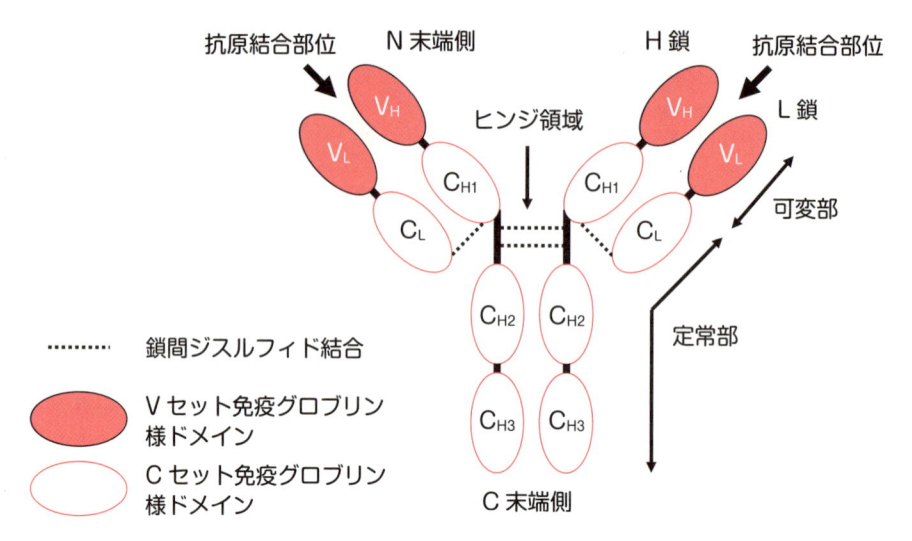

図 4.4　抗体の基本構造

抗体分子は 2 本の同一の H 鎖と 2 本の同一の L 鎖からなる．H 鎖と L 鎖，また H 鎖同士はジスルフィド結合で結ばれている．H 鎖，L 鎖ともに免疫グロブリン様ドメインと呼ばれるアミノ酸約 110 個からなる構造単位から構成される．可変部を形成するドメインは V セット，定常部を形成するドメインは C セットと呼ばれる．L 鎖の可変部ドメイン（V_L）と H 鎖の可変部ドメイン（V_H）が組み合わさって一つの抗原結合部位を形成している．

4.1.3　可変部の構造の特徴

可変部のアミノ酸配列によってその抗体の抗原特異性が決まる．個々の抗体分子のアミノ酸配列を比較すると，V_H と V_L には異なる抗体分子間でアミノ酸配列があまり変動しない部分（フレームワーク領域）と，3 か所の著しく変動する部分があることがわかる．この多様性に富む部分は超可変部あるいは超可変領域 hypervariable region と呼ばれ，また，この部分によって抗原特異性が決まるので，相補性決定領域 complementarity-determining region（CDR）とも呼ばれる．N 末端側から CDR1，CDR2，CDR3 と略称される（図 4.5）．

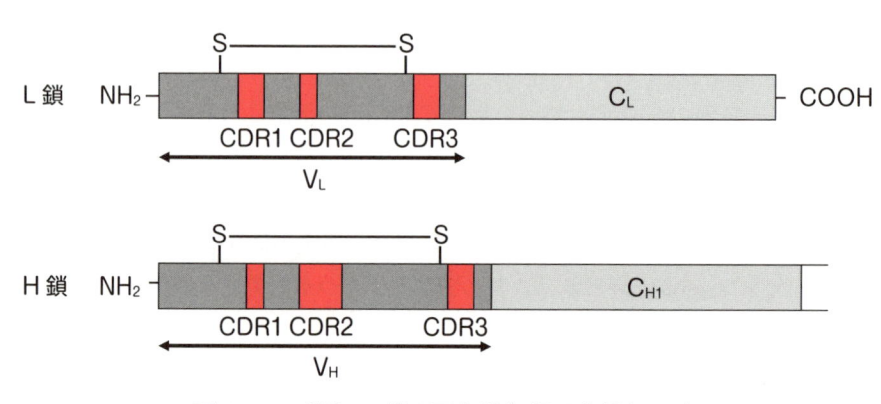

図 4.5　L 鎖と H 鎖の可変部と超可変部（CDR）

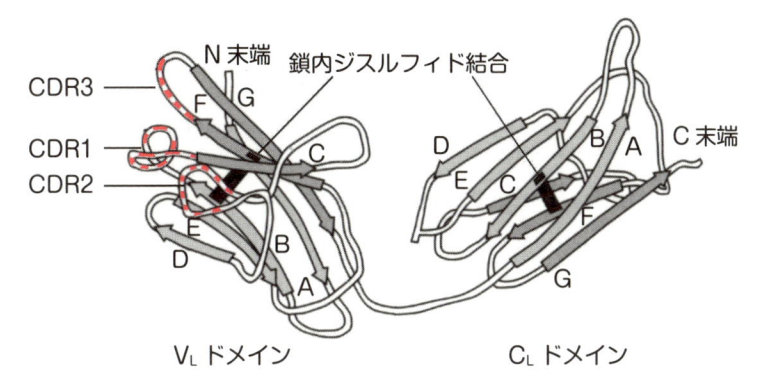

図 4.6 免疫グロブリン様ドメインの立体構造
L鎖の構造を示す．二つのドメインは独立した球状の構造をしていて，V_Lドメイン，C_Lドメインともに二つの逆平行βシート構造の層（A，B，D，Eからなる層とC，F，Gからなる層）が鎖内ジスルフィド結合で結びついている．V_Lドメイン中の三つのCDRは近接して存在する．

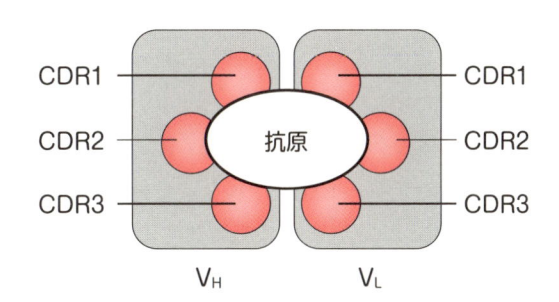

図 4.7 抗原結合部位の模式図
V_LとV_Hは近接し，それぞれ三つのCDRによって一つの抗原結合部位のポケットを形成している．

X線結晶解析によって，抗体分子の立体構造に関する情報も得られている．図4.6にL鎖の構造を示したが，V_L，C_Lともに，3本と4本の鎖からなる二つの逆平行βシート構造の層が鎖内ジスルフィド結合で結びついている立体構造をしている．この折りたたまれ方はすべての免疫グロブリン様ドメインに共通した構造でもある．

可変部にある三つのCDRは，一次構造上は離れて存在しているものの，立体構造上では近接し，分子の外側に位置して抗原を結合するポケットを形成している．V_HもV_Lと同様な構造をしていて，V_Lと会合している．V_LとV_Hのそれぞれ三つ，合計6個のCDRによって一つの抗原結合部位が形成される（図4.7）．

4.1.4　抗体のクラス・サブクラス

抗体には可変部の違いに起因する抗原特異性の違いとは別に多くの種類があり，いくつかの**クラス・サブクラス**に分類される．これらの構造的な相異はH鎖の定常部にある．クラス・サブクラスによって分子量などの物性や，血清中の含量が異なる．また，補体系や食細胞の活性化等

表 4.1 ヒト免疫グロブリンのクラスとサブクラスの性状

	IgM	IgG1	IgG2	IgG3	IgG4	IgA1	IgA2	IgE	IgD
H鎖の種類	μ	$\gamma 1$	$\gamma 2$	$\gamma 3$	$\gamma 4$	$\alpha 1$	$\alpha 2$	ε	δ
分子量($\times 10^3$)	970	146	146	165	146	160	160	188	184
血清中濃度(mg/mL)	1.5	9	3	1	0.5	3	0.5	5×10^{-5}	0.03
血清での半減期(日)	10	21	20	7	21	6	6	2	3
胎盤通過性	−	+++	+	++	+/−	−	−	−	−
補体活性化(古典経路)	+++	++	+	+++	−	−	−	−	−
食細胞への結合	−	+	−	+	+/−	+	+	+	−
マスト細胞と好塩基球への結合	−	−	−	−	−	−	−	+++	−

の抗体のエフェクター作用は，抗体のクラス・サブクラスによって大きく異なる．

H鎖のほかに，L鎖にも定常部のアミノ酸配列が異なる2種類があり，それぞれ κ鎖，λ鎖と呼ばれる．その分子数の比はヒトで2：1，マウスでは20：1で，κ鎖が多い．H鎖の相異に由来する免疫グロブリンのクラス・サブクラスとL鎖の相異（κ，λ）をあわせて，アイソタイプ isotype という．正常な個体には，これらアイソタイプの遺伝子がすべて存在する．

なお，免疫グロブリンのアロタイプ allotype も抗体の多型性の一つである．これは主としてH鎖の定常部に生じる1個あるいは少数のアミノ酸変異で，異なった対立遺伝子によってもたらされる．アイソタイプとは異なり，そのアロタイプがすべての個体に存在するわけではない．一方，イディオタイプ idiotype とは可変部の構造を指し，個々の免疫グロブリン分子に特異的である．

免疫グロブリンのアロタイプ

同じアイソタイプの免疫グロブリンでも，個人によって定常部の少数のアミノ酸配列が異なる．この変異はアロタイプ（同種異型）と呼ばれ，その変異が含まれる定常部をコードする対立遺伝子が個人によって異なるためにみられる．例えば，IgG3の291番目のアミノ酸はG3m (b) アロタイプではプロリンなのに対して，G3m (g) アロタイプではロイシンである．アロタイプの異なる個人間ではその変異部位は互いに抗原性をもつので，異なる抗体アロタイプを含む血液を頻回に輸血されると，そのアロタイプに対する抗体がつくられることもある．アロタイプによって抗体の生物学的活性が異なる場合があることも知られていて，例えばIgG3の特定のアロタイプは黄色ブドウ球菌由来のプロテインAに結合しない．また，アロタイプは遺伝的なマーカーとして親子鑑定などの法医学や人類学の研究にも応用されている．

（1） IgM

他のクラスの抗体と比べて分子量がきわめて大きい（分子量約 970,000）．H 鎖には定常部が四つある．2 本の H 鎖と 2 本の L 鎖からなる基本構造がジスルフィド結合と J 鎖 joining polypeptide と呼ばれる分子量 12,000 のポリペプチドを介して重合した五量体構造で，抗原結合部位は 1 分子あたり 10 個ある（図 4.8）．抗原の侵入に際して最も早期に産生され，補体活性化能や細菌凝集能が高い．

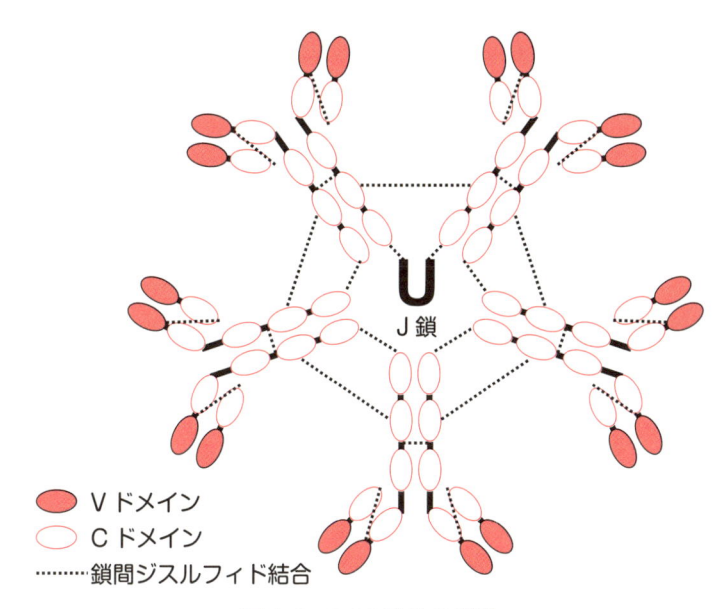

図 4.8 IgM 抗体の構造
五つの免疫グロブリン基本構造が H 鎖間のジスルフィド結合と J 鎖で結びついている．同一の抗原結合部位は全部で 10 個ある．

（2） IgG

以前に γ-グロブリンと呼ばれていた抗体で，最も多量に血液中に含まれ，通常の免疫応答で最も大量につくられる．また，血中での半減期も長く，安定したタンパク質である．ヒトでは互いに少しずつ構造の異なる四つのサブクラスがある（IgG1 ～ IgG4，図 4.9）．血中濃度は IgG1 が最も高く，IgG4 が最も低い．IgG サブクラスによって補体活性化や食作用亢進などのエフェクター作用も異なる．なお，IgG は胎盤を通過できる唯一の抗体クラスで，胎盤に存在する FcRn（neonatal Fc receptor）と呼ばれる抗体レセプターによって母体の IgG が胎児へ輸送される（図 4.10）．

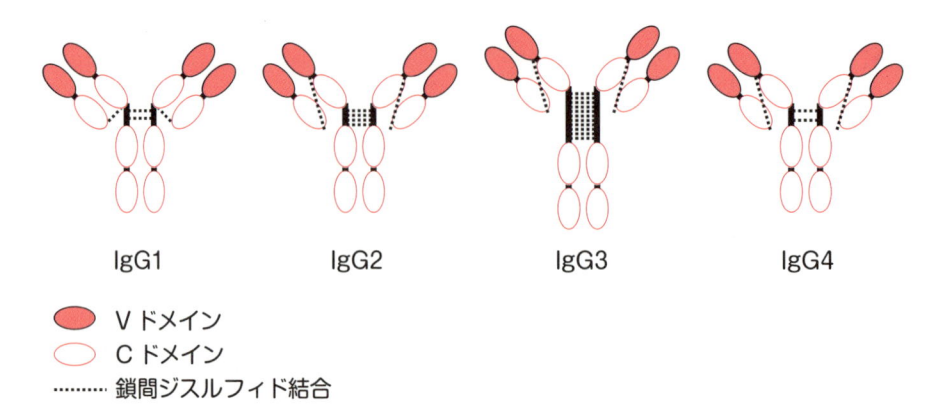

図 4.9　IgG サブクラス抗体の構造

IgG1　IgG2　IgG3　IgG4

- V ドメイン
- C ドメイン
- ……… 鎖間ジスルフィド結合

サブクラスによって，C_H ドメインの構造および H 鎖と L 鎖間のジスルフィド結合の位置や H 鎖間のジスルフィド結合の数が異なる．

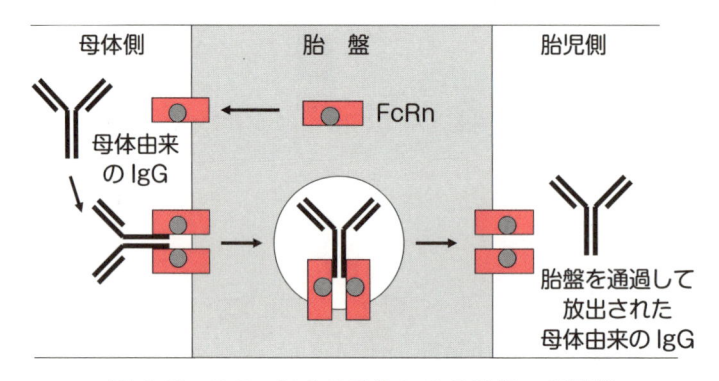

図 4.10　FcRn による母体 IgG の胎児への輸送

母体側　　胎盤　　胎児側
母体由来の IgG
FcRn
胎盤を通過して放出された母体由来の IgG

母体の IgG は胎盤に存在する FcRn と呼ばれる抗体受容体によって胎児へ輸送される．FcRn は MHC クラス I 分子に似た構造で，α 鎖と $β_2$-ミクログロブリンから構成され，2 分子の FcRn が 1 分子の IgG と結合する．齧歯類では FcRn は新生仔の腸管上皮細胞に発現され（neonatal＝新生児），初乳中の IgG を血中に取り込む役割を果たしている．

（3）　IgA

　血液中の抗体のほかに，涙・唾液・鼻汁・気管支粘液・腸管粘液などの粘膜外分泌液や出産直後の初乳中に多量に含まれる分泌型抗体がある．血液中の IgA は単量体型のものが多いが，分泌型の IgA は IgM にも含まれる J 鎖によって結合した二量体構造で（図 4.11），さらに粘膜上に分泌される過程で粘膜上皮細胞の産生する**分泌成分**（分泌片）secretory component (SC) というタンパク質（分子量 7 万 5 千）に包まれた型になる（図 4.12）．

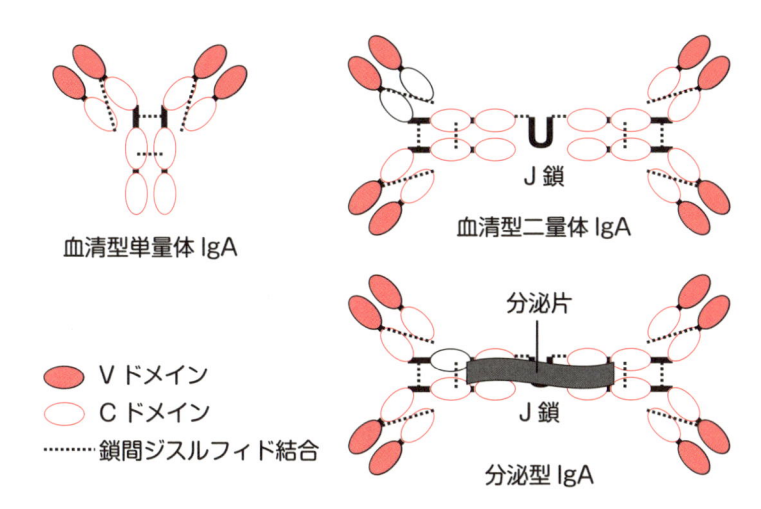

図 4.11 IgA 抗体の構造
血液中の IgA は単量体型のものが多いが，分泌型の IgA は J 鎖によって結合した二量体構造が分泌片に包まれた構造をしている．

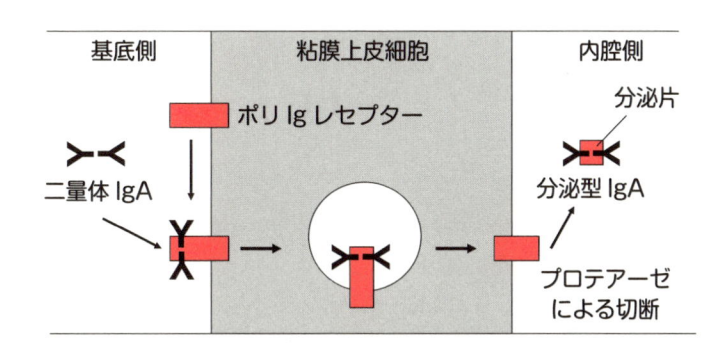

図 4.12 ポリ Ig 受容体による二量体 IgA の輸送
粘膜基底側の二量体 IgA はポリ（多量体）Ig 受容体に結合して粘膜表面に運ばれ，内腔側で受容体がプロテアーゼで切断されることによって分泌型 IgA が放出される．受容体の一部は IgA に付着したままで，これが分泌片である．IgA 分子は分泌片によって保護され，消化管中や細菌の産生するプロテアーゼによる消化を受けにくくなっている．

（4）IgE

IgM 同様 H 鎖に四つの定常部がある．血液中に非常に微量にしか存在しない（IgG が 10 mg/mL なのに対して 10〜100 ng/mL）が，アレルギー疾患や寄生虫感染で増加する．マスト細胞や好塩基球の高親和性 IgE 受容体（FcεRI）に結合して，即時型（Ⅰ型）のアレルギー反応を起こす（図 4.13）．

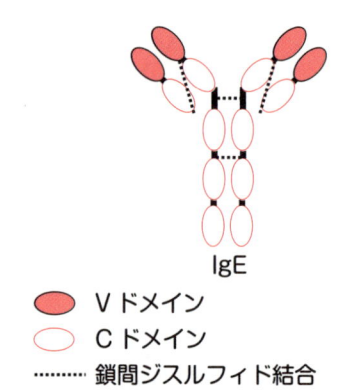

図 4.13　IgE 抗体の構造

(5) IgD

血液中には微量にしか存在しない．B 細胞上で IgM とともに抗原受容体として機能しているが，その詳細な役割についてはよくわかっていない（図 4.14）．

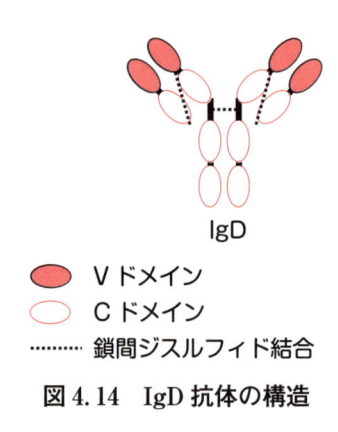

図 4.14　IgD 抗体の構造

4.1.5　B 細胞受容体の構造

B 細胞はその表面にある B 細胞受容体 B cell antigen receptor（BCR）を介して抗原を認識する．BCR の実体は，表面免疫グロブリン surface immunoglobulin（sIg）で，B 細胞 1 個当たり約 10^5 個の分子が発現される．B 細胞は，将来生合成する分泌型の抗体と同じ可変部をもつ sIg を BCR として細胞表面に発現する．抗原を結合した B 細胞は活性化して増殖し，最終的に抗体産生細胞である形質細胞 plasma cell に分化して，もとの B 細胞上に発現されていたのと同じ可変部をもつ免疫グロブリン分子を大量に生合成して分泌する．

sIg は血中に存在する IgM クラスの抗体（分泌型 IgM）と同じ定常部をもつ．その単量体（同一の抗原結合部位を二つもつ）の C 末端側に細胞膜貫通部位が付加されて膜結合型になっている．B 細胞が成熟すると IgD のような他のアイソタイプの sIg も発現する．抗原によって sIg が架橋

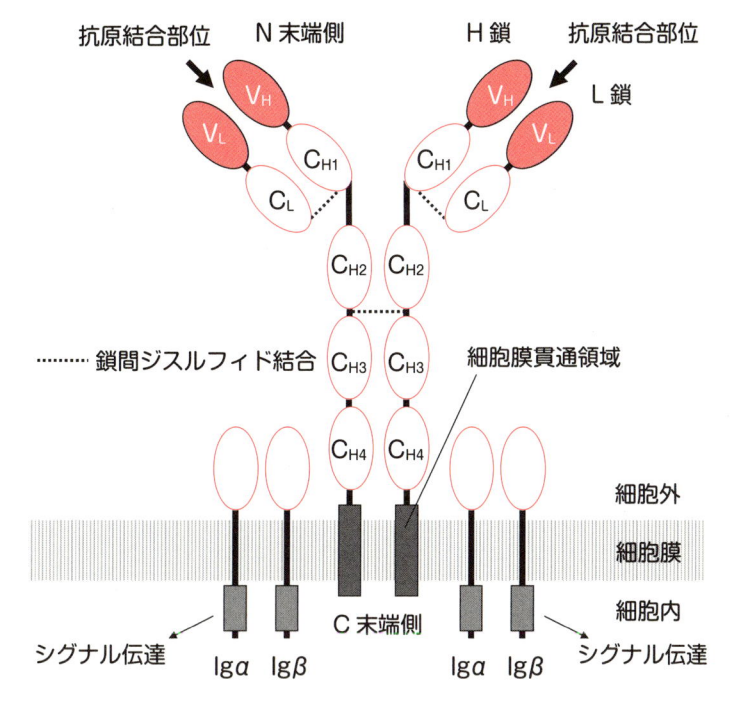

図 4.15　B 細胞受容体（BCR）の構造
分泌型 IgM 抗体の単量体の C 末端側に細胞膜貫通部位が付加されて膜結合型になっている．この sIg に抗原が結合すると，会合している Igα（CD79α）と Igβ（CD79β）のヘテロダイマーにより活性化シグナルが細胞内へ伝達される．

されると，sIg に会合している Igα（CD79α）と Igβ（CD79β）のヘテロダイマーにより活性化シグナルが細胞内へ伝達される（図 4.15）．

4.1.6　抗体分子のエフェクター作用の構造的基盤

　実験的に，IgG 抗体はある種のタンパク質分解酵素で限定分解を受ける．IgG をパパインで消化すると，抗原結合活性を保持している Fab（antigen binding fragment）と，容易に結晶化する Fc（crystallizable fragment）と呼ばれる 2 種類の断片が生じ，1 分子の IgG より 2 分子の Fab と 1 分子の Fc が得られる．一方，IgG をペプシンで消化すると，二つの抗原結合部位をもつ F(ab')$_2$ と呼ばれる断片が得られる．Fc 部分はさらに小さなペプチドにまで分解される（図 4.16）．

　これらの酵素により切断を受ける部位はプロリンと親水性のアミノ酸に富み，外部に露出している．したがって，タンパク質分解酵素の作用を受けやすい．また，この領域の柔軟な構造は抗体の二つの抗原結合部位間の距離に大きな自由度を与えている．ちょうど「蝶番 hinge」のような構造をしているので，ヒンジ領域と呼ばれる．ヒンジ領域において H 鎖どうしがジスルフィド結合により結びついていて，この S-S 結合の上流で切断されるか下流で切断を受けるかで生じるフラグメントに大きな差が現れるのである．

　Fab や F(ab')$_2$ は抗原と結合するが，補体系の活性化や食細胞による食作用の亢進などのエフ

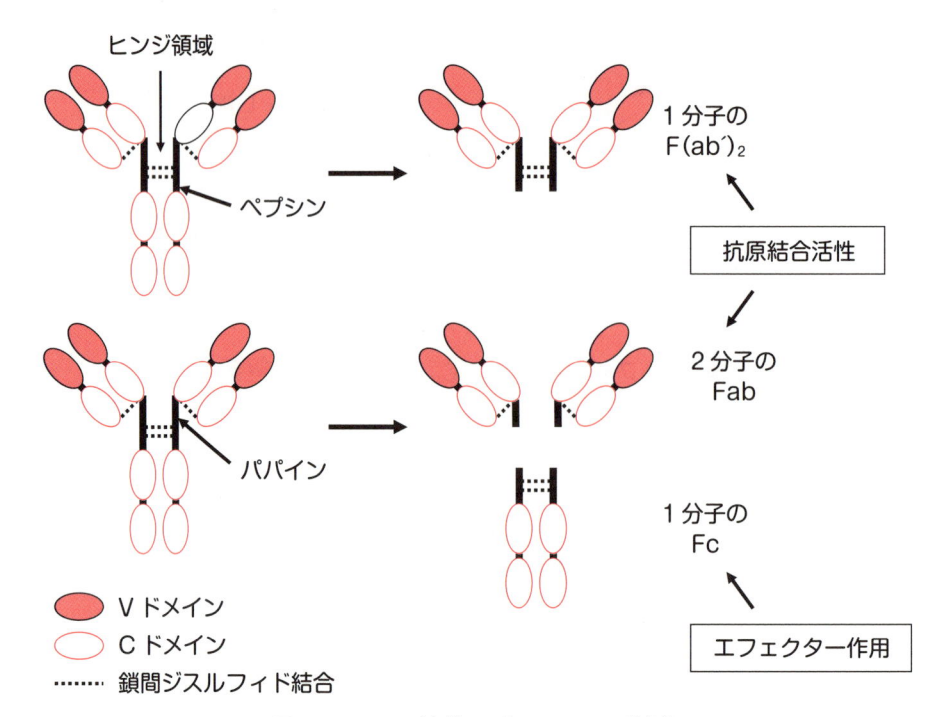

図 4.16 IgG 抗体のプロテアーゼ消化
ペプシン消化によって抗原結合部位を 2 個もつ F(ab′)₂ が生じ，パパイン消化では抗原結合部位を 1 個もつ Fab が 2 分子と，1 分子の Fc が生じる．ペプシン消化では Fc 部分は小さなペプチド断片に分解される．

ェクター作用を示さない．エフェクター作用は Fc 部位，すなわち H 鎖の CH_2 以降に依存する．抗体のクラス・サブクラスでエフェクター作用の違いが生じるのは，各アイソタイプでこの Fc 部分の構造が大きく異なっていることに起因する．

4.2 T 細胞受容体の構造

第 3 章で述べられているように，T 細胞はその表面にある抗原受容体（T 細胞受容体；TCR）によって MHC 分子上に提示された抗原を認識する．抗体や B 細胞上の BCR は抗原分子そのものと結合できるのに対して，T 細胞上の TCR は遊離の抗原は結合できず，必ず MHC 上に提示された状態でしか結合できない．TCR は MHC の一部分と結合できる部位と，多様な抗原ペプチドを認識できる部位をもち，両者を同時に認識して結合する．しかも，TCR は自己の MHC 分子によって提示された抗原以外は認識しない．この性質を MHC 拘束性と呼ぶ（図 4.17）．

TCR はほぼ同じ大きさ（分子量 4 万〜5 万）の 2 種類のサブユニットから構成されるヘテロ二量体である．定常部の違いによって α，β，γ，δ の 4 種類のサブユニットがあり，α 鎖と β 鎖，あるいは γ 鎖と δ 鎖がジスルフィド結合で結ばれている（図 4.18）．末梢や胸腺に存在する大部

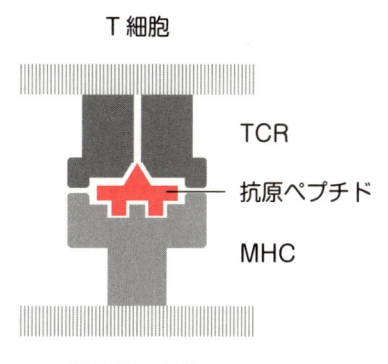

図 4.17　T 細胞の抗原認識
T 細胞は TCR（T 細胞受容体）によって抗原提示細胞上の MHC 分子上に提示された抗原ペプチドを認識する．TCR は自己 MHC と抗原ペプチドを同時に認識して結合する．

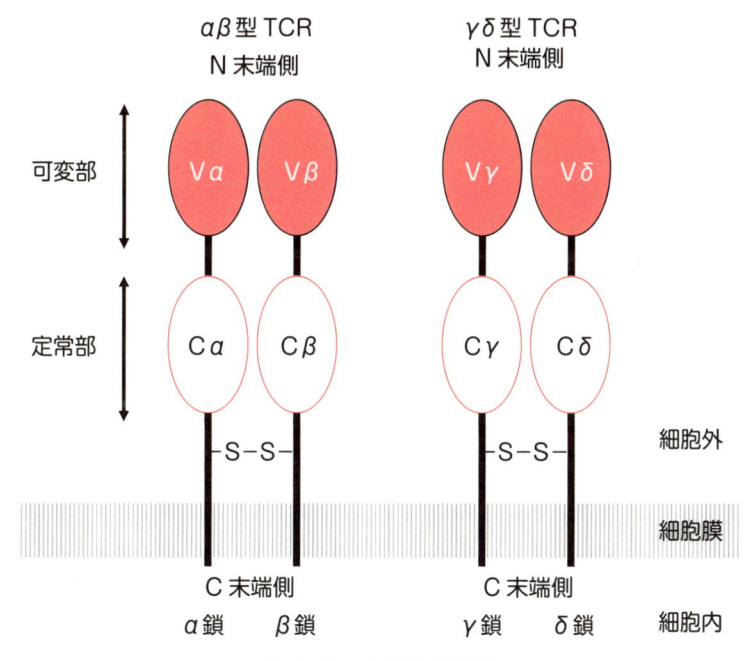

図 4.18　TCR の構造
TCR には $\alpha\beta$ 型と $\gamma\delta$ 型の 2 種類がある．α 鎖と β 鎖，γ 鎖と δ 鎖は互いにジスルフィド結合で結びついている．

分の T 細胞は *αβ 型* の TCR を発現するが，胸腺内の一部の T 細胞や皮膚，消化管，子宮などの上皮に存在する T 細胞の多くは *γδ 型* の TCR を発現している．TCR は T 細胞上で CD3 と呼ばれるタンパク質複合体と会合している．CD3 は TCR の抗原との結合のシグナルを細胞内に伝達する役割を果たしている（図 4.19）．

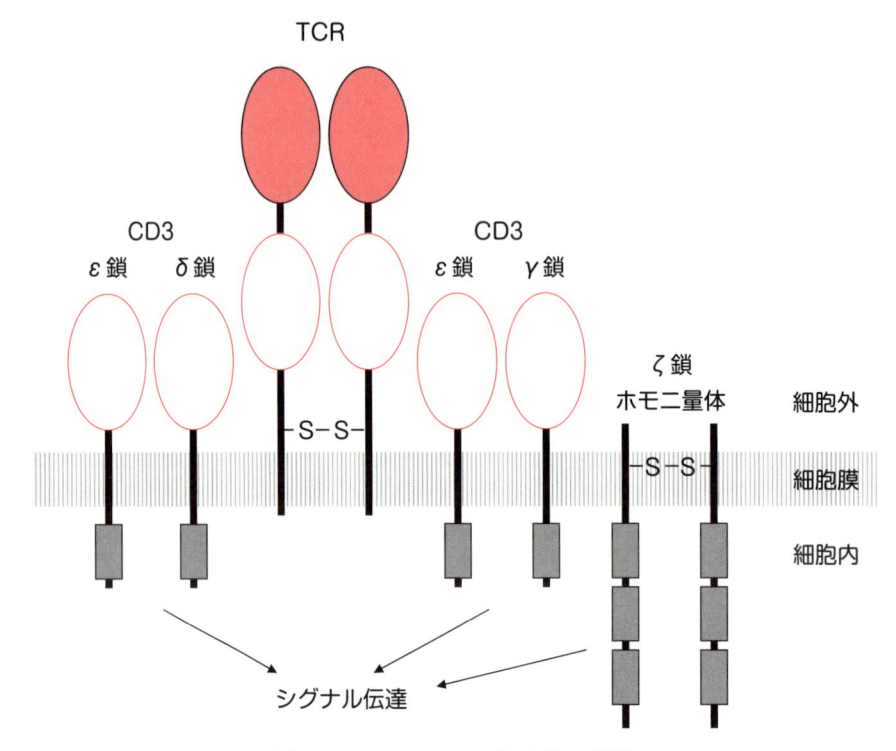

図 4.19　TCR-CD3 複合体の構造
TCR のヘテロ二量体には CD3 分子複合体が会合して細胞内シグナル伝達の役割を担っている．CD3 は γ，δ，ε，ζ 鎖からなり，ε と δ，ε と γ はヘテロ二量体，ζ はホモ二量体を形成している．いずれの鎖も細胞質領域にシグナル伝達に関与するモチーフをもつ．

　TCR の各サブユニットには，抗体分子と同様に可変部と定常部の二つの免疫グロブリン様ドメインと細胞膜貫通領域および短い細胞内領域がある．二つのサブユニットの可変部が合わさって一つの MHC-抗原結合部位を形成する．TCR の立体構造も抗体分子と類似している．また，抗体の H 鎖と L 鎖の可変部と同様に，TCR の可変部の 3 か所に超可変部（CDR）がある．

4.3　特異性・多様性を生み出すしくみ

4.3.1　遺伝子の再構成とは？

　抗体（および BCR）も，TCR も非自己成分である外来抗原を認識するには著しい多様性をもたなければならない．抗体が認識するエピトープの種類は様々な推定から 100 億単位とされているが，ヒトの遺伝子の中でタンパク質をコードできるのはたかだか 2, 3 万個程度にすぎない．限られた数の遺伝子からどのような機構で多様な抗体や TCR が生み出されるのか？

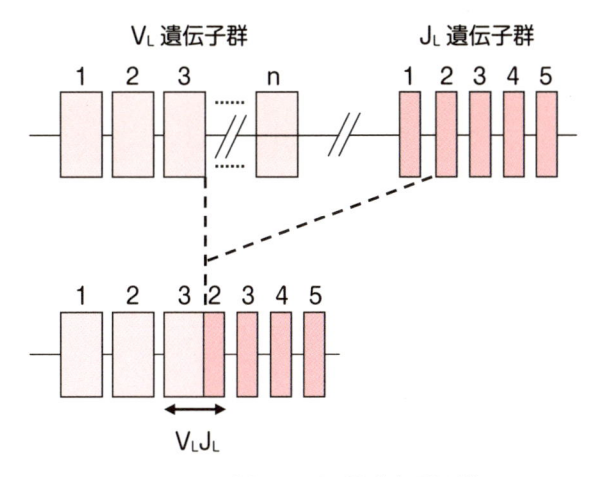

図 4.20 遺伝子の再構成（再編成）
抗体遺伝子と TCR 遺伝子でみられる遺伝子組換えの様式．これらをコードする遺伝子は，構造のよく似た複数の遺伝子群からなるいくつかの遺伝子セグメントに分断されていて，それぞれより任意の一つが選ばれて結合する．この過程では DNA が 2 か所で切断されてから再結合が起こり，その間の DNA 断片は欠失する．例として，免疫グロブリン L 鎖の再構成を示す．

この免疫学最大の謎を解明したのが当時（1976 年）スイスで研究していた利根川進博士で，抗体を合成している B 細胞の中で遺伝子が再構成（あるいは遺伝子再編成 gene rearrangement）されることを見出した．つまり，抗体の可変部は数個〜数十個の構造のよく似た遺伝子からなる二つあるいは三つの遺伝子群によってコードされ，B 細胞ではこれらが組み合わさって新しい抗体遺伝子がつくられるのである（図 4.20）．この遺伝子再構成では DNA が 2 か所で切断されてから再結合が起こり，その間の DNA 断片は欠失する．この点で，一つの遺伝子から複数のタンパク質が生じる RNA スプライシングとは異なっている（RNA スプライシングでは鋳型の DNA 配列は不変）．遺伝子群の中のどの遺伝子が選ばれて組み合わせられるかによって多様性が増大し，さらに再構成に付随した塩基の欠失や挿入，また体細胞突然変異によって多様性が著しく拡大する．この機構によって，限られた数の遺伝子から 100 億を優に超える多種類の抗体が生み出されると考えられている．TCR も基本的に抗体分子と同様のメカニズムで多様性を獲得している．

4.3.2 未分化 B 細胞の抗体遺伝子群

未分化 B 細胞では，免疫グロブリンをコードする遺伝子は 1 個の完成された遺伝子として存在するのではなく，いくつかの遺伝子群として染色体 DNA 上に散らばっている．すべての遺伝情報をもつ胚細胞 germ-line cell や骨髄中の多能性幹細胞，また肝臓や脳など免疫系以外の臓器の細胞でも同様である．B 細胞が十分に分化すると，遺伝子の再構成が起こって完成された抗体遺伝子ができあがるが，それ以前の未分化 B 細胞の抗体遺伝子は以下のような構造をしている．

ヒトの H 鎖をコードする遺伝子は第 14 染色体にある．可変部は可変領域 variable region（V 領域），多様性領域 diversity region（D 領域），結合領域 joining region（J 領域）の三つに分かれていて，それぞれ V_H, D_H, J_H と略称される．それぞれの遺伝子セグメントには異なったアミノ

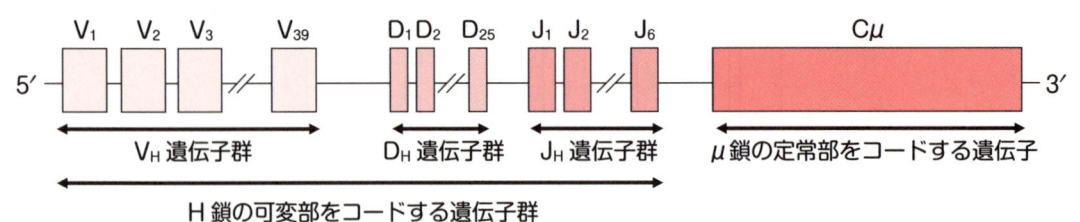

図 4.21 免疫グロブリン H 鎖遺伝子の構造

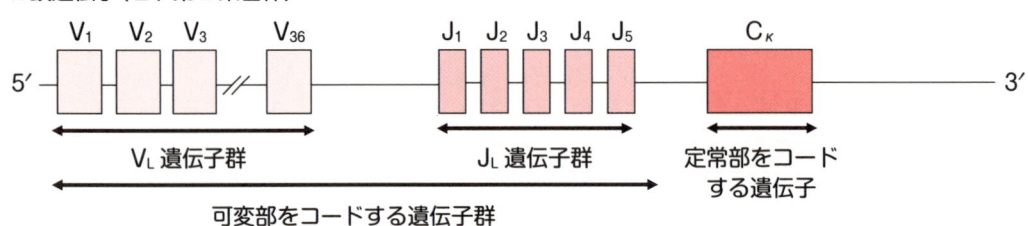

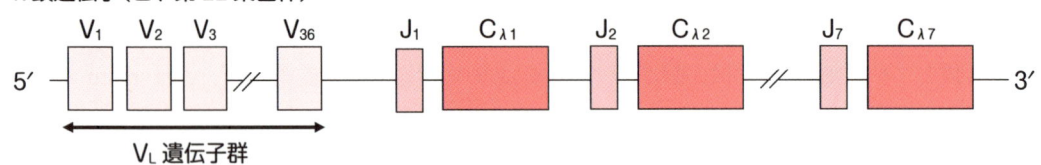

図 4.22 免疫グロブリン L 鎖遺伝子の構造

酸配列をコードする複数個の遺伝子が並んでいる．V_H 遺伝子群は 39 個の遺伝子からなり，N 末端から 90 番目くらいまでの大部分のアミノ酸をコードする．D_H 遺伝子群は 25 個の遺伝子からなり，数個のアミノ酸をコードする．J_H 遺伝子群は 6 個の遺伝子からなり，十数個のアミノ酸をコードする．可変部以下には μ 鎖の定常部をコードする遺伝子があり，さらにその下流に μ 鎖以外のクラスの H 鎖の定常部をコードする遺伝子群が並んでいる（図 4.21）．

L 鎖は H 鎖とは異なり，可変部は V_L と J_L の二つからなり，D セグメントはない．ヒトの 2 種類の L 鎖のうち，κ 鎖をコードする遺伝子は第 2 染色体にある．$V_L(V_\kappa)$ 遺伝子群は 36 個の遺伝子からなり，$J_L(J_\kappa)$ 遺伝子群は 5 個の遺伝子からなる．λ 鎖をコードする遺伝子は第 22 染色体にある．λ 鎖は複数の C_λ 遺伝子をもち，J_λ 遺伝子はそれぞれが対応する C_λ 遺伝子の上流に存在する．$V_L(V_\lambda)$ 遺伝子群は 36 個の遺伝子からなり，$J_L(J_\lambda)$ 遺伝子群は 7 個の遺伝子からなる（図 4.22）．

4.3.3　B 細胞の分化に伴う抗体遺伝子の再構成

B 細胞が骨髄中の幹細胞から成熟 B 細胞に分化する過程で，抗体遺伝子が再構成される．最初に，父親由来あるいは母親由来のどちらか片方の染色体で H 鎖の再構成が起こる．V_H，D_H，J_H

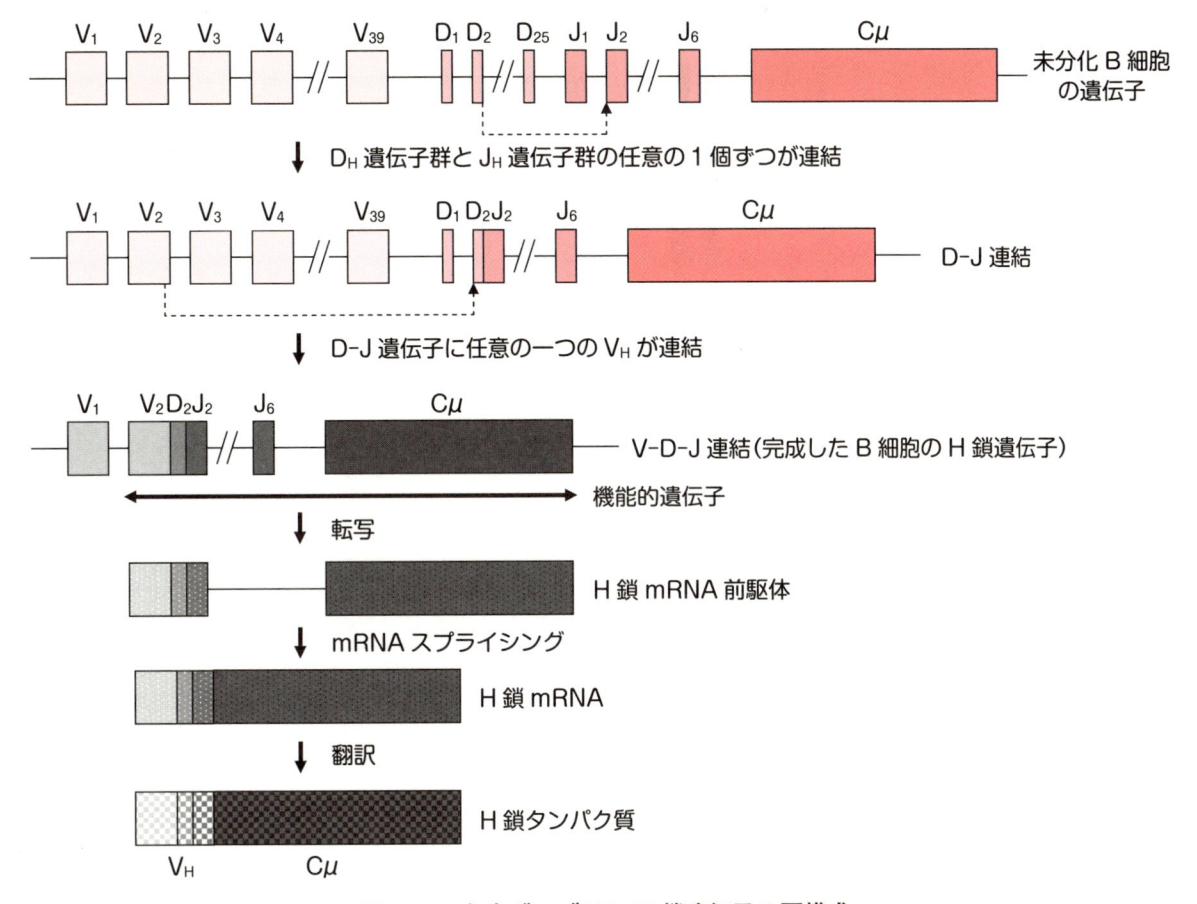

図 4.23 免疫グロブリン H 鎖遺伝子の再構成

　の三つの遺伝子群のうち，まず D_H 遺伝子群と J_H 遺伝子群の中から任意の1個ずつが選ばれ，その間の遺伝子 DNA が切断されて二つの遺伝子が連結する．この連結した D_H-J_H 遺伝子の上流に任意の一つの V_H 遺伝子がさらに連結して，H 鎖の可変部をコードする遺伝子が完成する（図4.23）．

　完成した可変部とその下流の IgM の定常部が翻訳されて完全な H 鎖（膜結合型 μ 鎖）ができると，いったん代替 L 鎖 surrogate L-chain と結合して B 細胞表面に**プレ B 細胞受容体**として発現される．代替 L 鎖とは，L 鎖の N 末端部分と類似性のある VpreB と，L 鎖の C 末端部分に類似性のある λ5 という二つのポリペプチドが非共有結合で会合して形成されるヘテロ二量体である（図4.24）．H 鎖遺伝子の再構成に成功しても，その H 鎖タンパク質が L 鎖と会合できるかどうかはわからない．プレ B 細胞受容体は代替 L 鎖を用いてこの点をチェックしているといえる．

　プレ B 細胞受容体の発現に成功すると，細胞内にシグナルが伝わり，対立遺伝子排除の機構によってもう一方の染色体での H 鎖遺伝子の再構成が抑制され，また，L 鎖の再構成が開始する．通常の遺伝子座では，両親から受け継いだ二つの対立遺伝子の双方が発現されるが，免疫グロブリンでは，この対立遺伝子排除機構によって H 鎖と L 鎖の片方の対立遺伝子しか発現しない．したがって，一つの B 細胞クローンは 1 種類の抗原結合部位をもつ抗体しかつくれない．

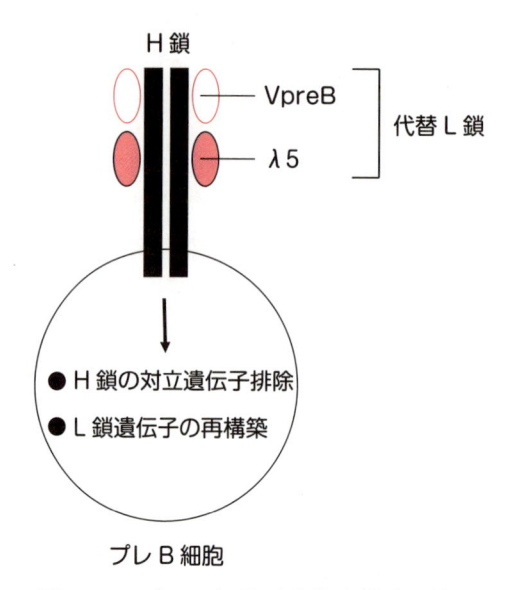

図4.24 プレB細胞受容体の構造と機能
完成したH鎖は代替L鎖(VpreBとλ5のヘテロ二量体)と結合して，細胞表面にプレB細胞受容体として発現される．発現に成功すると，細胞内にシグナルが伝わり，H鎖の対立遺伝子排除とL鎖の再構成が始動する．

L鎖においては，まずκ鎖遺伝子の再構成が起こる(V_L-J_L連結；図4.20)．この再構成によって機能的なL鎖ができなかった場合にはさらに再構成が繰り返され，それでもできなかった場合にはλ鎖の遺伝子が再構成される．機能的なL鎖ができると，H鎖と結合して完全な膜結合型IgMとしてB細胞表面に発現される．

4.3.4 再構成に伴う多様性増加のメカニズム

まず，それぞれの遺伝子セグメントの組合せによって多様性が生まれる．H鎖においては，39個のV_H遺伝子，25個のD_H遺伝子，6個のJ_H遺伝子からそれぞれ任意の一つが使われるので，$39 \times 25 \times 6 = 5,850$種類の完成したH鎖遺伝子が形成されうる．L鎖も同様にκ鎖が$36 \times 5 = 180$種類，λ鎖が$36 \times 7 = 252$種類，合計約430種類できる．1本のH鎖と1本のL鎖が組み合わさって一つの抗原結合部位を形成するので，$5,850 \times 430 =$約250万種類の異なる可変部をもつ抗体を生み出すことができる．このようにして，少数の遺伝子セグメント(H鎖：$39 + 25 + 6 = 70$個，L鎖：$36 + 5 + 36 + 7 = 84$個，合計154個)から組合せにより莫大な種類の抗体分子が産生されうる．

（1） 塩基の欠失による多様化

V-DとD-J結合の連結が起こる位置がフレキシブルであるので，フレームシフトによってそれぞれの結合領域に異なるアミノ酸が導入され得る．これはDNA切断後，エキソヌクレアーゼによって塩基が欠失するためで，この機構によって，多様化はさらに増加する(図4.25)．

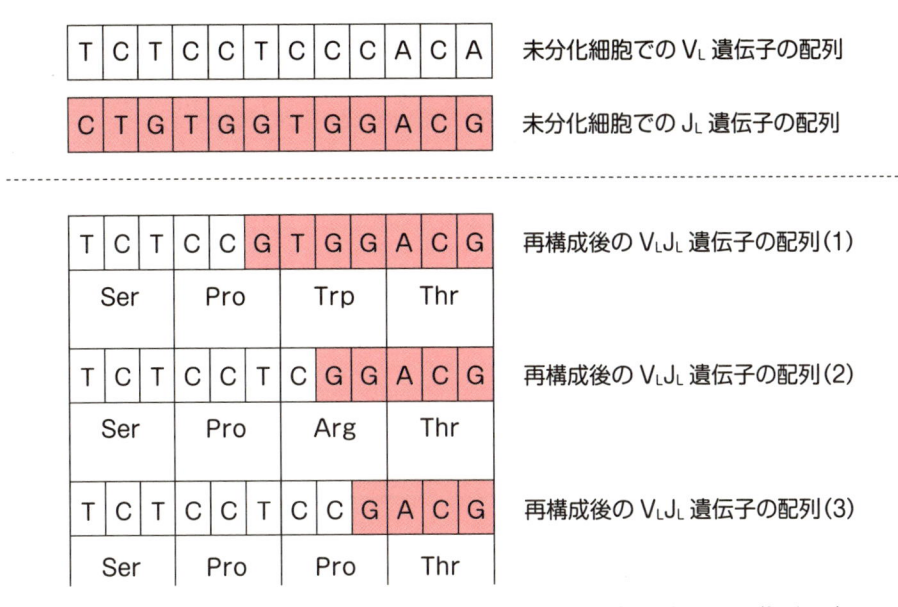

| T | C | T | C | C | T | C | C | C | A | C | A | 未分化細胞での V_L 遺伝子の配列 |

| C | T | G | T | G | G | T | G | G | A | C | G | 未分化細胞での J_L 遺伝子の配列 |

| T | C | T | C | C | G | T | G | G | A | C | G | 再構成後の V_LJ_L 遺伝子の配列(1) |
| Ser | | Pro | | Trp | | | Thr | | | | | |

| T | C | T | C | C | T | C | G | G | A | C | G | 再構成後の V_LJ_L 遺伝子の配列(2) |
| Ser | | Pro | | Arg | | | Thr | | | | | |

| T | C | T | C | C | T | C | C | G | A | C | G | 再構成後の V_LJ_L 遺伝子の配列(3) |
| Ser | | Pro | | Pro | | | Thr | | | | | |

図 4.25 塩基の欠失による不正確な組換えによる多様性の拡大（概念図）
組換えが起こる位置がフレキシブルであるので，フレームシフトによってそれぞれの結合領域に異なるアミノ酸が導入され得る．

（2） 塩基の挿入による多様化

V-D と D-J の結合部位に，ヌクレオチド付加酵素である TdT（terminal deoxynucleotidyl transferase）の作用によって，もともと染色体には存在しなかった1個〜数個の DNA 配列（N 配列 nongermline）がランダムに挿入される（図 4.26）．なお，N 配列の付加は主に H 鎖で認められ，L 鎖ではほとんど起こらない．

このような塩基の欠失・挿入により，多様性は飛躍的に増加する（数百万倍）．しかし，この機構によって翻訳フレームのずれが生じたり，終始コドンが導入されたりするため，抗体としての

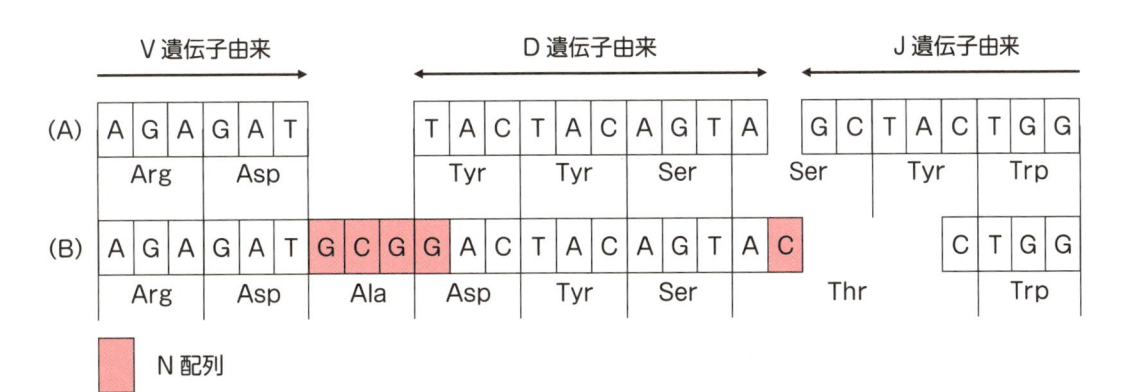

図 4.26 N 配列の挿入による多様性の拡大（概念図）
組換え部位に TdT により1個〜数個の N 配列がランダムに挿入される．(B)にはもともとの遺伝子のみに由来する(A)にはみられない N 配列が付加され，アミノ酸配列の上での変異が生じている．

110 第4章 抗原の多様性に対応するしくみ

構造を失った機能をもたない分子が生じる危険性もはらんでいる．免疫系はこのような代償を払ってまでも，多様性獲得のために多大な無駄を許容しているのである．しかも，このようにして生み出された膨大な種類の抗体も，生涯で実際に働くのはわずかな種類であろう．

4.3.5 遺伝子再構成の分子機構

V-(D)-J再構成は，部位特異的な二重鎖DNAの切断とDNA修復の二つのプロセスからなる．V，D，J遺伝子の上流や下流には，7塩基あるいは9塩基の保存された塩基配列（組換えシグナ

RSS 配列

7	CACAGTG
7′	CACTGTG
9	ACAAAAACC
9′	GGTTTTTGT

RAG-1 と RAG-2 の RSS 配列への結合と切断

Ku タンパク質，DNA 依存性プロテインキナーゼなどの結合

TdT やエキソヌクレアーゼによる塩基の付加や除去

XRCC4-DNA リガーゼⅣ複合体による連結

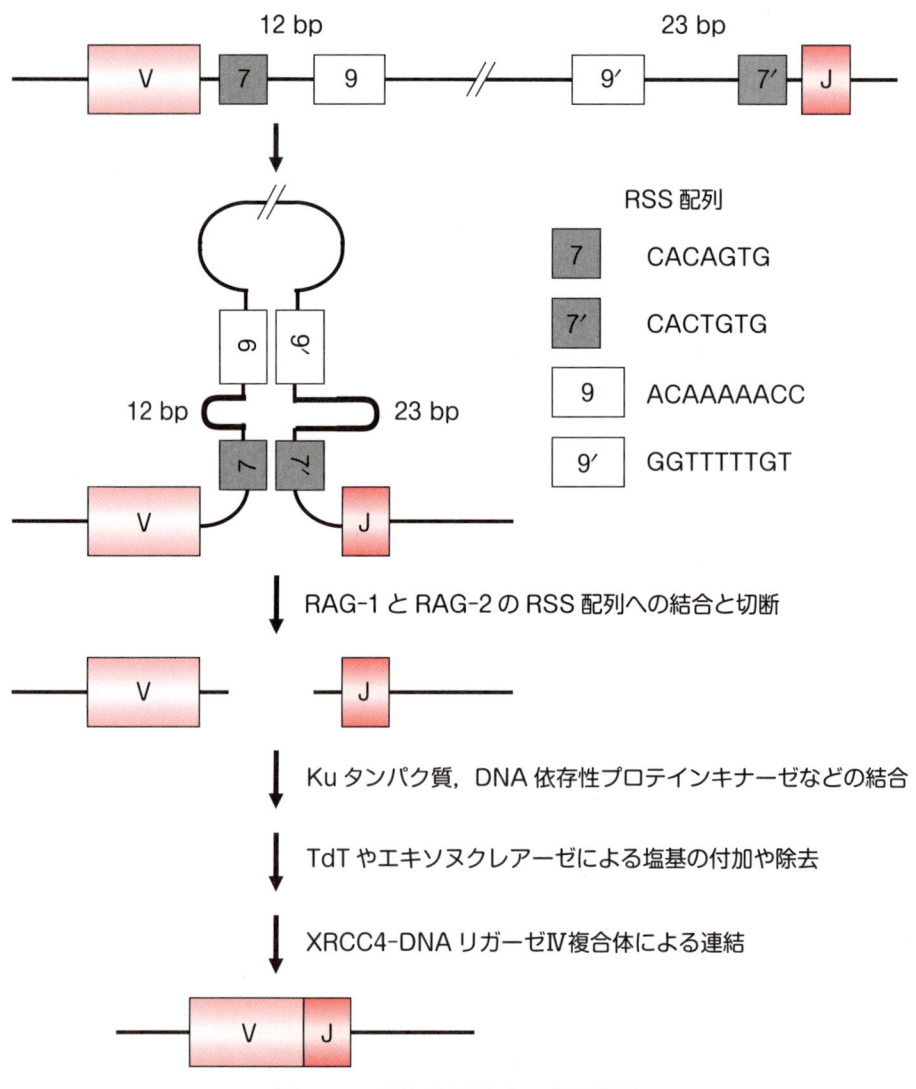

図 4.27 遺伝子再構成の分子機構
　それぞれの遺伝子の上流あるいは下流に存在する7塩基あるいは9塩基のRSS配列が，逆向きに相補的塩基対となってループ構造が形成され，近接するようになった12塩基と23塩基は，RAG-1とRAG-2によって認識されて切断される．切断されたDNAは，修復に関わるタンパク質群によって再連結される．

ル配列 recombination signal sequence（RSS））が12塩基あるいは23塩基離れて存在する．この間隔は，ちょうどDNAの二重らせんの1ないし2回転分の距離に相当する．

そのため，再構成の際に7塩基どうしおよび9塩基どうしが逆向きに相補的塩基対となってループ構造が形成される．その結果として，近接するようになった12塩基と23塩基は，組換え活性化遺伝子 recombination activating gene（RAG）産物である RAG-1 と RAG-2 からなる DNA 切断酵素によって認識されて，DNA は切断される．切断部位には複数のタンパク質が結合し，各末端はランダムに切断される．その後，さらに上述の TdT による塩基の付加，あるいはエキソヌクレアーゼによる除去が起こり，切断部分の配列は不規則なものとなる．このようにして切断された DNA は，DNA の非相同末端再結合に関わる DNA 依存性プロテインキナーゼと XRCC4-DNA リガーゼIV複合体といった DNA 修復に関わるタンパク質群によって連結されると考えられている．失われた DNA 部位は環状 DNA として欠失する（図4.27）．RSS 配列は後述する TCR の可変部の再構成にも関わっていて，遺伝子の再構成を引き起こすために重要な役割を果たしている．

4.3.6　抗体のアイソタイプスイッチ

産生される抗体がその抗原特異性を変えることなく（可変部の構造が変わることなく），他のクラスやサブクラスの抗体に変換されることをアイソタイプスイッチ isotype switching（クラススイッチということもある）と呼ぶ．ヒトのH鎖の遺伝子の J_H 遺伝子の下流には，IgM，IgD，IgG3，IgG1，IgA1，IgG2，IgG4，IgE，IgA2 の定常部をコードする遺伝子 $C\mu \sim C\alpha 2$ が順に並んで存在する．それぞれのC遺伝子の前には，組換えのシグナルとなるスイッチ(S)領域と呼ばれる DNA 配列が存在し，二つのスイッチ領域間で DNA の組換えが起こる．その際に中間の DNA 部位が環状 DNA として欠失する．ただし，IgDのC遺伝子の前にはスイッチ領域がなく，したがって，IgD は IgM と挙動を共にする（図4.28）．

アイソタイプスイッチは，可変部の組換えとは異なり，抗原刺激に依存的な DNA 変化で，どのクラスにスイッチするかは，ヘルパーT細胞の産生するサイトカインの作用によって決まる．

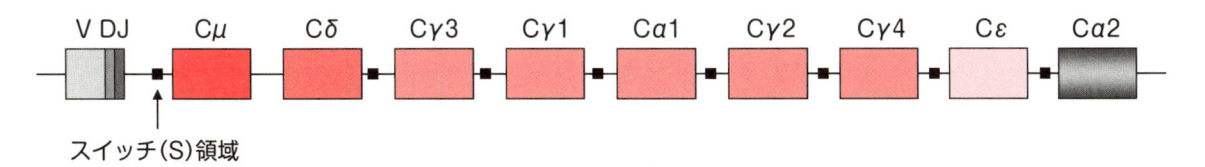

図4.28　H鎖の定常部をコードする遺伝子の構造
J_H 遺伝子の下流に，IgM，IgD，IgG3，IgG1，IgA1，IgG2，IgG4，IgE，IgA2 の定常部をコードする遺伝子が順に並んで存在する．それぞれの遺伝子の上流には，組換えのシグナルとなるスイッチ(S)領域と呼ばれる DNA 配列が存在し，二つのスイッチ領域間で DNA の組換えが起こる．IgM と IgD の間にはスイッチ領域はない．

(1) 膜結合型μ鎖から分泌型μ鎖への転換

可変部はVDJ連結の後，すぐ下流にあるCμとともにRNAに転写されるが，離れて存在する細胞膜貫通部をコードするMエキソンもいっしょに転写される．そして，選択的スプライシングalternative splicingによって膜結合型μ鎖ができる．そしてB細胞が抗体産生細胞に分化すると，スプライシングのパターンが変わって，Sエキソンを含む分泌型の五量体IgMができるようになる．このような選択的スプライシングの機構により，同一の可変部（VDJ領域）をもった二つのタイプのIgMがつくられる（図4.29）．

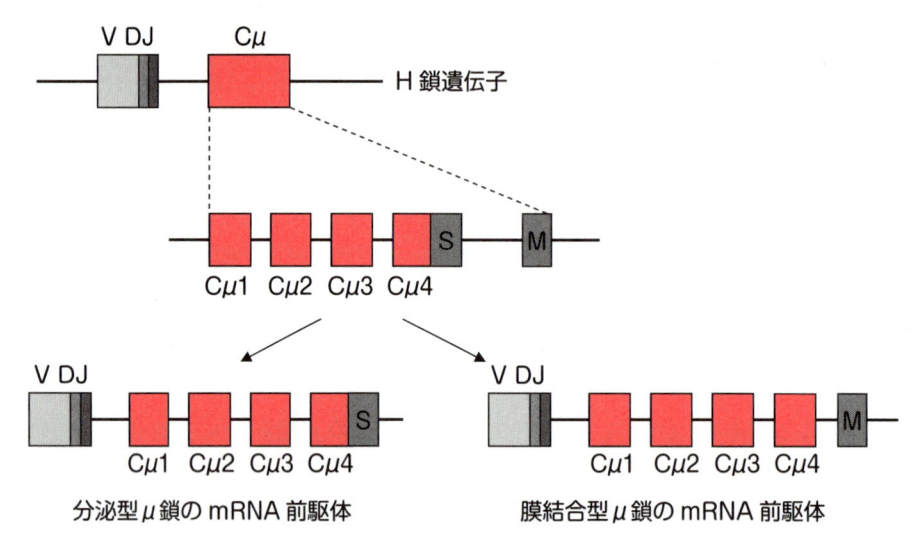

図4.29 RNAのスプライシングによる膜結合型μ鎖から分泌型μ鎖への転換
μ鎖の定常部は，Cμ1からCμ4までの四つのエキソンとCμ4直下のSエキソン（分泌型のC末端をコード），そして離れて存在するMエキソン（膜結合部位をコード）からなっている．B細胞が抗体産生細胞に分化すると，このMエキソンがmRNAに転写されなくなり，代わりにSエキソンが転写されるようになる．

(2) IgMからIgDへのアイソタイプスイッチ

IgMからIgDへのアイソタイプスイッチは，RNAの選択的スプライシングによるもので，染色体DNAの再構成は伴わない．VDJ領域から読まれて転写されるRNAはCμの下流でポリAが添加されるが，一部はさらに進んでCδの下流でポリAが添加される．このような機構によって，同じ抗原特異性をもつIgMとIgDの二つのクラスの抗体が発現されうる（図4.30）．

(3) 遺伝子再構成による異なるクラスの発現

IgMからIgDへのアイソタイプスイッチはRNAスプライシングによるが，ほかのクラスやサブクラスへのアイソタイプスイッチはDNAの組換えによる．各C遺伝子の上流にあるスイッチ領域間の相同的組換えによってアイソタイプスイッチが起こる．スイッチ領域のDNA配列は

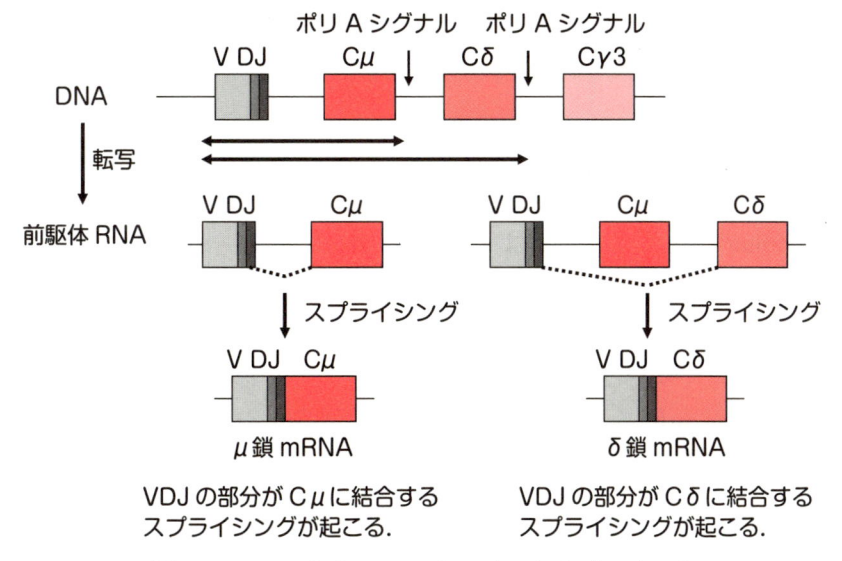

4.3 特異性・多様性を生み出すしくみ

図4.30 IgM から IgD へのアイソタイプスイッチ
IgM から IgD へのアイソタイプスイッチは遺伝子再構成を伴わず，RNA の選択的スプライシングによって起こる．

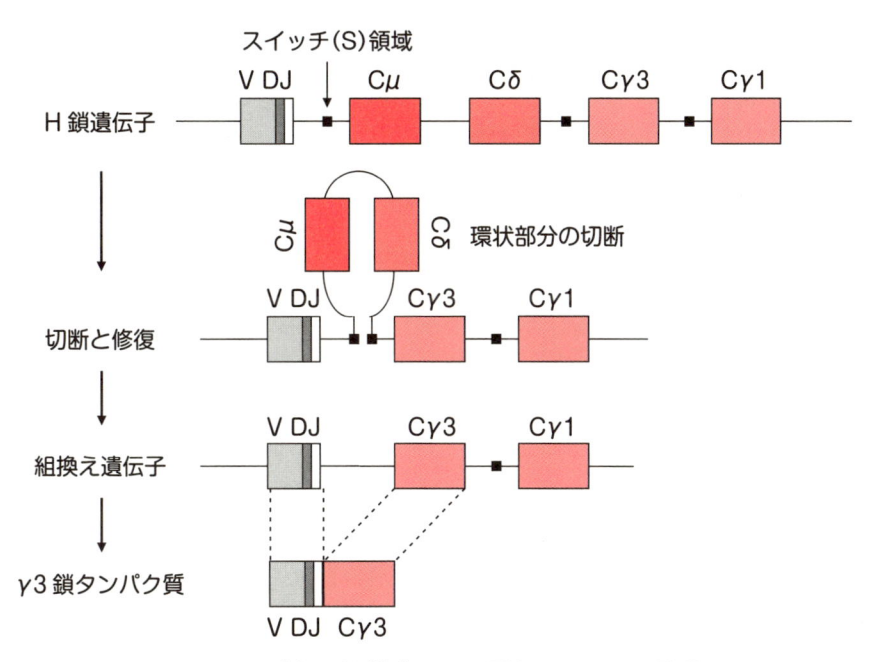

図4.31 遺伝子再構成による異なるクラスの発現
IgD 以外のアイソタイプへの転換は，各 C 遺伝子の上流にあるスイッチ領域間の相同的 DNA 組換えによる．スイッチ領域の DNA 配列は可変部の RSS 配列とは異なっていることに注意．

可変部の RSS 配列とは全く異なっているので，この組換えには RAG-1, RAG-2 とは異なる酵素が働いていると考えられているが，その詳細は不明である（図 4.31）．

4.3.7 レセプターエディティング

　最近の研究によって，B 細胞は必ずしも最初につくり出した抗原受容体に束縛されず，望ましくない受容体を新しい受容体に置換できることがわかってきた．これを**レセプターエディティング** receptor editing と呼ぶ．この過程は特に L 鎖でみられ，RAG-1, RAG-2 の再活性化によって L 鎖遺伝子の再度の V-J 連結と同様な組換えが起こる．その結果，すでに組み換えられた VJ セグメントが除去されて，代わりに全く異なる L 鎖がつくられる．この機構によって，骨髄で自己反応性の BCR を発現する B 細胞がアポトーシスに陥ることなく非自己反応性へ転換されうる．また末梢においても RAG-1, RAG-2 の再活性化が起こることが知られていて，このしくみによって，後述する体細胞超変異とともに，抗原に対する親和性が低い BCR が高親和性の BCR に置換されうる．このような巧妙なしくみによって，最終的に有用な BCR をもつ B 細胞が選別されるのである（図 4.32）．

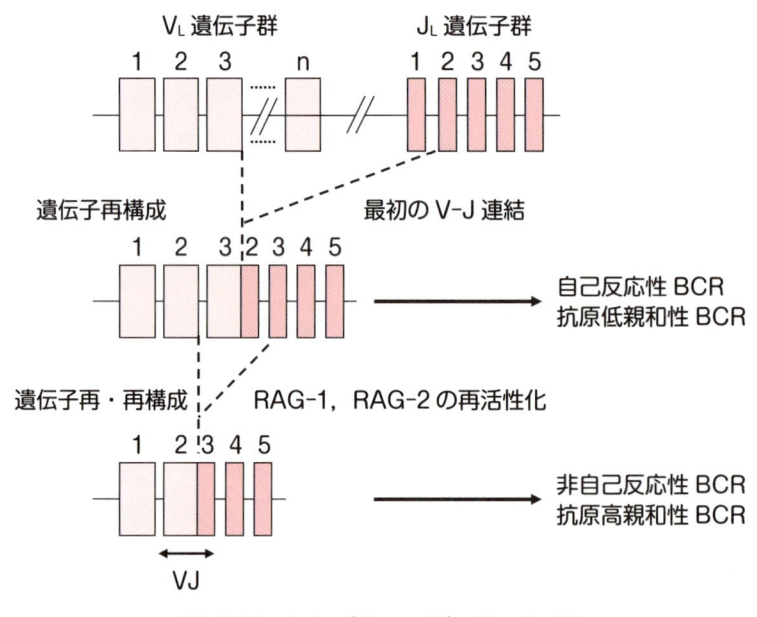

図 4.32 レセプターエディティング
RAG-1, RAG-2 の再活性化による L 鎖遺伝子の再度の V-J 連結と同様な組換えによって全く異なる L 鎖がつくられる．この機構によって，自己反応性の BCR を発現する B 細胞の非自己反応性への転換や，抗原に対する親和性が低い BCR の親和性の増大が起こる．

4.3.8 体細胞超変異と抗体の親和性の成熟

　通常の突然変異率は $10^9 \sim 10^{10}$ 塩基に 1 塩基程度と考えられているが，抗体遺伝子では 10^3 から 10^5 に 1 塩基という高頻度で生じるので，**体細胞超変異** somatic hypermutation あるいは体細胞高頻度突然変異と呼ばれる．このような突然変異は B 細胞分化の後期に起こり，変異が生じ

るのは可変部の超可変部(CDR)とフレーム領域に限られ，定常部では起こらない．

抗体の抗原に対する結合性(親和性)は免疫応答が進むにつれて増大する(**親和性の成熟** affinity maturation)が，これはこの突然変異によって高い親和性をもつようになったB細胞が，選択的に抗原刺激によって活性化するためと考えられる．

4.3.9　T細胞受容体遺伝子の再構成

T細胞受容体(TCR)をコードする遺伝子も，抗体遺伝子に類似した遺伝子再構成のメカニズムで生み出される．未分化細胞での遺伝子構成をみてみると，TCRのα鎖とγ鎖の可変部はV遺伝子群とJ遺伝子群によってコードされていて，抗体のL鎖の遺伝子構造と類似している．一方，β鎖とδ鎖の可変部はV遺伝子群，D遺伝子群，J遺伝子群によってコードされていて，抗体のH鎖に類似した遺伝子構造となっている．なお，δ鎖遺伝子はα鎖遺伝子のV遺伝子群とJ遺伝子群に挟まれているために，後述するα鎖遺伝子の再構成に伴ってδ鎖遺伝子はそっくり失われることとなる(図4.33)．

T細胞の前駆細胞は胸腺で，分化・成熟する過程で抗体遺伝子と同様なメカニズムでV-J (α鎖，γ鎖)またはV-D-J遺伝子(β鎖，δ鎖)を生じる．T細胞にはαβ型TCRを発現する細胞とγδ型TCRを発現する細胞の二つのタイプがあるが，どちらのタイプも共通の前駆細胞から

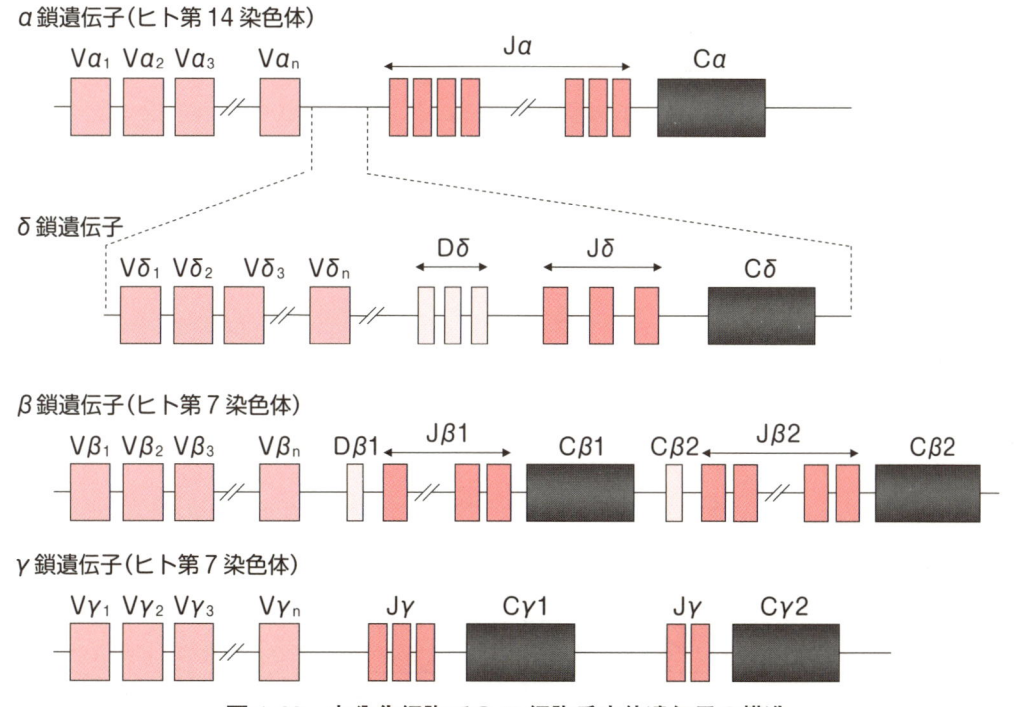

図4.33　未分化細胞でのT細胞受容体遺伝子の構造
δ鎖遺伝子は，α鎖遺伝子のV遺伝子群とJ遺伝子群の間に位置する．α鎖とγ鎖の可変部は，抗体のL鎖のようにV遺伝子群とJ遺伝子群によってコードされている．β鎖とδ鎖の可変部は，抗体のH鎖のようにV遺伝子群，D遺伝子群，J遺伝子群によってコードされている．

図 4.34　プレ T 細胞受容体の構造
再構成に成功したβ鎖はプレ TCRα鎖（pTα）とともに細胞表面に発現される．
B 細胞におけるプレ B 細胞受容体と同様な機能をもつと考えられている．

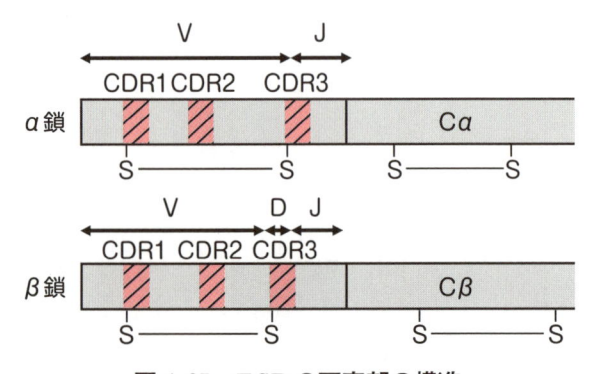

分化する．どのようなメカニズムで二つの T 細胞系列へ分化するのかはまだよくわかっていないが，TCR 遺伝子の再構成の過程は分化の方向を決定する大きな要因である．遺伝子の再構成は，未成熟 T 細胞（CD4⁻CD8⁻細胞）の段階でγ鎖，δ鎖，β鎖でほぼ並行して起こる．γ鎖とδ鎖の再構成に成功すると，γδ型の TCR が細胞表面に発現され，この TCR からのシグナルはβ鎖遺伝子の発現を停止させ，γδ型 T 細胞へ分化させると考えられている．しかし，大多数の T 細胞前駆細胞では，β鎖はその再構成に成功すると，**プレ TCRα鎖**（pTα）と呼ばれる分子とともに細胞表面に発現される（図 4.34）．B 細胞の分化におけるプレ B 細胞受容体の役割と同様，このプレ T 細胞受容体を介したシグナルによって，β鎖の対立遺伝子排除のシグナルが伝達されるとともにα鎖の再構成が誘導される．α鎖の再構成に伴ってδ鎖遺伝子は欠失し，γδ型 TCR は消失する．α鎖遺伝子の再構成に成功して機能的なαβ型 TCR を発現すると，その前駆細胞は最終的にαβ型 T 細胞へ分化する．

図 4.35　TCR の可変部の構造
TCR 遺伝子では体細胞超変異は起こらないので，VJ 連結部あるいは VDJ 連結部に相当する CDR3 の構造が多様性の拡大に貢献している．

抗体遺伝子と同様に，V，D，J遺伝子断片の組合せや結合部での塩基の欠失や挿入により多様性が拡大される．しかし，抗体遺伝子とは異なり，TCR遺伝子では体細胞超変異は全く起こらない．したがって，V(D)J連結部に相当するCDR3の高度な多様性が，抗原との結合に大きく貢献しているといえる（図4.35）．末梢での体細胞超変異は，受容体の多様性を拡大するとともに，自己反応性の受容体を生み出す危険性もはらんでいるので，免疫系の中枢であるT細胞で体細胞超変異が起こらないことは，自己寛容を維持する上で重要である．

4.4 B細胞の発生と分化

T細胞やB細胞などのリンパ球を含むすべての血液細胞は，主に骨髄で造血幹細胞から誕生する．そして，その後は骨髄内の様々な細胞の影響を受けながら，特殊な機能をもつ細胞へ分化していく．中でもT細胞やここで取り上げるB細胞は，細胞表面に抗原と特異的に結合できるタンパク質（抗原受容体）をもつことが最大の特徴である．いずれも抗原受容体をコードする遺伝子の断片に再構成が起こり，抗原上のエピトープに特異的に結合できるようになる（個々の細胞が多様な抗原特異性を獲得する）ことはすでに述べた．多様な抗原特異性の獲得は，自己反応性のリンパ球の発生という危険性を生み出すが，T細胞では胸腺という専門の組織において選別が行われ，自己反応性の細胞が除かれる．一方で，B細胞はその発生の場である骨髄にそのまま留まり，自己反応性をもつ細胞が排除される点でT細胞と大きく異なっている．B細胞は配備の場である脾臓やリンパ節など全身の二次リンパ組織に移動して抗原と遭遇し，最終的に抗体を産生する細胞（形質細胞）に分化する．ここでは，B細胞の発生と抗体産生細胞へどのように分化するのかについて細胞レベルで説明する．

4.4.1 獲得免疫とB細胞

第1章で述べたように，免疫反応は，生まれつき備わっている自然免疫と，抗原が侵入後に特異的に誘導される獲得免疫（適応免疫）の2種類に分けることができる．また獲得免疫も，免疫細胞が実行する「細胞性免疫」と主に抗体が関与する「体液性免疫」に大別される．一口でいうと体液性免疫は，B細胞が産生する抗体分子が抗原に特異的に結合することで開始される免疫反応のことである．B細胞は他の免疫細胞であるマクロファージや樹状細胞などと同じように抗原提示細胞としてもはたらくが，最も重要な機能は，主に細胞外や細胞表面に存在する抗原を標的として抗体を産生し，それらの処理を行うことである．これに対して，ウイルスなど細胞内で増殖する病原微生物や癌化した自己細胞由来の表面抗原を標的にする免疫応答は，細胞性免疫に属する細胞傷害性T細胞やNK細胞などが担当する．獲得免疫では，抗原の特性に応じて細胞性免疫と体液性免疫が機能分担を行っているのである．ただし，この2種類の免疫反応は全く独立して機能しているのではなく，両者がうまく絡み合って進行する．

病原微生物は，進化の途上で保存された生存に欠かせない特有の構造をもっている．自然免疫

は，この病原微生物の構造をパターン認識受容体を用いて速やかに識別して，その病原体を処理することができる．しかし処理できる抗原は限られており，また抗原の構造そのものを記憶しておく性質をもたないため，例えば，将来に全く同じ病原微生物が再び感染する事態に備えてあらかじめ防御能力を維持しておくことができない（第2章）．これに対して獲得免疫は作動するまでにある程度の時間がかかるが，先に述べた抗原受容体（抗体分子およびTCR）の種類を遺伝子の再構成機構により10^{18}種類程度という膨大な種類を準備しておくことで，特異的で非常に強力な免疫反応を起こすことができる．さらに同じ抗原受容体をもつメモリー細胞を体内に長期に渡って温存しておけるので，将来に再び同じ抗原が侵入した際に迅速な対処ができるようになっている．ちなみにワクチンでは，獲得免疫のもつ記憶という性質が巧みに利用されている．ワクチンは通常，抗原性を維持したまま病原性を低下させた特定の病原体が接種されるが，生体ではワクチンに対する免疫応答が起こり，人為的にメモリー細胞が誘導される（第6章）．

B細胞の名称の由来

B細胞は骨髄で様々な細胞に分化できる造血幹細胞から誕生して，最終的に抗体産生細胞に分化するが，抗体産生細胞の存在は，ファブリキウス嚢と呼ばれる鳥類の総排泄口の近くにある器官の機能解析実験により明らかにされた．実験は，ファブリキウス嚢を切除したニワトリに細菌毒素を注射しても細胞性免疫には影響がなかったが，血中の細菌毒素に特異的な抗体が検出されなくなったというものである．そこでファブリキウス嚢 bursa of Fabricius の頭文字のBをとって抗体産生細胞がB細胞と命名された．ファブリキウス嚢は抗原の刺激によって発育が影響を受けるという二次リンパ組織に特徴的な性質をもっている．そのために骨髄のような一次リンパ組織と考えるには無理があり，現在ヒトを始めとする哺乳動物には鳥類のファブリキウス嚢に相当する臓器は存在していないと考えられている．たまたま骨髄の英語表記が bone marrow であり頭文字がファブリキウス嚢と一致していたので，その後B細胞が抗体産生細胞の一般的呼称として定着している．

4.4.2 クローン選択説

多様性，特異性と記憶で特徴付けられる獲得免疫の基本原理は「クローン選択」である（第1章，図1.18）．前述のように自然免疫系の細胞は，細胞上に発現しているパターン認識受容体分子によって，細菌などに存在する共通構造を認識する．これに対して，病原微生物の側も突然変異を起こして免疫系の攻撃をくぐり抜けるように構造を変化させる．つまり，自然免疫系が病原微生物に対抗する能力にはおのずから限界が存在する．

一方，獲得免疫に関わる細胞の表面には，前述のように無数に準備された抗原受容体が存在している．抗原受容体の重要な原則は「個々の細胞はそれぞれ1種類の特異性をもつ抗原受容体のみ発現している」ということである．たとえ単一の抗原特異性であったとしても，リンパ球が膨大な数，準備されていれば，理論上は地球上に存在しないような未知の構造をもった抗原が侵入しても対処可能となる．しかも特定の抗原に特異的なリンパ球だけが活性化され，分化増殖を経

て機能を発揮するようになるので無駄がない．ちなみに1個人は10億種類を超える抗原特異性の異なるリンパ球を備えており，この1セットのことを**レパートリー** repertory（レパトア repertoire ということもある）と呼ぶ．クローン選択説を一口で説明すると，抗原と反応できるクローンが抗原との結合により選択され，選ばれたクローンのみが増殖し，それらが最終的に効果を発揮するエフェクター細胞へと分化するということになる．これは，免疫系が遭遇した抗原の影響を受けてリンパ球のレパートリーの構成を変化させ，臨機応変な生体防御体制を柔軟に構築できることを示している．

　免疫のしくみがほとんどわかっていなかった1950年代に，オーストラリアのマクファーレン・バーネットというウイルス学者が，ある独創的な抗体産生の理論を提出した．それは「体内には元々異なる特異性をもつ無数の抗体産生細胞があらかじめ準備されており，抗原がその表面受容体に結合すると対応するクローンだけが活性化され，増殖・分化して同じ特異性をもつ抗体を大量に産生する」というものであった．ちょうど抗原がクローン（clone：単一の細胞に由来する細胞集団）を選択するという意味から「クローン選択説 clonal selection theory」と命名された．抗原受容体の実体や遺伝子の再構成機構が見いだされるはるかに以前に考えられたこの理論は，その後の遺伝子工学や分子生物学などの進歩により正しいことが証明されていった．

　ではクローン選択説の大前提となる無数の抗原受容体をもつ細胞クローンがどのようにして生み出されるのであろうか？　これはその後，日本の利根川らによって，無数の抗原に対応するク

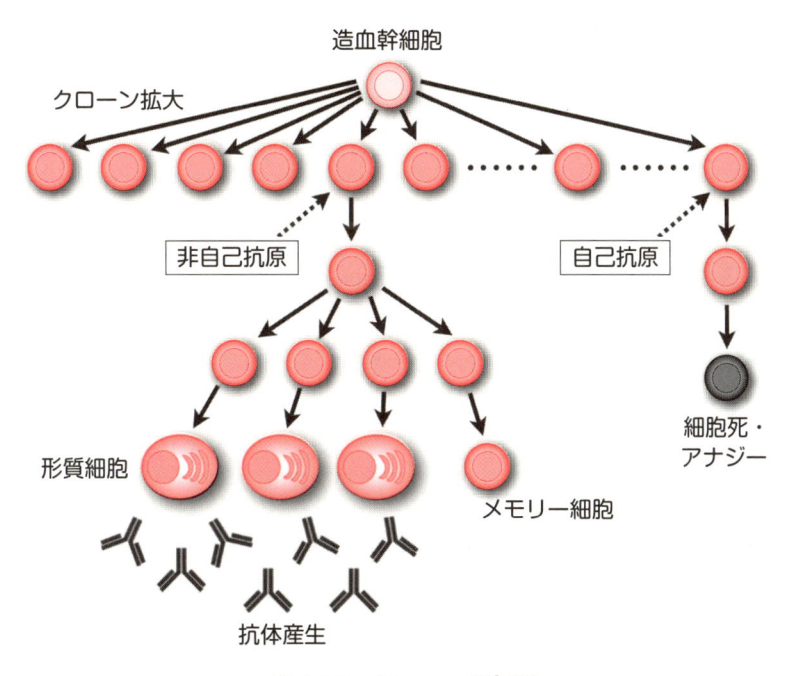

図4.36　クローン選択説
　遺伝子組換えにより，多様な抗原を認識できるB細胞の集団が用意される．そのようなB細胞のうち，自らが認識できる抗原と出会ったB細胞クローンは増殖し，抗体産生に特化した形質細胞へと成熟する．用意されたクローンのうち，自己に反応するものや，不完全な抗体を産生するクローンは排除される．多数のクローンをあらかじめ用意しておき，必要なクローンを増殖させることによって病原体に対応するという「クローン選択」は免疫系の重要なコンセプトである．

ローンが限られた数の抗原受容体遺伝子の組換えにより形成されることが見いだされ，解明された．続いて TCR の存在が明らかにされ，クローン選択説が B 細胞だけでなく T 細胞でもあてはまることがわかった．ほとんどのすべての抗原に対する抗体産生が T 細胞の厳密な制御の下で行われることを考えると，獲得免疫におけるクローン選択説の先見性は驚異的である．

クローン選択説誕生の背景

クローン選択説は，側鎖説や鋳型説などと呼ばれる独創的な考え方をもとに誕生した．側鎖説はドイツのエールリッヒが 1890 年に提出した抗体産生理論である．当時ドイツのベーリングと，日本からドイツに留学していた北里柴三郎は，血清中に存在している病原体の毒素を無力化する物質を発見し，「抗毒素」と名付けていた．エールリッヒは抗毒素がどのように産生されるのかについて，まず血液細胞の表面に細菌の毒素の構造と特異的に結合する受容体の「側鎖」が発現していると考えた．そして毒素が側鎖に結合すると，それが刺激となって細胞が活性化され，同じ構造をもつ側鎖が大量に合成されて，やがて細胞表面でちぎれて細胞外に放出され抗毒素として血清中で毒素に結合するものと考えた．この理論では，一つの細胞に複数の特異性をもつ側鎖が発現することを除けば，抗体産生細胞が細胞表面の受容体で抗原を認識し抗体産生に至るというクローン選択説の根本原理がすでに予見されている点で非常に優れていた．

一方，抗原が侵入して抗体が産生される際に抗原を包み込むように抗体分子が構造を変化させるという理論が，アメリカのポーリングらにより提唱された．抗原が抗体分子の鋳型となって抗体の構造を変化させると考えたことから，鋳型説あるいは指令説（抗原が抗体の立体構造を指令するという意味）と呼ばれた．その後，抗体を含むタンパク質の立体構造が遺伝子のコードするアミノ酸の種類と順番により規定されるセントラルドグマが明らかにされ，現在ではこの理論は否定されている．

4.4.3　B 細胞分化と骨髄ストローマ細胞の役割

B 細胞は，骨髄においてサイトカインや接着分子などの周囲の環境に影響を受けながら段階的に分化する．一方，T 細胞も骨髄で誕生するが，その後に胸腺に移動し分化・成熟が行われる．これに加えて T 細胞は MHC 拘束性を基盤とする複雑な選択過程を経る点で，B 細胞の分化様式と異なっている．ここでは B 細胞の分化過程について解説する．

骨髄において自己反応性クローンの不活性化と消去が起こる際には，B 細胞は非自己抗原から完全に隔絶されていなければならない．T 細胞の分化が行われる胸腺でも事情は同じであり，もし非自己抗原が分化段階で共存すれば「自己と非自己の識別」の確立自体が不可能になってしまう．

まず B 細胞は，最初に抗体遺伝子 H 鎖と，引き続き起こる L 鎖の再構成によって組み合わされた膜結合型 IgM 分子を表面に発現する．その後，骨髄において網目状のネットワークを形成している**ストローマ細胞**が発現する自己抗原と相互作用する．その際に，様々な接着分子や増殖因子が伝える外部からのシグナルにより分化が制御される．B 細胞は骨髄表面から骨髄の内部に

移動しながら分化していく．最終的に，B 細胞は骨髄を離れて脾臓やリンパ節などの二次リンパ組織で抗原と遭遇し，形質細胞へと最終分化をとげる．

B 細胞の分化段階は，細胞表面に発現する分子（マーカー）により分類される．抗体の H 鎖遺伝子の再構成前の段階を**プロ B 細胞**，VDJ 鎖の再構成が終了し IgM の H 鎖に代替 L 鎖が組み合わされて細胞表面に発現する段階が**プレ B 細胞**，その後に L 鎖の再構成が行われて完成した単量体の IgM 分子を表面に発現したものが**未熟 B 細胞**と呼ばれる．未熟 B 細胞は，後述する自己抗原に反応する B 細胞クローンが除去（負の選択）された後に骨髄から二次リンパ組織に移動，あるいは体内を循環しながら抗原刺激やサイトカインの作用により**成熟 B 細胞**へと分化する．成熟 B 細胞は，IgM に加えて IgD を細胞表面に発現しているのが特徴である．ここまでの B 細胞の大まかな分化過程と影響を与える因子の一覧を図 4.37 に示す．

造血幹細胞が骨髄ストローマ細胞と相互作用しながら分化していく際に特に重要な段階が，サイトカインである**幹細胞因子** stem cell factor（SCF）と **IL-7** が作用するステップである．プロ B 細胞の最初の段階では，ストローマ細胞上に発現する接着分子が細胞上の対応する分子と相互

場	B 細胞の分化段階と抗体	主な発現分子や産生サイトカイン	
		B 細胞	ストローマ細胞
骨髄	造血幹細胞	VLA-4	VCAM-1
	プロ B 細胞	c-Kit	SCF
	プレ B 細胞（H 鎖：VDJ 結合／H 鎖と代替 L 鎖）	IL-7 レセプター	IL-7
	未熟 B 細胞（L 鎖：VJ 結合／IgM）	IgM	−
二次リンパ組織	成熟 B 細胞（IgM, IgD）	IgM, IgD	−
	形質細胞（抗原）	−	−

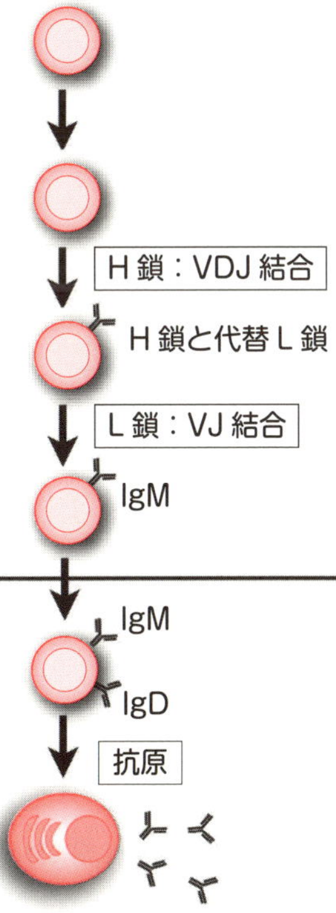

図 4.37 B 細胞の分化と成熟
B 細胞としての分化は骨髄で起こり，T 細胞における胸腺に該当する組織はない．段階的に B 細胞受容体の遺伝子再構成が起こり，多様な B 細胞クローンが用意される．

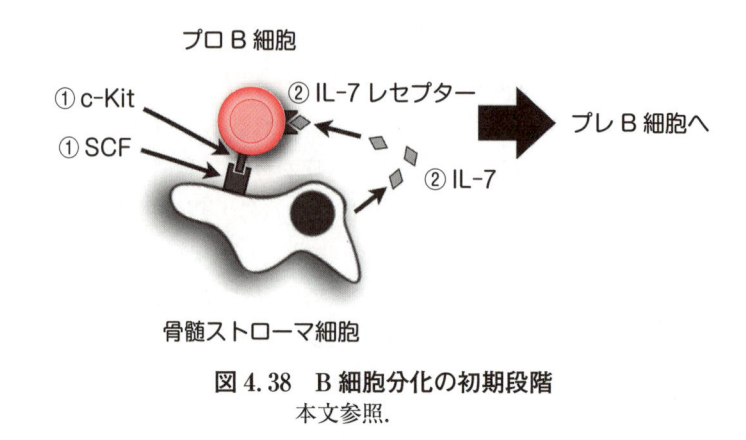

図 4.38　B 細胞分化の初期段階
本文参照.

作用する．その結果誘導されたストローマ細胞上の膜結合型サイトカインである SCF が，c-kit と呼ばれる膜受容体型チロシンキナーゼと結合する．この結合が細胞分裂を促進し，他方でストローマ細胞が合成する IL-7 とともにプロ B 細胞をプレ B 細胞へと分化させる．

ちなみに，SCF は造血幹細胞を自己増殖し維持するサイトカインとしても機能している．以上の段階におけるストローマ細胞と B 細胞の相互作用に関係する分子機構の概略を図 4.38 に示す．

4.4.4　自己反応性 B 細胞の除去

抗体遺伝子の再構成の結果として，自己抗原に親和性をもつ IgM を発現する B 細胞が出現することはすでに述べた．このようなクローンは将来自分自身を攻撃する可能性がある．自己反応性を未然に防ぐために，B 細胞は複数の機構で自己と反応するクローンを除去している．

骨髄内で表面 IgM 分子を抗原受容体として発現する段階（未熟 B 細胞）では，自己のエピトープに親和性をもつ抗原受容体はレセプターエディティングにより L 鎖を取り替えて新たな抗原特異性をもつ IgM がつくられる．新たに合成された IgM がなお自己反応性を示した場合には，B 細胞にアポトーシスを起こして死滅させるシグナルが送られ，そのクローンは除去される．

また自己反応性 IgM が低分子の可溶性自己抗原に弱く親和性をもっていた場合には，排除されるのではなく T 細胞からの共刺激があっても反応しない状態になる．これをアナジーと呼ぶ．アナジーに陥った自己反応性 B 細胞は細胞表面の発現分子パターンが変化し，末梢において T 細胞由来のシグナルの存在する環境下でも抗体産生に至らない．それと同時に，生存シグナルを受け取れないため最終的にクローンは死滅し除去される．

また成長する過程で初めて発現するような自己タンパク質，例えば，性成熟に伴って出現するホルモンやホルモン受容体などのように，骨髄内で未熟 B 細胞が自己抗原として遭遇できない抗原についても，同様の抗原特異性をもつ自己反応性 T 細胞が除去されていれば，その B 細胞が活性化されることはない．

以上のように，二重三重の安全装置が作動して B 細胞が自己抗原に反応しないようになっている．

4.4.5 B細胞の分化と生体内分布

B細胞は，一次リンパ組織である骨髄での分化を経て末梢の二次リンパ組織へと移動する．各リンパ組織はリンパ管と血管をつないでネットワーク化されており，その回路をリンパ球が循環する（第1章，リンパ球の移動）．二次リンパ組織の基本構造は似通っており，T細胞領域とB細胞領域などの区画に分かれているが，より効率的な細胞同士の相互作用のために樹状細胞や上皮細胞，ストローマ細胞などが隣接して配置されている．

B細胞の循環とリンパ組織内への移動は，接着因子やケモカイン等により厳密に制御されている．B細胞は，骨髄内での自己反応性消去後に末梢へと移動する時点ではまだ機能的に成熟しておらず，末梢リンパ組織に到達した後に適当な生存シグナルを受けた少数だけが正常に成熟できる．一方，生存シグナルを受け取ることのできなかったB細胞は短時間のうちに死滅する．骨髄で表面抗原受容体の抗体分子（IgM）の発現が生存のために必要であったのと同じように，二次リンパ組織での生存シグナルがB細胞の最終分化に必須であると考えられている．

B細胞は骨髄で絶え間なく誕生し，分化して末梢リンパ組織に供給される．一方，新生B細胞に相当するだけの数のB細胞は継続的に破壊されており，全体としてB細胞数は均衡が保たれている．その一部には長期生存するメモリー細胞が含まれ，ウイルスや細菌による再感染時に迅速に対応できる体制が維持されている．

4.5 B細胞の活性化と抗体産生

免疫系が効果的に作用を発揮するためには，免疫系の細胞が抗原情報を適切に認識できるように処理する過程（抗原のプロセシング）が必要である．その上で，自己の認識を基盤として非自己のみを排除する機構が作動できる．B細胞は抗体産生を行うとともに種々の抗原の処理も担当している．つまり，表面受容体の抗体分子でタンパク質抗原を結合し細胞内へ取り込み，各種の細胞内酵素を用いてペプチドにまで断片化し，MHCクラスII分子に収容して抗原情報をT細胞へと伝えるという抗原提示細胞としての機能も有している．ここでは，B細胞の果たす2種類のエフェクター機能について解説する．

4.5.1 抗原提示細胞としてのB細胞

抗原提示は2種類に分けられる．第一の抗原提示は，すべての有核細胞（赤血球などの核をもたない細胞を除くすべての体細胞）がMHCクラスI分子を用いて常に行っている．正常な細胞は原則として自己のタンパク質のペプチド断片だけを抗原提示しており，自己抗原をMHC分子とともに認識するT細胞（この場合は細胞傷害性T細胞）は，胸腺で選択を受けてあらかじめ除去あるいは不活性化されているために，自己細胞に対する免疫反応は起こらない．

一方，第二の抗原提示は特殊な免疫系の細胞が能動的に細胞外の抗原を取り込み，**MHCクラスⅡ**分子にペプチド断片を結合させて細胞表面に提示する現象を指す．この過程を実行する細胞はマクロファージ，樹状細胞やB細胞などであり，特に**プロフェッショナル抗原提示細胞**と呼ばれている．プロフェッショナル抗原提示細胞のうちB細胞は，細胞表面の抗原受容体（IgM）を用いて主に細胞外に存在する可溶性のタンパク質抗原と特異的に結合し，取り込んだ後に，細胞内のエンドソームでプロテアーゼによりペプチド単位にまで分解する．抗原提示されたペプチドは**ヘルパーT細胞**がTCRを介してMHC拘束性に基づいて認識する．ヘルパーT細胞は活性化されて種々のサイトカインを放出し，特異的な免疫応答が進行する．

前述のように，B細胞は骨髄で造血幹細胞から分化していく過程で，周囲の環境に存在する自己成分に結合する抗体分子を発現しているものが除外されている．自己反応性をもつB細胞が排除されずに末梢へと移動する可能性はあるが，こうしたB細胞が自己抗体を産生できる可能性はきわめて低い．なぜなら，こうしたB細胞が提示する抗原（自己抗原）を認識し，B細胞を活性化する働きをもつヘルパーT細胞は，胸腺において，より厳密に排除されているからである．

さらに，T-B細胞間相互作用では，B細胞表面上にCD80（B7-1）やCD86（B7-2）といった補助刺激に関与する分子が発現することが必要であり，この制約条件が自己免疫応答を起こりにくくしている．

4.5.2 ヘルパーT細胞との相互作用

抗原は，B細胞に抗体を産生させる際にヘルパーT細胞の補助が必要な**胸腺依存性抗原**と，必要としない**胸腺非依存性抗原**に大別される．胸腺非依存性抗原は，細菌の多糖抗原などの繰返し構造を示す非タンパク質性の成分等が該当し，表面抗原受容体に結合するだけでB細胞が活性化される．この場合は，B細胞表面のIgM分子を一定の間隔で架橋した抗原が複数のシグナルを伝達することにより抗体産生が誘導される．

これに対して，大部分の抗原は，ヘルパーT細胞のヘルプが必要な文字通りの胸腺依存性抗原である．この抗原に対する抗体産生には，B細胞を活性化する異なる2種類のシグナルが重要である．第一のシグナルは抗原の情報であり，第二のシグナルは抗原情報を受け取ったヘルパーT細胞の表面分子経由の情報である．B細胞は第一のシグナルだけではアナジー状態のままで活性化されない．活性化されるためには，抗原提示細胞とT細胞で認められたのとよく似た細胞間の相互作用が必要となる．

相互作用の実際は次のように段階的に進行する．まずB細胞は抗原を細胞表面のIgM分子（B細胞受容体：BCR）で捕える．これが第一のシグナルとしてB細胞に作用する．抗原が結合するとプロフェッショナル抗原提示細胞としての機能を発揮して抗原を細胞内に引き込み，エンドソームという細胞質の袋状の構造の中で酵素により分解する．分解されてペプチド断片となった抗原はMHCクラスⅡ分子と複合体を形成してB細胞表面に提示される．抗原提示されたペプチド情報は抗原特異的なTCRで**ヘルパーT細胞**によって認識されることによって，ヘルパーT細胞に第一のシグナルが伝達される（図4.39）．重要なことは，「T細胞とB細胞が認識するエピトープは同一抗原分子上に存在していなければならない」点である．すなわち，同じ抗原の情報

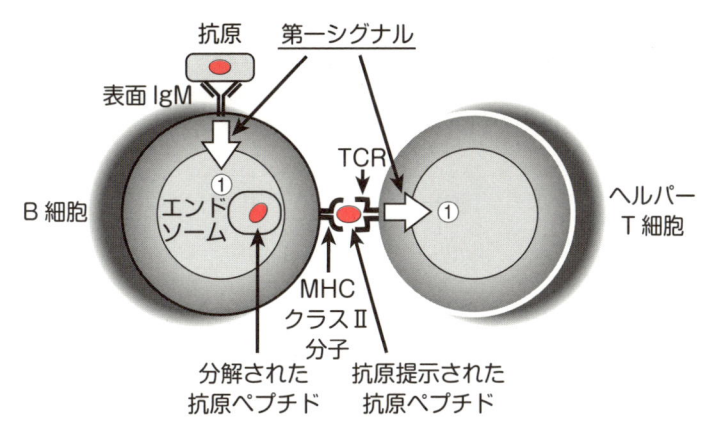

図 4.39 T-B 細胞間相互作用による免疫応答
B 細胞による抗原提示.

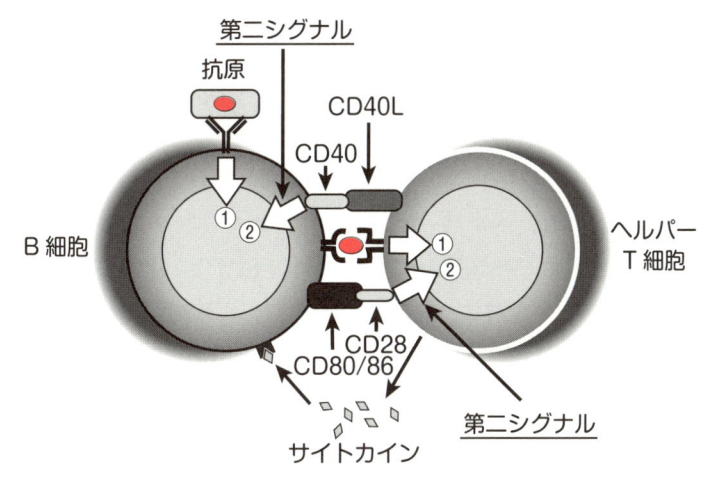

図 4.40 T-B 細胞間相互作用による免疫応答
第二シグナルによる T, B 細胞の活性化.

をお互いの細胞が共有しながら活性化が行われている．このために，特異性が全く無関係なリンパ球どうしにおいて，一方の活性化に基づいて他方が誤って活性化されるという現象が回避されている．

　TCR 経由で第一シグナルが送られたヘルパー T 細胞では，B 細胞上の別の分子である CD80 (B7-1) や CD86 (B7-2) とヘルパー T 細胞上の CD28 が直接結合する．これがヘルパー T 細胞への第二のシグナルとなる．またヘルパー T 細胞上には別の分子である CD40 リガンド（CD40L：CD154）が存在し，B 細胞上のレセプター分子である CD40 に結合して B 細胞の活性化の第二シグナルとして作用する．2 種類のシグナルで活性化されたヘルパー T 細胞は B 細胞との接触面で IL-4，IL-5，IL-6 などのサイトカインを放出し，これらが B 細胞を最終的に抗体産生細胞へと分化させる（図 4.40）．実際は，これ以外の CD54 や CD11a などの多くの細胞表面分子がヘルパー T 細胞の活性化をきめ細かく制御していることが知られている．

表4.2 アイソタイプスイッチを誘導するサイトカイン

抗体のアイソタイプ・サブクラス	誘導サイトカイン
IgG1	IL-4
IgG2a	IFN-γ
IgG2b	TGF-β
IgG3	IFN-γ
IgA	IL-5・TGF-β
IgE	IL-4

　T-B細胞間相互作用においては，例えばB細胞側でのCD80やCD86分子の発現低下や，T細胞側のCD28がCD152(CTLA-4)という別の分子に置き換わることで，シグナルが伝達されにくくなり，その結果としてヘルパーT細胞の活性化が抑制される．行きすぎた抗体産生や抗原が排除された後の収束過程でも，ヘルパーT細胞が中心的な役割を果たしている．

　さて，骨髄での分化過程において未熟B細胞は表面にIgMとIgDを発現している．やがて配備先の二次リンパ組織で抗原と遭遇し，最終的に成熟するとB細胞は状況に応じてIgMの抗原特異性を保ったままIgGやIgAなどの抗体を産生するようにアイソタイプスイッチする．アイソタイプスイッチにも上述のT細胞上のCD40LとB細胞上のCD40との結合が必要であり，加えてヘルパーT細胞由来の種々のサイトカインがアイソタイプスイッチの制御に関与している．詳細が明らかにされているマウスの抗体のアイソタイプスイッチに関与するサイトカインの主なものを表4.2にまとめた．

免疫反応の危機管理

　免疫系の細胞が相互作用する際に複数の情報のやり取りが必要とされる理由は，細胞の活性を適切に調節できることに加えて，安全性を確保するためでもある．それはちょうど銀行のATM(現金自動預け払い機)でキャッシュカードに記録された磁気情報を機械に読み取らせ，その後に暗証番号を入力することで利用者の認証が完了できてはじめて現金の授受が可能になることにたとえられる．ATMではさらにタッチパネルで残高照会や通帳記入などのオプションを選ぶことで，やりたいことが実行できるようになっている．ともかく便利で有効ではあるが，一旦悪用されたりシステムダウンが起こった場合に甚大な被害が想定されるシステムには，複数のチェックポイントが適切に設定されていることが必要なのである．

4.5.3 形質細胞とメモリー細胞

　二次リンパ組織内では抗原を捕えた抗原提示細胞がT細胞領域に移動し，様々な接着分子を介して相互作用する．そこに抗原特異的なB細胞が循環してきてT細胞と相互作用し，B細胞が活性化される．このように二次リンパ組織は，抗原特異性を共有する複数の免疫細胞の出会いの確率を高めることで，効果的な細胞相互作用の場を提供している．活性化されたB細胞はB細胞領域に移動し，サイトカインの影響を受けて形質細胞へと分化していく．形質細胞は，大量の抗体分子を産生するという機能に特化した細胞である．そのため，MHCクラスⅡ分子の発現はなく，またプロフェッショナル抗原提示細胞としての抗原プロセシング作用ももたない．抗体産生に直結する抗体遺伝子の再構成やアイソタイプスイッチ等もすべて終了している．

　形質細胞は，生存するためにヘルパーT細胞からのシグナルを必要とする．形質細胞の寿命は通常数日から数週間であるが，一部は非常に長く生存できるメモリー細胞となる．メモリー細胞は，その後に同一抗原が侵入した際に迅速に増殖して対応できる．ある種のウイルス感染やワクチンの接種では，メモリー細胞により抗原特異性が数十年という長期間にわたり記憶される場合もある．抗体分子は生体内で作用できる期間がせいぜい数週間であるため，抗原の情報が細胞のレベルで維持されることは合理的である．B細胞において，どのような機構でメモリー細胞への分化が制御されているのかはよくわかっていない．

4.5.4 一次免疫応答と二次免疫応答

　免疫学的記憶は細胞間相互作用の両者，すなわちヘルパーT細胞と抗体産生細胞であるB細胞でともに維持されていると考えられている．抗原に対する初回の免疫反応を一次免疫応答，同一抗原の2回目以降の免疫反応を二次免疫応答と呼ぶが，各応答の特性は量的，質的，速度的に大きな違いがあり，記憶のメカニズムと深い関わりをもっている．

　抗体産生の一次免疫反応では，抗原特異的なB細胞クローンが形質細胞にまで分化するのに一定の時間がかかる．産生される抗体は，表面抗原受容体と同じアイソタイプのIgMである．IgMは分泌されると五量体となる．その結果，1分子当たりの抗原結合部位が10か所となるために効率的に抗原を捕えることができる．しかし抗体の抗原に対する親和性は比較的低く，またIgM自体の生体内での寿命が短いために防御効果は短期間しか続かない．IgMが主体の一次免疫応答は，外敵に対し応急措置的に作用する．

　一方，二次免疫応答は一次免疫応答で分化した抗原特異的形質細胞クローンがメモリー細胞として温存されており，これらは一次応答で必要であった分化段階を大幅に省略して，迅速に増殖して大量の抗体を産生し，強力な防御応答を引き起こすことができる．二次免疫応答ではさらにヘルパーT細胞由来のサイトカインによって，同じ特異性をもちながらアイソタイプスイッチしたIgGやIgAが状況に応じて産生される．

　以上のように，体液性免疫では，特異性の記憶を共有するメモリーT，B細胞間の相互作用を通じて，病原体に対して強力，かつ柔軟に対応できることが最大の特徴といえる．

4.5.5 Fc 受容体を介した抗体の作用

形質細胞により産生された抗体は，病原体の中和だけでなく様々な機能を発揮する．補体の古典経路が抗体分子の Fc 部分から開始されることはすでに述べたが，Fc 部分に特異的な **Fc 受容体**(FcR)を表面に発現する様々な免疫細胞に **抗原抗体複合体** が結合することで，細胞に多彩な機能を発揮させることが知られている．この機構に参加する細胞は，**マクロファージ**や**好中球**などの貪食細胞，**NK 細胞**，**マスト細胞**，**内皮細胞**などである．

IgM と IgD に対応する Fc 受容体の存在は明らかではないが，IgG，IgA および IgE 結合する Fc 受容体を発現している細胞と発現する機能をまとめて表 4.3 に示す．

表 4.3 Fc 受容体

Fc 受容体	CD 分類	分 布	主な機能
FcγR I	CD64	単球・マクロファージ・樹状細胞・好中球	貪食／抗原提示促進・ADCC 誘導
FcγR II	CD32	白血球一般・内皮細胞など	貪食促進・好酸球の顆粒放出
FcγR III	CD16	白血球一般	NK 細胞の ADCC 誘導・免疫複合体の除去
FcαR	CD89	白血球一般	貪食促進・ADCC 誘導・炎症メディエーターの放出
FcεR I	—	マスト細胞	脱顆粒の促進・炎症メディエーターの放出
FcεR II	CD23	白血球一般・マクロファージ	IgE 産生の抑制

Fc 受容体経由の作用として，例えばオプソニン化は IgG の Fc 部分が貪食細胞上の Fcγ 受容体に結合することで促進される．また後述するアレルギー反応のうち I 型(即時型)において，マスト細胞や好塩基球では，FcεR I に結合した IgE に特異的なアレルゲンが結合すると，細胞内の顆粒に蓄えられたケミカルメディエーターが細胞外に放出され，様々な局所反応を誘発する．また NK 細胞は，抗体で覆われた標的細胞を細胞表面の Fc 受容体で認識し，抗体依存性細胞傷害活性 antibody-dependent cell mediated cytotoxicity (ADCC) を発動して直接攻撃する．こうした例にみられるように，本来抗原特異性をもたないマスト細胞，好塩基球，NK 細胞などは，Fc 受容体を利用することによって，より特異的な免疫応答(獲得免疫応答)に参加することができる．

Fc 受容体には，抗体のサブクラスに対応する種類をはるかに凌駕する多様性が存在している．表 4.3 に示した機能は代表的なもののみであり，その他にも免疫複合体が Fc 受容体をもつ細胞の機能を巧妙に制御していることが知られている．

Chapter 5

自己と非自己を識別するしくみ

　前章までに免疫系に関わる様々な細胞の役割と，それらがどのように異物を認識し，排除するかを学んできた．病原体は「非自己」であるから排除されるのであり，腫瘍細胞もまた，「自己」から生まれた「非自己」であるが故に排除される運命にある．このように，免疫があくまで「非自己」を排除することを徹底するおかげで，われわれの体は様々な疾患などから守られている．「非自己」は免疫系にとっては「自己でないもの」としてのみ認識される．免疫系，特にリンパ球が自己と非自己を識別できるようになるまでの道のりは複雑であり，いくつかの段階を経てそうした能力が獲得される．そのため，時としては自己を誤って非自己として認識して攻撃することもある．一方，非自己はすべて攻撃や排除の対象というわけではない．なぜなら，食物をはじめ，体内に取り込まれるものの多くは本来非自己の物質で成り立っており，これらをすべて排除してしまっては，生物は到底生存することができなくなるからである．このように，生体に無害な異物の存在を許すための仕組みが免疫系には備わっており，これを免疫寛容と呼ぶ．免疫寛容の破綻は無害な非自己に対する過剰な反応につながることがあり，アレルギーをはじめとする様々な病態の原因となる．そこで本章では，リンパ球，特にT細胞がどのような過程を経て自己と非自己を識別できるようになるのか，そして免疫系がどのようにして一部の非自己を免疫寛容の対象とするのかについて説明する．

5.1　T細胞の発生と分化

　私たちは既に，第1章においてすべての免疫細胞のルーツが造血幹細胞であるということを学んだ．あらゆる免疫細胞は，それぞれの分化に適した環境を必要とする．中でも，MHC-ペプチド複合体を認識することにより厳密に自己と非自己の区別を行うT細胞は，特別な訓練を受けてはじめて免疫系の指揮官としての資格を得る．単純にその構成成分や，電荷，大きさなどに基づいて異物を捉える自然免疫系とは異なり，T細胞はたとえ標的が自己の細胞と酷似していても，非自己であることを見分けることができなければ，免疫系の指揮官として世に出ることは許

されない．そこで本節では，T細胞がどのようにして生まれ，教育されるかについて述べる．

5.1.1　T細胞はどこで生まれるか

造血幹細胞は骨髄（胎児期では肝臓）に分布し，自己複製能と分化能の両方を有する細胞である．分化の方向へ進む場合は，まず骨髄系共通幹細胞とリンパ系共通幹細胞の2系統に分かれる．前者からは血小板，赤血球，単球，顆粒球が生じ，一方，後者からはNK細胞とNKT細胞，そして獲得免疫の中心をなすT細胞とB細胞が分化することになる．T細胞の名前の由来はthymus-derived（胸腺由来の意味）であるが，実はT細胞も生まれ故郷は他の血球系細胞と同じ骨髄である．将来T細胞になることが運命付けられた細胞（T前駆細胞）は発生の比較的早い段階でリンパ系共通前駆細胞から生じ，血流にのって胸腺にたどり着く．胸腺はT細胞の分化器官であり，ここでT細胞として外来性抗原認識能を獲得できた細胞のみが，胸腺からさらに末梢のリンパ器官（リンパ節，脾臓，パイエル板など）へと移動し，ナイーブT細胞として抗原提示細胞との出会いを迎えることになる（図5.1）．

| T前駆細胞は骨髄で生まれ，血流にのって胸腺へ遊走する | 胸腺で未熟T細胞は正の選択と負の選択を受けてレパートリーを形成し，CD4 T細胞またはCD8 T細胞へと分化，成熟する | 胸腺で成熟したT細胞は血中へ流出し，末梢リンパ組織へと遊走する | 末梢リンパ組織へたどり着いた成熟T細胞は，ナイーブT細胞として抗原提示細胞からの刺激を待つ |

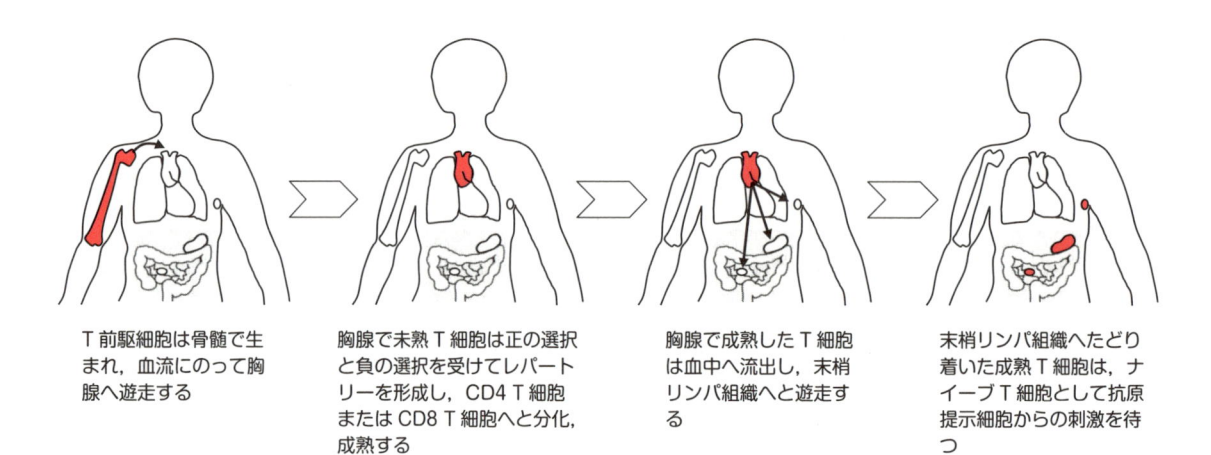

図5.1　生体内におけるT細胞の分化・成熟
T細胞は骨髄の造血幹細胞に由来するが，未成熟な段階で血流を介し胸腺へと移動する．胸腺で増殖し，遺伝子組換えにより多様性を得たT細胞は，その後選択され，ごく一部が胸腺から血流へと移行する．ナイーブT細胞は二次リンパ組織に留まり，抗原提示を待つ．

5.1.2　胸腺はT細胞を教育する

骨髄と同様，一次リンパ組織に分類される胸腺は，胸骨下心臓の真上にある一対の二つの葉から成る器官で，各々の葉は多くの小葉からなる．それぞれの小葉は，外側にある皮質と内側にある髄質から構成される．皮質では，T細胞の前駆細胞である未熟な胸腺リンパ球とまばらなマクロファージが，皮質上皮細胞のスポンジのような網目構造に包まれるように存在する．一方，髄質には髄質上皮細胞間に，成熟した胸腺リンパ球や多くの樹状細胞，マクロファージが存在する

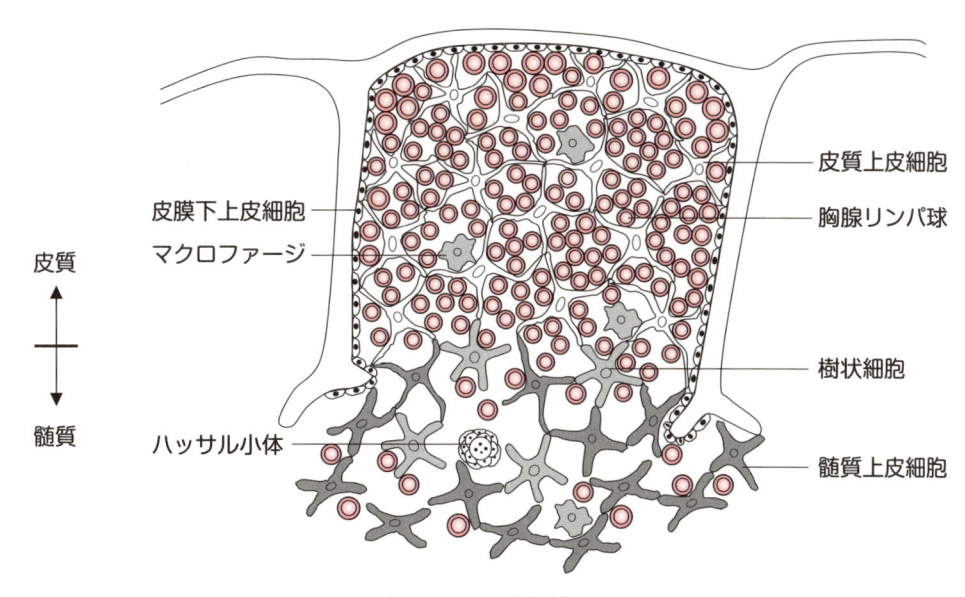

図 5.2　胸腺の構造
胸腺は皮質と髄質からなり，胸腺上皮細胞や樹状細胞，マクロファージなどが T 細胞の選択に関わる．T 細胞は皮質から髄質へと移動する．

（図 5.2）．ヒトの胸腺器官は，胎生期を通じて大きくなり，新生児期に成長が最も盛んになる．思春期までのピーク時には 30〜40 g 程度に達するが，その後加齢に伴い退縮する．高齢者の胸腺は脂肪組織が大半を占めるが，T 細胞を分化させる機能が完全に消失するわけではない．

　胸腺器官の構築と維持には，上皮細胞だけでなく，T 細胞の前駆細胞の移住とその成熟が必要である．すなわち，訓練学校（胸腺）がなければ生徒（T リンパ球）は育たないが，生徒がいなくては学校も成り立たないようなものである．ただし，胸腺という訓練機関はすべての胸腺リンパ球を T 細胞へとなるべく教育するのではなく，むしろ選択するといったほうがふさわしい．事実，ほとんどの胸腺リンパ球が選択の結果アポトーシスに至り，胸腺内のマクロファージによって処理される．まず胸腺にたどり着いた T 前駆細胞は皮質の外周部分で活発に増殖するが，ここには増殖因子として IL-7 が関与している．増殖した未熟胸腺リンパ球はさらに，選択を受けながら皮質の深部，髄質へと分化しながら移動する．T 細胞の分化における胸腺の重要性は，ヒトのディジョージ DiGeorge 症候群やヌードマウスといった，胸腺の形成に欠損のある場合には T 細胞が産生されないという事実から確かめられた．

5.1.3　T 細胞の成熟過程

　胸腺に移住してきたばかりの T 前駆細胞は，CD44 という接着因子を強く発現するものの，まだ CD3，CD4，あるいは CD8 といったような T 細胞表面マーカーを全く発現していない幼若な細胞であり，DN（CD4 も CD8 も発現していないというダブルネガティブ double-negative の意味）細胞とも呼ばれる．DN 細胞は，胸腺の皮質被膜下に発現される IL-7 などに反応して著しく増殖するとともに，CD25（IL-2 受容体の α 鎖）を発現するようになり，同時に CD44 発現を減少

させる．このような分化が進む間に，T 細胞受容体遺伝子再構成に必須のタンパク質 RAG-1 と RAG-2 が発現し，まず β 鎖および γ 鎖の V(D)J 組換えが起こる．また，将来 αβ 型 T 細胞となるか γδ 型 T 細胞となるかの分岐決定はこの頃になされる．

β 鎖遺伝子の再構成の結果，必ずしも β 鎖としての機能をもつタンパク質が発現するとは限らず，そのような DN 細胞は死滅してしまう．また，うまく遺伝子再構成に成功し β 鎖を細胞表面に発現できた DN 細胞でも，α 鎖遺伝子の再構成はまだ起こっておらず，成熟 T 細胞にみられるような T 細胞受容体は発現されていない．しかし，β 鎖はプレ T 細胞受容体 α 鎖（pTα）と二量体を形成してプレ T 細胞受容体となり，CD3 とともに細胞膜表面に発現される．プレ T 細胞受容体は，リガンド刺激がなくてもシグナルを細胞内に伝えられ，このシグナルは，CD25 発現を低下させるとともに細胞増殖を引き起こし，CD4 や CD8 の発現誘導および T 細胞受容体 α 鎖の遺伝子再構成と発現を促す．この時期の CD4 と CD8 をともに発現した細胞は DP (double-positive) 細胞と呼ばれ，胸腺リンパ球の大半を占める．DP 細胞はまだ T 細胞受容体の発現量が低く，またほとんどの DP 細胞は自己の MHC 分子（自己由来のペプチドが結合している）を認識できない T 細胞受容体をもつため（T 細胞受容体のランダムな再構成から生まれる広大な多様性を考えると，たまたま自己の MHC 分子を認識するものができるほうがまれであると理解できよう），その後の選択を受ける機会を与えられないままアポトーシスにより脱落する．一方，自己の MHC を認識する DP 細胞は後述する負の選択および正の選択を受け，成熟過程で CD4 または CD8 の一方の発現が抑制される結果，CD4 または CD8 の SP (single-positive) 細胞へと分化する（図 5.3）．またここで，負の選択と正の選択は自己と非自己を見分ける T 細胞を生み出すためのキーポイントであり，次節でさらに詳しく説明する．

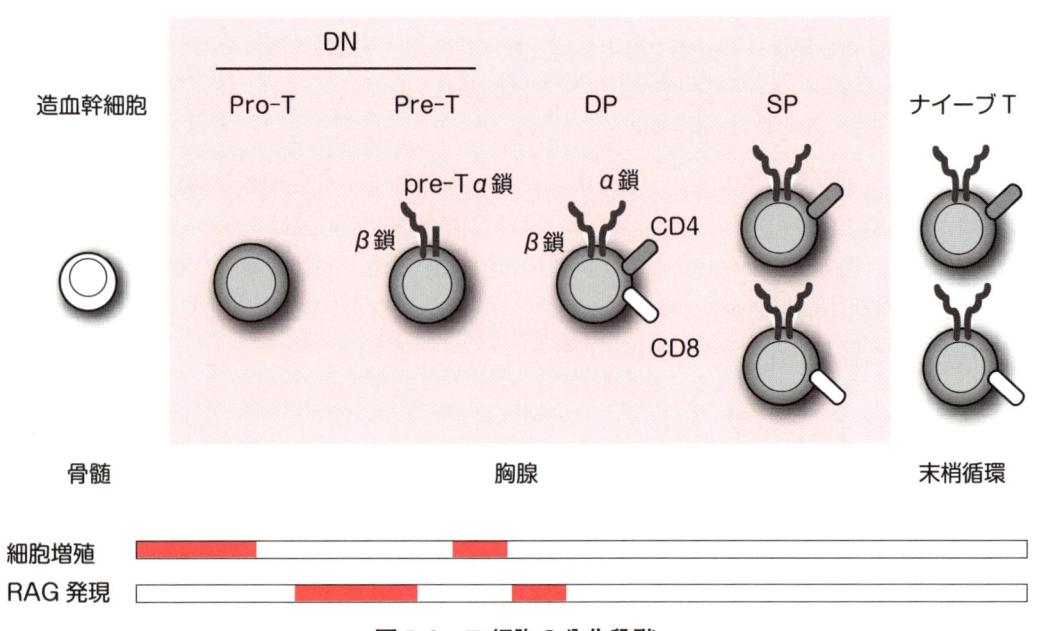

図 5.3 T 細胞の分化段階

T 細胞は胸腺において 2 段階の遺伝子組換えを行い，CD4，CD8 どちらかのみを発現する成熟した T 細胞へと分化する．

5.2 一次リンパ組織における免疫寛容

5.2.1 免疫寛容とは何か

これまで学んできた免疫システムの基本的な特徴は，病原微生物など外来抗原に対して応答し，排除を試みるが，自分自身を構成する物質，いわゆる自己抗原や，腸内などの常在細菌に対しては応答しないというものである．このように，ある抗原に対して特異的に不応答を示す免疫系の性質を**免疫寛容** immune tolerance，または**トレランス** tolerance という．免疫寛容はあくまでも特定の抗原に特異的な不応答のことであり，あらゆる抗原に対する応答が失われている**免疫不全**とは異なるので注意が必要である．万一，自己抗原に対する免疫寛容が破綻すれば，免疫系は自己を攻撃して**自己免疫疾患**をもたらす．一方，抗原特異的な免疫寛容の誘導ができれば，臓器移植などにおける拒絶反応や，アレルギーのような過剰な免疫反応のコントロールが可能になるであろう．

免疫寛容は，特定の抗原に特異的に反応するリンパ球の機能や，あるいはその産生が抑えられることで成立する．免疫寛容の成立には，**一次リンパ組織**における制御と**二次リンパ組織**における制御が関与し，前者を**中枢性免疫寛容**，後者を**末梢性免疫寛容**という．中枢性免疫寛容は，未熟なリンパ球が成熟するまでのレパートリー形成過程において獲得されるものであり，リンパ球分化過程における自己抗原特異的な細胞の排除などが相当する．一方，末梢性免疫寛容は主に，成熟したリンパ球が末梢組織で獲得する免疫寛容である．中枢性免疫寛容によってリンパ球は自己と非自己を識別できる能力を身につけたはずであるが，胸腺において発現していない自己抗原の存在などを考慮すると，中枢性の免疫寛容には限界があることが予想される．中枢性免疫寛容の不完全さから生じる不要な免疫反応を排除したり抑えたりするシステムが末梢性免疫寛容であり，免疫の暴走を抑える安全装置といえるものである．中枢性免疫寛容と末梢性免疫寛容は免疫系の正しい機能に不可欠であり，どちらか一方が欠けても生体にとっては重大な病態を招くことになる．

5.2.2 胸腺における T 細胞の免疫寛容

（1）負の選択

胸腺において，幼弱な胸腺リンパ球が DP 細胞へと分化するまでには，T 細胞受容体が細胞表面に発現する．このとき，T 細胞受容体が認識する分子の特異性を決める可変部のアミノ酸配列は，β 鎖と α 鎖の不可逆的な遺伝子再構成によって任意に生み出され，個々の胸腺リンパ球ごとに異なる．すなわち，T 細胞受容体の可変部の構造は，細胞外からの抗原情報とは無関係に独立

して生み出される．ランダム性の高い遺伝子再構成の結果，この段階での胸腺リンパ球には自己MHCを全く認識しないものや自己の抗原を強く認識するものまで，幅広いレパートリーの認識特異性をもったT細胞受容体が存在している．自己のMHCを全く認識できない細胞は，生存のためのシグナルを全く受け取ることができず，アポトーシスを起こして除かれる．

残った自己MHCを認識できる細胞群のうち，自己抗原を強く認識したものは，将来自己反応性のT細胞になる可能性が高いため，やはりアポトーシスが誘導され，除外される．この機構を**負の選択**（ネガティブセレクション）という．負の選択は，$\alpha\beta$T細胞だけでなく，$\gamma\delta$T細胞のレパートリー形成にも関与するといわれている．

また，負の選択により自己反応性細胞を排除するためには，胸腺ではあらゆる自己抗原のサンプルを網羅して提示できなくてはならない．実際，胸腺の上皮細胞は全身に普遍的に存在するような自己の抗原のみならず，本来特殊な臓器にしか発現しないような自己抗原まで，そのサンプルを細胞表面に発現できるようになっているようである．また，胸腺の樹状細胞も自己抗原提示細胞として負の選択に大きな役割を担っている．

（2）正の選択

負の選択が既に生体内に存在する自己抗原のサンプルを用いて，それに強く反応する細胞を排除するのに対し，将来外来性の抗原を認識できる細胞を選択する機構が存在し，これを**正の選択**（ポジティブセレクション）という．負の選択と違って正の選択では抗原のサンプルを提示することができない．なぜなら，胸腺で抗原を提示してしまったらそれはもはや外来抗原ではなく，自己の抗原となってしまうからである．そこで，胸腺で提示される自己抗原のサンプルに対し，きわめて弱く結合する胸腺リンパ球を，将来外来抗原を提示する自己MHC分子に出会ったときに

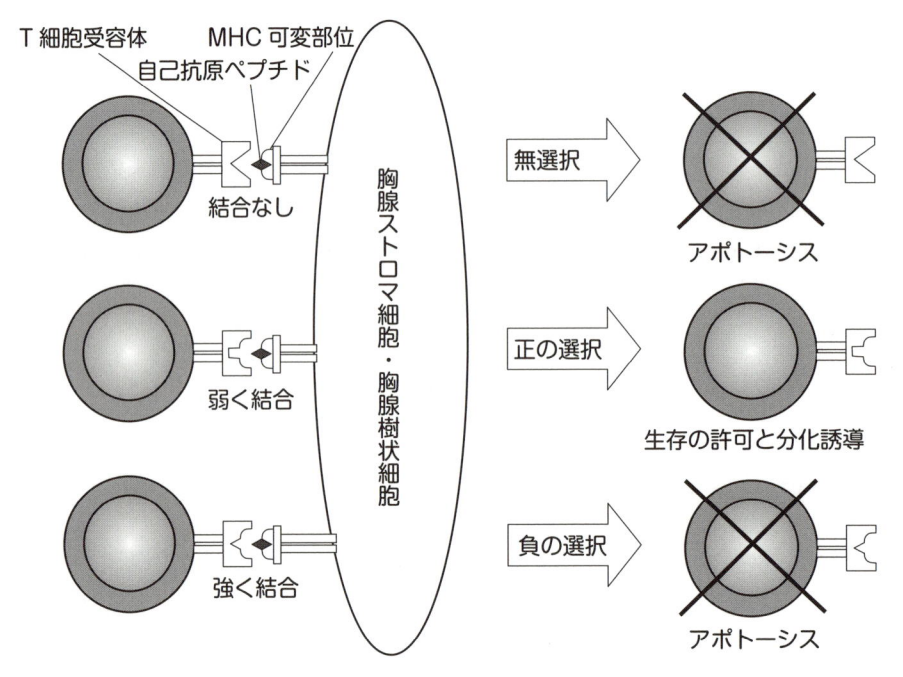

図5.4　T細胞の胸腺における選択

強い反応を示す可能性のある細胞の候補として取り扱い，これらの成熟を許可するという方法がとられている．正の選択においては，DP 胸腺リンパ球は自己抗原を結合した MHC と次々と出会いながらこれを弱く認識することで弱い刺激を受け続け，生存が許されると同時に分化を継続させて，成熟した CD4 または CD8 の SP 細胞となり末梢へと旅立っていくのである．このような負の選択と正の選択による T リンパ球のレパートリー形成は，まさに「自己でないものが非自己」という基本概念を明確に表している．

(3) 負の選択の例外と制御性 T 細胞

胸腺での T 細胞分化における中枢性免疫寛容により，自己反応性の細胞が完全に排除されることになるかといえば，必ずしもそうではない．これらの細胞がアポトーシスを免れる機構としては，一過性の CD4 や CD8 の発現低下，T 細胞受容体 α 鎖の再構成を通じた抗原特異性の変化，あるいは抗原刺激に対する不応答性（アナジー）といった例が知られている．このように胸腺内で自己抗原と出会った DP 細胞が負の選択による排除を回避する例がいくつかみられ，そのうち一部の胸腺細胞は CD4 陽性，CD25 陽性の制御性 T 細胞（第 3 章参照）を生み出す．後述するように，この細胞は末梢性免疫寛容の成立に関与することが知られている．

5.2.3 骨髄における B 細胞の免疫寛容

T 細胞が生まれ故郷である骨髄から離れて胸腺という特殊な教育機関で成熟するのに対し，B 細胞は生まれた場所である骨髄でそのまま成熟する．既に第 4 章で述べたように，B 細胞受容体も T 細胞受容体と同様に遺伝子再構成によって認識の多様性を獲得するために，やはり自己抗原を認識する細胞が生まれてくる可能性がある．このような自己反応性 B 細胞を排除する機構は T 細胞のそれと類似している．骨髄における B 細胞の免疫寛容は，大きく分けると次のような手順で成立する．(1) 未熟 B 細胞の B 細胞受容体が MHC など自己の細胞表面抗原を認識した場合はアポトーシスを起こすか，遺伝子再構成を改めて行い，別の認識特異性をもった B 細胞受容体を発現する．(2) B 細胞受容体が可溶性の自己抗原によって架橋された場合はその抗原に対し不応答性（アナジー）となる．アナジーを起こした B 細胞は末梢へ出てもリンパ節の濾胞へたどり着くことができず，その結果，長く生存することができない．(3) B 細胞受容体が可溶性の自己抗原を非常に弱く認識した場合には正常に B 細胞へと成熟するが，末梢へ出ても自己抗原での活性化は起こらない．(4) 結果的に，骨髄で自己抗原と出会わなかった未熟 B 細胞のみが正常に成熟が進行し，末梢リンパ組織へと移行する．このように，B 細胞の中枢性免疫寛容は T 細胞のそれと違って，負の選択のみで成立しているといえる．すなわち，MHC という「自己」とそれに結合するペプチドという「非自己」を同時に認識しなくてはならない T 細胞に比べると，B 細胞受容体の認識すべき抗原は単に「非自己」であればよいからである．B 細胞の役割として期待されるのは，生体にとって有害な異物に対する抗体を産生することであり，抗体産生の許可はほとんどの場合，同時に（認識部位は大抵の場合 B 細胞とは同じではないが）異物を認識する T 細胞によって与えられる．したがって，自己と非自己を認識する役割は T 細胞にまかせておき，B 細胞は許可された抗体さえ産生すればよいということである．

5.3 末梢における免疫寛容

　胸腺や骨髄といった一次リンパ組織における免疫寛容成立のシステムは，既に述べたように必ずしも完璧なものではない．また，一次リンパ組織で選択され，自己と非自己を見分ける能力を得て成熟したリンパ球であっても，末梢で免疫応答に関わる際に，誤った認識をもとに暴走する可能性がある．例えば，体細胞突然変異により抗原への親和性の増大をはかろうとした B 細胞が，自己反応性の抗体を産生してしまうといった事象も当てはまる．さらに，食物や共生する細菌は非自己であるが，これらに対して激しく免疫応答を行う細胞は排除，あるいは無力化しなければならない．これらに加え，正常に病原体などに対し免疫応答を行った後もリンパ球が活性化状態を持続することにより，放出されるサイトカインや細胞傷害作用により自己を傷つけてしまうという状態も起こることがある．以上のようなリンパ球の暴走による傷害作用に対し免疫系は安全装置を設けており，それが末梢性免疫寛容のシステムである．

5.3.1 末梢における T 細胞の免疫寛容

　胸腺において T 細胞は正の選択と負の選択により厳しく選別され，末梢へ出ることが許されるのは DP 細胞のわずか数 % である．それでも何らかの理由で胸腺での選別を逃れたり，末梢において自己反応性になってしまったりする T 細胞の活性化を防ぐ機構がいくつか存在する．

（1） 活性化誘導性細胞死

　ナイーブ T 細胞は特異的な抗原刺激を受けると活性化して増殖し，さまざまなエフェクター効果を示す．しかし，T 細胞自身が抗原特異的でもそのエフェクター効果は必ずしも特異的であるとはいえず，大量に増殖した T 細胞のエフェクター効果が持続することはいずれ自己を傷害する危険性をはらんでいる．例えば，Th1 細胞などが IFN-γ のような炎症性サイトカインを産生し続けると，炎症の持続により組織が破壊され，関節リウマチやクローン病をはじめ多くの自己免疫性疾患を引き起こすことが知られている．そこで，活性化 T 細胞では持続的な抗原刺激により，自身に Fas および Fas リガンドを発現し活性化 T 細胞同士の相互作用でアポトーシスを誘導するような仕組みがあり，これを活性化誘導性細胞死 activation-induced cell death（AICD）と呼ぶ．しかし，すべての活性化細胞がアポトーシスを起こすわけではなく，ごく一部の細胞は生き残ってメモリー T 細胞となる．AICD は Th2 細胞よりも Th1 細胞に起こりやすいといわれている．また，抗原が自己のものであったとしても，やはり持続的な抗原刺激は同じようにアポトーシスを誘導するので，AICD は末梢性免疫寛容の役目も果たしている．

（2） アナジー

　ナイーブ T 細胞が活性化するためには，抗原提示細胞からの MHC-ペプチド複合体を介した

第一のシグナルの他に，共刺激分子による第二のシグナルが必要であることは既に第3章で述べた．自己抗原を貪食した抗原提示細胞は共刺激分子を発現しないので，T細胞には第一のシグナルしか伝わらない．この場合，T細胞はその抗原に対して**アナジー**になる．この機能のおかげで，T細胞は胸腺では出会わなかった自己抗原に遭遇しても免疫応答を起こさない．

（3） 制御性T細胞による免疫寛容

自己反応性を有する一部の細胞は，胸腺での細胞死を免れて**制御性T細胞**になる．制御性T細胞は，それ自身も自己抗原を認識するが不応答性であり，同様に自己抗原を認識するCD4陽性T細胞の活性化を抑制することができる．最もよく知られるCD4陽性CD25陽性の制御性T細胞には**CTLA-4**（CD152）という共刺激分子が発現しており，これはナイーブCD4陽性T細胞の活性化に必要な共刺激分子である**CD28**と同様にB7をリガンドとし，そのシグナルは負に作用する（図5.5）．ナイーブT細胞と同時に抗原提示細胞へ結合した制御性T細胞は，免疫抑制的なサイトカインの放出や，抗原提示細胞との直接の相互作用を通じて，同じ抗原を認識するナイーブT細胞の活性化を抑えると考えられている．

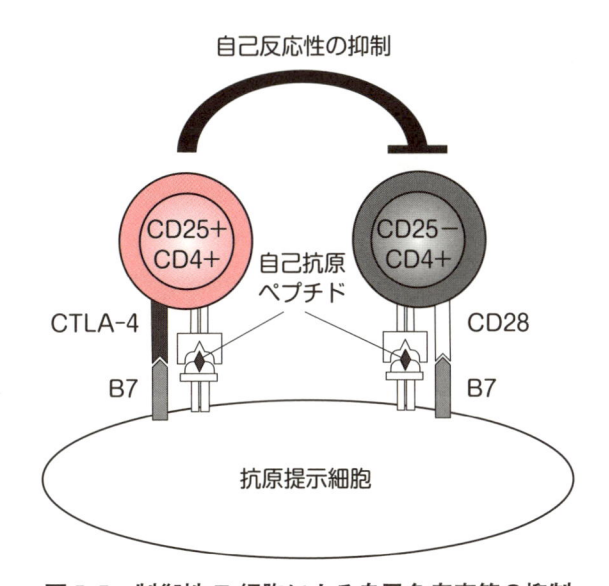

図5.5 制御性T細胞による自己免疫応答の抑制

5.3.2 末梢におけるB細胞の免疫寛容

T細胞に比べると，自己反応性B細胞が末梢へ出現する可能性はかなり高いといえるかもしれない．その理由として，(1)胸腺に比べて骨髄における自己抗原の提示のレパートリーが少ないこと，(2)臓器特異的な抗原に対する負の選択が行われにくいこと，(3)B細胞には活性化した後に体細胞突然変異を起こしてB細胞受容体を変化させる機構があり，その結果，自己抗原に特異的なB細胞が生じてしまう可能性があること，をあげることができる．これらに対しても，T細胞の場合と同様に，B細胞の活性化を抑える末梢性の免疫寛容が存在する．

（1） アナジー

　中枢性免疫寛容と同様に，末梢で可溶性抗原と出会った B 細胞は**アナジー**となる．抗原が外来性の場合はこれに応答する**ヘルパー T 細胞**が存在するのでアナジーは解除されるが，自己抗原に応答する B 細胞の場合は対応する T 細胞が存在しないので，アナジー後にアポトーシスを起こして死滅する．

（2） クローン除去

　B 細胞は抗原に対する親和性を向上させるために，抗原による活性化後に体細胞突然変異を通じて B 細胞受容体を改変する．その結果，自己抗原に強く反応する B 細胞受容体が発現することがある．この時，ヘルパー T 細胞による補助がない状態で多量の自己抗原に出会うことにより，アポトーシスを起こす．このように自己反応性の B 細胞が消失するメカニズムをクローン除去という．

経口免疫寛容と隔絶抗原

　私たちの体表を覆っている皮膚は常に外界と接しているが，それよりもはるかに異物にさらされている部位が存在する．それはヒトの場合，テニスコートよりも広い表面積を有する「内なる外」，すなわち腸管粘膜である．腸管に付属するリンパ装置は最大級の免疫器官であり，パイエル板をはじめとして孤立リンパ小節，クリプトパッチといった独特のリンパ組織を含み，上皮，粘膜固有層にも多数の免疫細胞が存在する．腸管免疫系は病原微生物に対する生体防御として IgA 抗体を分泌する一方で，食物として常に様々な抗原が侵入してくるにもかかわらず，それらに対して免疫応答を起こさない．このように，食物中の成分，特にタンパク質に対する過剰な免疫反応を抑制する仕組みを「経口免疫寛容」と呼ぶ．また，腸内には重量にして約 1 kg にも達する腸内細菌が生息しているが，これを排除しない．この場合，免疫寛容が成立するというよりは，皮膚常在菌と同様の仕組みで共生状態にあるといったほうがふさわしい．事実，腸内細菌も炎症をはじめとする免疫反応を誘導し，腸管粘膜が傷ついたときなどは重篤な病気を引き起こすこともある．しかしながら，腸内細菌の存在は，経口免疫寛容の成立に不可欠とする実験結果も知られている．経口免疫寛容の理解は食品アレルギーの抑制に繋がると考えられているため，その研究成果が期待されている．

　一方，免疫寛容という決してパーフェクトではない機構に頼らず，免疫系と隔離されることによって免疫応答から逃れる手段も存在する．眼球の水晶体や角膜，ぶどう膜，精子，脳細胞等は組織学的に免疫系とは独立しており，これらの抗原は隔絶抗原と呼ばれる．隔絶抗原を有する組織は，神経細胞や精子のように MHC クラス I を発現しなかったり，水晶体や角膜のように血管が通らなかったりすることで免疫系から独立する．例をあげると，角膜移植がまったくの他人をドナー（供与者）とするものであっても拒絶反応が起こりにくいのはこのためである．しかし，隔絶抗原は免疫寛容状態に至っているわけではないため，外傷など何らかの原因で免疫担当細胞に暴露されると，これらを外来抗原と同様に認識されることによって自己免疫反応が起こってしまうのである．

Chapter 6

免疫疾患とその治療法

　近年の研究により，免疫系は様々な疾患の病態形成に関わることが明らかにされている．病原性微生物に対する感染防御は免疫系の基本的な働きであり，感染症は依然として人類にとって大きな脅威である．また，がんは依然として先進国では死亡原因の上位を占めており，がん化した自己細胞の排除に関わる腫瘍免疫に関する理解は重要である．一方で，過剰な免疫応答や，あるいは誤った標的に対する免疫応答の結果，自らの組織が傷害を受けるタイプの疾患も知られている．これらは，アレルギー，自己免疫疾患と呼ばれ，先進国においてその罹患者数の増大が問題となっている．医療技術の発展は臓器移植に代表される高度な治療法を開発してきたが，臓器移植では移植組織に対する免疫応答が大きな問題となる．臓器移植の発展は，免疫抑制剤の開発に負うところが大きい．

　免疫不全症と呼ばれる疾患は，免疫系の機能低下により引き起こされる．これには先天的なものと後天的なものがあるが，いずれも生命に関わる重い疾患である．後者の代表的な例である後天性免疫不全症候群（AIDS）はヒト免疫不全ウイルス（HIV）と呼ばれるウイルスの感染が原因である．HIVの戦略は免疫系そのものを感染の標的にしており，感染細胞の排除が免疫機能の低下につながるという巧妙なものである．

　本章では，こうした様々な免疫疾患を紹介し，その発症機序，および治療法について学ぶことを通じて，免疫系の仕組みについて復習していただきたい．

6.1　感染症における免疫応答

　種々の病原微生物による感染症に対して，様々な防御因子が相互に関連して感染防御システムが形成される．また，微生物の種類や，感染部位（主な感染部位は皮膚，咽頭，消化管粘膜などである）の違い，感染後の経過時間によっても，どのようなシステムが活用されるかが異なる．細菌，ウイルス，寄生虫等の多様な病原体に対抗するために，自然免疫と獲得免疫がバランスよく応答し，様々なメディエーターが分泌され，それらのメディエーターを介して多様な防御因子

が動員される．ここでは感染症を，細胞外で増殖する細菌，細胞内で増殖する細菌，ウイルス感染，寄生虫感染の四つに分類し，それぞれについて概説する．

6.1.1 細胞外細菌

　細胞外で増殖可能な細菌には様々なものがある．これらの増殖による問題点として，炎症反応が起こることによる自己組織の傷害，および細菌がしばしば産生する毒素による傷害をあげることができる．細胞外細菌に対する初期応答では自然免疫のシステムが活躍する．細菌の表面に存在する特徴的な構造は，貪食細胞のToll様受容体により認識され，貪食細胞の活性化が引き起こされる．また，補体の活性化により，細菌はオプソニン化され，同時にアナフィラトキシンを介した炎症反応の促進や，あるいは膜傷害作用による溶菌が起こる．炎症反応の進展は，血管透過性の亢進を介してさらに補体の反応を起こりやすくする．貪食細胞は，補体の助けを借りて貪食するだけではなく，同時にサイトカインを産生し，白血球の局所へのさらなる遊走を促進し，また発熱，急性期タンパク質の誘導を引き起こす．一方，樹状細胞の働きを通じて獲得免疫のシステムが働きはじめると，抗体が産生され，またヘルパーT細胞が局所に現れるようになる．抗体は効率よく病原体を標識し，オプソニン化，細胞傷害の際の目印としてそれぞれ働く．オプソニン化による細菌の貪食は，細胞外で増殖する細菌の排除に最も重要なシステムである（図6.1）．ヘルパーT細胞は，IFN-γに代表されるサイトカインを産生して貪食細胞による貪食，殺菌応答を強化する．

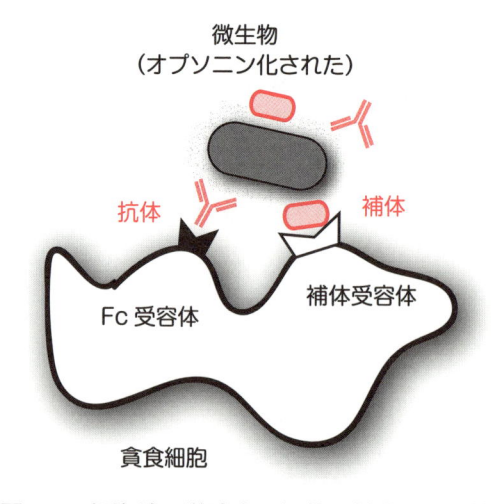

図6.1　細胞外で増殖する細菌に対する防御機構
補体と抗体，あるいは抗体単独によるオプソニン化により貪食され，殺菌される．

敗血症 sepsis
　マクロファージや好中球といった貪食細胞は，貪食するとともに，活性酸素種の産生やリソゾ

ーム酵素の放出を通じて細菌を攻撃する．こうした攻撃方法は周辺の自己組織にも少なからぬダメージを与えるため，通常は行きすぎた反応にならないようコントロールされている．ところが，グラム染色陰性の細菌の重度の感染や循環血中への拡散が起こると，その細胞壁を構成するリポ多糖（LPS）に強力なマクロファージ活性化能があることから，全身で大量の TNF-α 産生が起こる．高濃度の TNF-α 産生は発熱，血圧低下，血液凝固，血糖値の低下といった強い作用を引き起こし，致命的なショック症状をもたらすことがある．これを敗血症という．

　消化管粘膜部位においては，次のような防御機構が考えられている．元来免疫系は，経口的に入ってくる食物抗原に対しては強い免疫反応を引き起こさないように発達してきたが，食物と一緒に入ってくる病原微生物は排除しなければならない．腸管粘膜はしばしば微生物にとって増殖，生存に適した環境を提供し，微生物の侵入に対しての物理的防御力は皮膚組織に比較すると低い．ちなみに，ヒト成人の全粘膜の面積は，テニスコートの 1.5 面分（約 400 m^2）と広く，その約 80 ％は腸管粘膜である．粘膜は常に感染性因子，化学物質などの異物にさらされており，これらの侵入の場となっている．自然免疫系では，マクロファージや樹状細胞による貪食，および粘膜上皮細胞から産生される抗菌ペプチド類のデフェンシンなどによる防御がある．腸管には独自の免疫系が存在しており，腸管関連リンパ組織 gut-associated lymphoid tissue (GALT) と呼ばれる．腸管の二次リンパ組織である**パイエル板**は小腸での免疫応答に非常に重要な役割を担っている．パイエル板の濾胞を覆っている上皮細胞の中で，異物を識別する窓口となっているのが M 細胞である．M 細胞は，上皮細胞間に分布し，微絨毛はなく粘液の分泌能力もない．M 細胞は，腸管内腔の異物を取り込み自らの内部の小胞を利用して，これを組織側へと送り出し（トランスサイトーシス），抗原提示細胞がこれを受け取る（図 6.2）．一方で，粘膜免疫において主要な役割を果たす免疫グロブリンは**分泌型 IgA** である．1 日に産生される総免疫グロブリンの約 70 ％は粘膜から分泌される IgA である．分泌型 IgA は，腸管の粘膜層に存在する形質細胞から産生され，腸管上皮細胞を通り腸管内腔に分泌される．分泌型 IgA は上皮細胞を覆う粘膜に結合して，

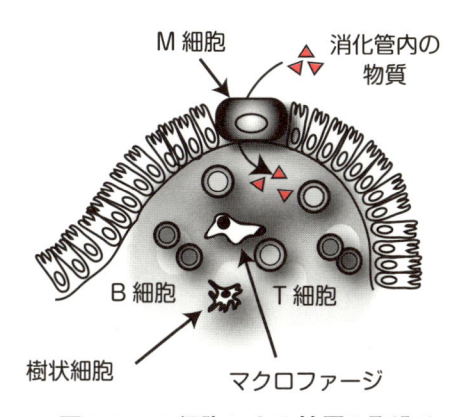

図 6.2　M 細胞による抗原の取込み
　抗原は，パイエル板の腸管上皮細胞の間にある M 細胞から取り込まれ，トランスサイトーシスというプロセスで M 細胞を通り抜け，M 細胞の基底膜側のポケットに待ちかまえている抗原提示細胞のほうに運ばれ，直ちに免疫応答が開始する．

腸管内腔に存在している病原体や異物に対して反応し，中和やオプソニン化作用を示す．

6.1.2 宿主細胞内で増殖する細菌

通常の貪食あるいはオプソニン化された細菌の貪食により貪食細胞内に取り込まれた細胞内寄生性細菌は，貪食細胞内での殺菌機構に抵抗するエスケープ機構を有しており，貪食細胞内で増殖することができる．代表的なものに，結核菌，らい菌，リステリア菌，レジオネラ菌などがある．これらの細胞内寄生性細菌による感染症に対する初期応答では，NK 細胞が重要な役割を果たす．細菌を貪食したものの消化，殺菌できない貪食細胞は，NK 細胞を活性化する膜タンパク質を発現して，NK 細胞からの攻撃を受ける．また，NK 細胞は IFN-γ を産生するため，マクロファージの殺菌能が強化され，寄生細菌のエスケープ機構を無効にすることができる．後期の獲得免疫では細胞性免疫が重要な役割を果たす．小胞内に細菌が寄生する場合は，MHC クラスⅡを介した抗原提示により，ヘルパー T 細胞が活性化され，マクロファージの産生する IL-12 の作用により Th1 に分化し，IFN-γ 産生を通じて殺菌を促進する(図 6.3)．一方，寄生菌がサイトゾルに移動した場合は，MHC クラス I による抗原提示システムが利用され，細胞傷害性 T 細胞により貪食細胞ごと攻撃を受ける．

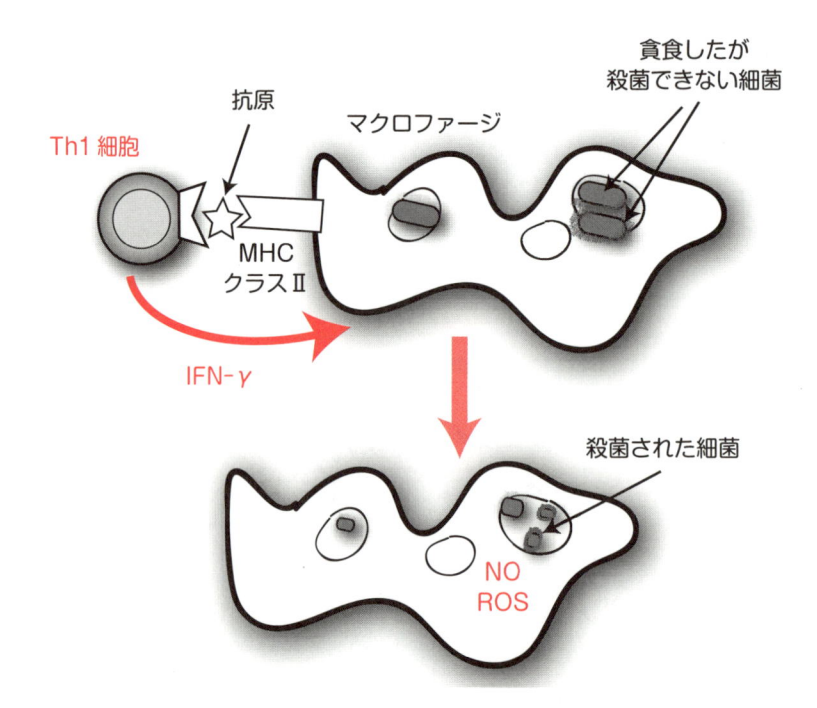

図 6.3　細胞内寄生性細菌に対する防御機構
細胞内寄生性細菌に感染したマクロファージは，MHC クラスⅡ分子を介して細菌のペプチドを提示する．これを認識した Th1 細胞は IFN-γ を産生して，マクロファージを活性化する．活性化マクロファージは一酸化窒素(NO)や活性酸素種(ROS)の産生を介して細胞内細菌を殺菌する．

6.1.3 ウイルス感染

ウイルスは，宿主細胞に感染してその代謝系を利用して自己増殖を行うという特徴をもっている．獲得免疫の成立以前の感染早期では，侵入してきたウイルス粒子に対するマクロファージによる貪食，**I型インターフェロン**（IFN-α，IFN-β）によるウイルス粒子の複製阻害，**NK細胞**によるウイルス感染細胞の傷害などにより感染防御が行われる．この中では，ウイルス感染によりリンパ球やマクロファージ，線維芽細胞，内皮細胞などから速やかに産生されるI型IFNが最も重要な防御因子であり，ウイルス特異的な獲得免疫が成立するまでの間の感染拡大を最小限に抑える働きを担っている．I型IFNの作用により，種々の酵素の発現が誘導され，ウイルスの複製が阻害される（抗ウイルス状態）．また，I型IFNはMHCクラスIの発現を増強し，後述する細胞傷害性T細胞による感染細胞への攻撃というプロセスを強化する．一方，ウイルス感染細胞ではNK細胞を活性化するための膜タンパク質が発現するようになり，NK細胞の攻撃対象となる．NK細胞の自己細胞に対する細胞傷害活性はMHCクラスI分子により通常は抑制されているが，ウイルス感染細胞ではMHCクラスIの発現低下が起こることが多いため，感染細胞はアポトーシスにより除かれる（図6.4）．

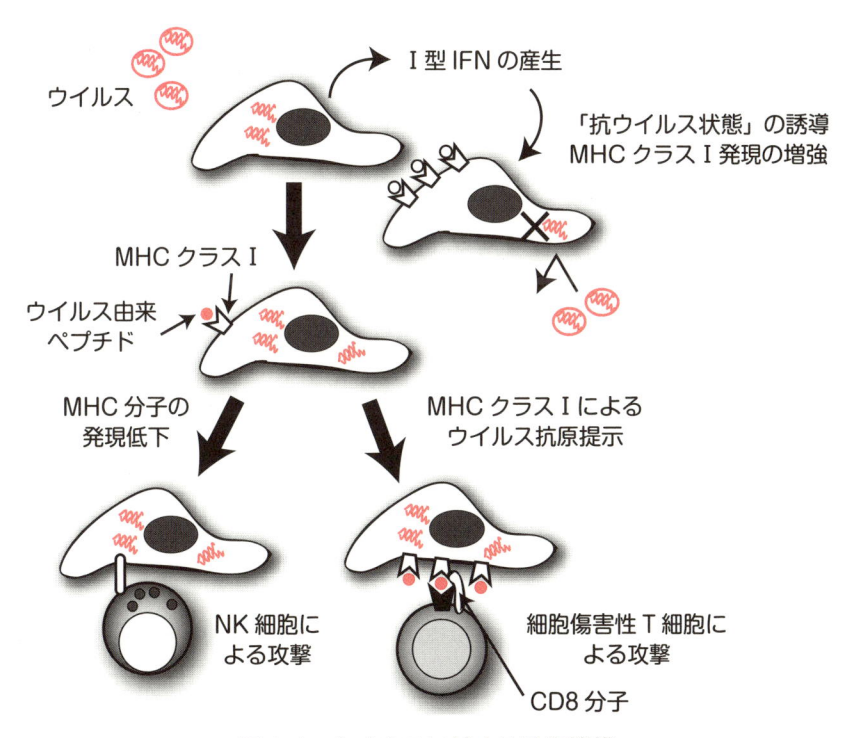

図6.4 ウイルスに対する防御機構
ウイルス感染細胞はI型IFNを産生することにより，周辺の細胞に「抗ウイルス状態」を誘導する．また，I型IFNはMHCクラスIを介する抗原提示を増強する．一方，感染細胞そのものは，ウイルスの働きによりMHCクラスI分子の発現が低下したものはNK細胞に，ウイルス由来抗原を提示する感染細胞は細胞傷害性T細胞に，それぞれ攻撃され，ウイルス感染細胞が排除される．

獲得免疫成立後では，ウイルスに対する特異抗体と**抗体依存性細胞傷害機構（ADCC）**，感染細胞に対する細胞傷害性T細胞や活性化マクロファージによる攻撃がある．抗体分子は，多くの方法によりウイルス感染を阻止することができる．例えば，インフルエンザウイルスに対する抗体による防御にみられるように，細胞表面上のレセプターとウイルス抗原の結合を阻害し，細胞へのウイルスの侵入（感染）を阻止する（中和反応）．あるいは，抗体が感染を防御する能力は，多くの場合補体系に依存しており，抗体がウイルスと結合すると補体の古典経路が活性化されて，ウイルス粒子は活性化補体を介して破壊される．さらに，抗体，および抗体により活性化された補体によるオプソニン化は，貪食反応によるウイルス粒子の排除を促進する．しかしながら，抗体分子は細胞内に入ることはできないので，すべてのウイルスを不活化することは不可能である．つまり細胞内に潜伏感染しているウイルスや，複製された子孫ウイルスを細胞外に放出せずに，隣の細胞に感染を拡大できるウイルス（cell to cell infection）の感染を阻止することはできない．このような場合の感染防御には，**細胞傷害性T細胞**の関与が重要である．活性化された細胞傷害性T細胞は，ウイルスが感染した細胞を特異的に認識して傷害する．そのメカニズムは，ウイルス感染細胞表面のMHCクラスI分子と結合したウイルス抗原ペプチドが，細胞傷害性T細胞表面のT細胞受容体によって認識されることによる．実際，ウイルス感染後3〜4日の末梢血中には著しく増加したウイルス特異的な細胞傷害性T細胞が認められ，これらの細胞は，感染の縮小に伴い減少する．

一方，ヘルパーT細胞は，貪食細胞の活性化や抗ウイルス作用をもつIFN-γや細胞傷害性T細胞の増殖，活性化を促進するIL-2の産生を介して，ウイルス排除を支持する．その結果，感染部位周囲の貪食細胞は活性化され，ウイルス感染防御に重要な役割を果たす．

ウイルス受容体

ウイルスには，免疫に関与する分子を受容体として宿主細胞に感染するものがある．代表的なものに，ヒト免疫不全ウイルス（HIV）のCD4およびその共受容体であるケモカイン受容体CCR5，CXCR4，あるいはEBウイルスのCR2（補体受容体）などがある．ウイルスがどの細胞に感染するかは，ウイルス受容体の発現の有無により決定される．

ウイルスによる免疫応答からのエスケープ機構

ウイルスは宿主の免疫機構を逃れるために様々な方法を採用している．ここでは代表的なものをあげる．

1. 突然変異による抗原性の変化

   抗体による免疫応答では，ウイルス表面の膜タンパク質を認識する抗体が重要な役割を果たすが，抗原となる膜タンパク質に突然変異が高頻度で発生する場合，獲得免疫のシステムが有効に働かないことになる．RNAをゲノムとするウイルスで特に起こりやすい．

2. MHCクラスIを介した抗原提示に対する阻害

   一部のウイルスは様々な段階で，サイトゾルで合成されたタンパク質のMHCクラスIを介した提示を阻害する．これは，MHCクラスIで提示されたウイルス抗原を認識して，ウイルス感染細胞を攻撃する細胞傷害性T細胞に対する抵抗性を高める．しかしながら，MHCクラ

スIによる抗原提示をしていない細胞は，NK細胞の標的となる．
3．免疫抑制分子の産生
　　一部のウイルスの感染細胞では，サイトカイン結合タンパク質や免疫抑制作用のあるサイトカイン(IL-10など)の類縁物質を産生し，免疫応答を抑制する．
4．持続感染による免疫寛容の成立
5．免疫系細胞への感染
　　HIVが代表的な例としてあげられる．免疫系を担う細胞に感染が起こる場合，感染細胞の排除は免疫系の機能低下につながる．

6.1.4　寄生虫感染

　寄生虫(原虫，蠕虫)は細胞外寄生性の病原体であり，複雑な生活史を有しており，慢性的な感染症を起こす．寄生虫感染に対してはきわめて多彩な防御メカニズムが発達しているが，特徴的な応答はIgE抗体産生と顆粒球の増加である．多くの場合，病原体が血中に侵入した場合(マラリアやトリパノソーマなどの原虫)では**体液性免疫**が誘導され，組織のなかで増殖する寄生体(例えば皮膚リーシュマニアなどの蠕虫)の場合には，**細胞性免疫**が誘起される．

(1)　体液性免疫による防御機構

　マラリア原虫 *Plasmodium* spp. やトリパノソーマ *Trypanosoma brucei* のような血液中の寄生虫に対しては，特異抗体の存在により十分に防御される．特にIgGによる応答が重要な役割を演じている．マラリアでは，肝細胞内で増殖したメロゾイト段階の原虫が赤血球に侵入することをIgGが防ぐことで感染を防御しているといわれている．防御メカニズムとしては，オプソニン化された原虫の貪食と，補体依存性の細胞溶解やADCCなどが考えられている．

(2)　細胞性免疫による防御機構

　トキソプラズマ *Toxoplasma gondii*，リーシュマニア *Leishmania* spp. のような原虫の細胞内寄生体はマクロファージの殺菌メカニズムを崩壊させるために種々の策略を用いる．しかし，感染マクロファージからの抗原提示に対して反応したTh1細胞から産生されたIFN-γが，マクロファージを活性化し，これらの寄生体は活性化マクロファージにより傷害される．この過程は，細胞内で増殖する細菌に対する免疫応答と同じである．

(3)　蠕虫感染に対する免疫応答

　マンソン住血吸虫(住血吸虫症)やバンクロフト糸状虫(リンパ性フィラリア症や象牙病)などの蠕虫感染に対する免疫は，おそらくは寄生体の大きさと複雑さのためにあまり効果がなく，排除が難しい．蠕虫に対する防御機構には好中球やマクロファージ，NK細胞なども関与するが，**好酸球**や**マスト細胞**が主要な役割を担う．蠕虫に対する免疫応答では，通常**Th2**応答(IL-4およびIL-5の産生)が優位であり，**IgE**濃度の増大，および好酸球の誘導が起こる．蠕虫は大きすぎ

て貪食できないので，IgE や IgA，IgG がその外部を覆い，好酸球やマスト細胞がその受容体を介して抗体に結合して細胞傷害作用のある顆粒内容物を放出する．マスト細胞が脱顆粒すると，ヒスタミンやセロトニン，ロイコトリエンが放出され，これらを介して腸管痙攣性の下痢が起こり，蠕虫が体外に排除されやすくなる．好酸球の脱顆粒の際には，主要塩基性タンパク質 major basic protein が放出されるが，これは好中球由来のプロテアーゼや活性酸素種よりも強力に蠕虫を傷害する（図 6.5）．

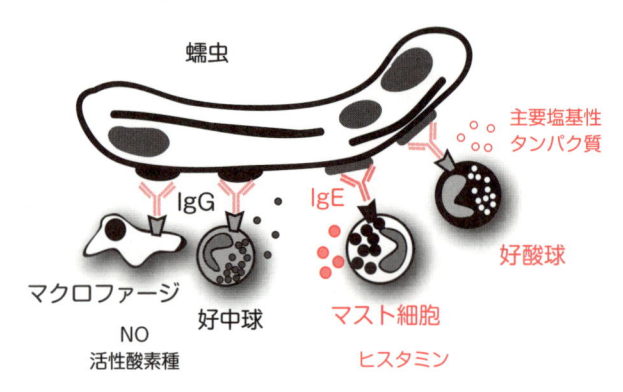

図 6.5 蠕虫に対する防御機構
蠕虫は貪食するには大きすぎる．好中球やマクロファージは IgG を介して結合し，活性酸素種や一酸化窒素（NO）を放出して殺傷する．IgE がマスト細胞の脱顆粒を誘導することで，ヒスタミンが遊離され下痢が起こる．さらに好酸球は主要塩基性タンパク質を放出し，蠕虫に傷害を与える．

寄生虫と原虫

寄生虫には，多細胞性の寄生生物である蠕虫と単細胞の原生動物である原虫に大別される．さらに，蠕虫は線虫類，条虫類，吸虫類に分類され，原虫は鞭毛虫類，根足虫類，胞子虫類，繊毛虫類に分類される．

6.2 過敏症（アレルギー）と自己免疫疾患

アレルギー allergy は，本来無害であるはずの抗原に対する免疫反応によって起こる疾患である．免疫反応は本来からだを守るためにはたらく．すなわち，生体に侵入した外来異物（抗原）は，免疫反応により排除される．しかし，過剰の免疫反応や不適当な形で起こる免疫反応は，生体組織を傷害してしまうことがある．これをアレルギー（過敏症 hypersensitivity）と呼び，からだに障害を与え，疾患の原因となる．アレルギーを引き起こす物質（抗原）をアレルゲン allergen という．アレルギー反応は抗原との 1 度目の接触では起きないが，2 度目以降の接触の際に起こる．アレルギーは外来性物質に対してだけではなく，自己の成分に対する免疫応答によっても引き起

こされる．自己免疫 autoimmunity とは，免疫寛容の破綻によって自己を標的とする抗体（自己抗体）や T 細胞などが自己の組織，細胞を傷害する現象であり，その結果，総称して自己免疫疾患と呼ばれる様々な疾患が発生する．この節では，種々のアレルギー反応の特徴やそれぞれのアレルギーにより起こる疾患について解説する．

6.2.1 アレルギーの分類

本質的には生体防御にはたらく免疫応答により，炎症反応や組織傷害といった生体への傷害が引き起こされるものを総称してアレルギーと呼ぶ．免疫反応により引き起こされる組織傷害は，Coombs と Gell によって，基本的に 4 群（Ⅰ，Ⅱ，Ⅲと Ⅳ型）に分類された（表 6.1）．この分類は，アレルギーに関与する因子と抗原に暴露されてから発症までの時間経過に基づいている．すなわち，Ⅰ，Ⅱと Ⅲ型アレルギーは，抗体が関与する体液性免疫により誘導され，抗原に接触してから比較的短時間で起こる．一方で，Ⅳ型アレルギーは，T 細胞が関与する細胞性免疫により誘導され，抗原に接触してから 12〜24 時間以降と他のアレルギー反応より発症までに時間がかかることから，遅延型アレルギーとも呼ばれる．生体内ではこれらの 4 種の反応が互いに独立して起こるわけではなく，疾患によっては複数の機序で発症する場合や明確に分類できないものもある．多くの自己免疫疾患において，Ⅱ〜Ⅳ型アレルギーの応答を見いだすことができる．

表 6.1 アレルギー（過敏症）の分類

アレルギーのタイプ	抗体の関与	補体の関与	関与する免疫細胞	疾　患
Ⅰ型 （即時型アレルギー）	IgE	なし	マスト細胞	アナフィラキシーショック じん麻疹，鼻炎，喘息
Ⅱ型	IgG, IgM	あり	マクロファージ 好中球，NK 細胞	溶血性貧血，血液型不適合
	IgG	あり	マクロファージ 好中球，NK 細胞	重症筋無力症　（Ⅴ型）* グレーブス病
Ⅲ型	IgG, IgM	あり	マクロファージ 好中球，NK 細胞	全身性エリテマトーデス 糸球体腎炎，血清病
Ⅳ型 （遅延型アレルギー）	なし	なし	T 細胞 （Th1，細胞傷害性 T 細胞）	接触性皮膚炎 ツベルクリン反応

*Coombs と Gell によるアレルギーの 4 分類を示す．Ⅴ型はⅡ型の一種と考えることができる．これらのアレルギーはそれぞれ独立しているわけではなく，複合したタイプの疾患もある．例えば，自己免疫疾患ではⅡ〜Ⅳのタイプのアレルギー応答が多様なパターンで見いだされる．

6.2.2 Ⅰ型アレルギー

Ⅰ型アレルギー反応は，IgE によって引き起こされる．一般的にアレルギーと呼ばれる場合は，Ⅰ型アレルギー反応を意味することが多い．マスト細胞や好塩基球に結合した IgE が抗原と特

異的に結合することにより，これらの細胞は顆粒を放出する．この顆粒中のヒスタミンや，細胞膜でのアラキドン酸代謝を通じて遊離されるメディエーターにより，血管透過性の亢進，平滑筋収縮，粘液分泌亢進といったⅠ型アレルギー疾患に特有の症状が引き起こされる．Ⅰ型アレルギー反応はアナフィラキシーと呼ばれ，抗原に接触後速やかに起きる即時型の反応である．これらの症状を引き起こすアレルゲンの例として，室内塵（ハウスダスト），真菌（胞子），スギなどの花粉，卵や牛乳などの食物由来の物質などがあげられる．

（1） 反応機構

1） IgE 産生の誘導：特定の抗原で感作された個体が再び同じ抗原に出会い，それらが粘膜上皮や皮膚に沈着することにより，即時型アレルギーにつながる免疫応答が始まる．感作の段階では，抗原は抗原提示細胞によってヘルパーT細胞に提示され，Th2細胞が分化する．分化したTh2細胞から放出されるIL-4やIL-13は，B細胞のアイソタイプスイッチを誘導しIgE産生を促す．

2） 即時型反応：産生されたIgEは，マスト細胞上のIgE特異的Fc受容体（FcεRI）に結合する．マスト細胞は，腸管や気道など粘膜下組織や血管壁に沿った結合組織に存在し，その細胞質中の分泌顆粒には種々のメディエーターが含まれている．マスト細胞に結合したIgEと抗原が特異的に結合し，抗原が複数のIgE-Fc受容体複合体を架橋することにより，顆粒が放出される（脱顆粒）（図6.6）．マスト細胞は，補体に由来するアナフィラトキシン anaphylatoxin（C3a，C5a）や，サブスタンスPのような神経ペプチド，あるいはハチ毒に含まれるマストパランなど様々な物質によっても活性化され，脱顆粒を起こす．そのためこうした物質はⅠ型アレルギー様の症状を引き起こす．

顆粒内には，ヒスタミンやセロトニンをはじめとする多彩なメディエーターが蓄えられており，脱顆粒により放出されることによって，周囲の細胞に対し，血管透過性の亢進，平滑筋の収縮，粘液分泌亢進などの炎症作用を起こし，アレルギー状態を導く．これらの反応は，抗原によるIgE-Fc受容体複合体の架橋後，短時間に認められる即時型反応である．ヒスタミンが三叉神経終末を刺激して起こるくしゃみや鼻水，あるいは，アトピー型喘息患者が抗原吸入後に起こす気管支の痙攣なども即時型の反応である．

3） 遅発型反応：活性化したマスト細胞の細胞膜では，アラキドン酸由来の脂質メディエーター（ロイコトリエン leukotriene，プロスタグランジン prostaglandin 類や血小板活性化因子 platelet activating factor（PAF）など）の合成が促進される．これらの物質は，強い気管支収縮作用をもち，また，血管透過性を亢進し，炎症細胞の局所への遊走を促進する．さらに，数時間後には新たな転写誘導により，種々のケモカインおよびサイトカインが産生される．ロイコトリエン類やサイトカインは，即時型反応から遅れて産生され，各種白血球の炎症局所への動員を誘導している．炎症局所に浸潤した白血球は，さらにそれぞれのメディエーターを放出することにより遅発型反応を起こす．こうした応答は遅発型の反応ではあるが，IgEとマスト細胞，好塩基球に依存する反応という点で，Ⅳ型とは区別される．遅発型反応が起こっているときには，気管支喘息では呼吸機能の低下が長時間みられ，多数の好酸球浸潤が認められる．浸潤した好酸球の顆粒から放出されるMBP（major basic protein），ECP（eosinophil cationic protein），好酸球ペルオキシダーゼ eosinophil peroxidase（EPO），ロイコトリエン，PAFなどの因子を介して，気道粘膜

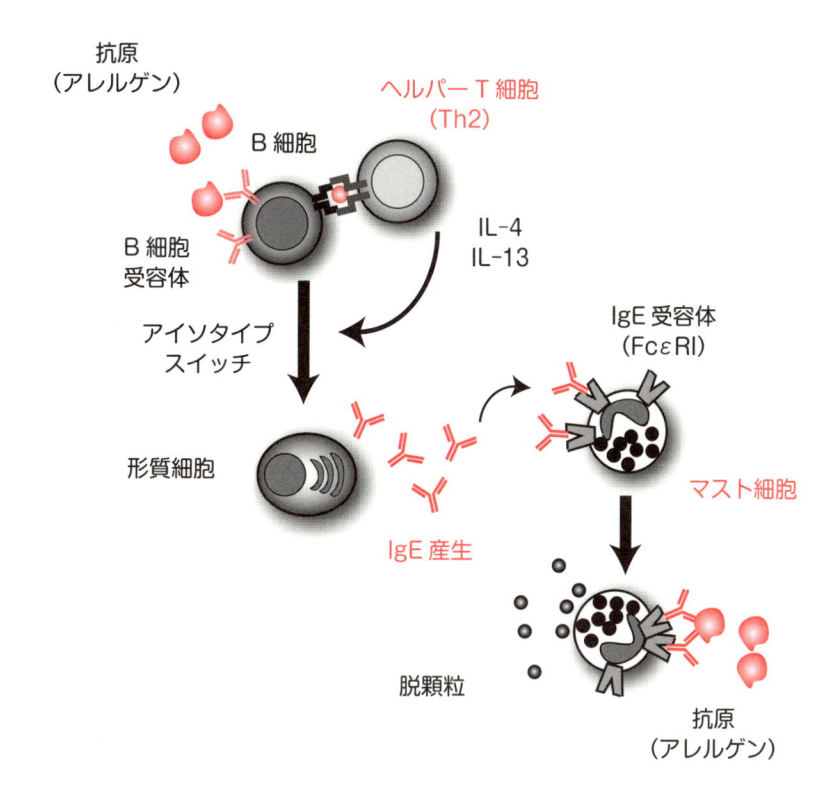

顆粒内メディエーターの放出：ヒスタミン，プロテアーゼ
脂質代謝により産生：ロイコトリエン，プロスタグランジン，PAF
転写誘導により産生：サイトカイン

図 6.6　I 型アレルギーの発症機構
アレルゲンを認識する B 細胞による抗原提示が，ヘルパー T 細胞，特に Th2 細胞に認識されると抗体産生が活性化される．Th2 細胞から放出される IL-4 や IL-13 の産生を通じてアイソタイプスイッチが起こり，B 細胞は IgE の産生を行う形質細胞へと成熟する．IgE は組織中のマスト細胞の IgE 受容体に結合する．再度，アレルゲンが現れると，IgE 受容体が架橋され，様々なメディエーターが次々と産生される．

が傷害され症状が慢性化することもしばしばみられる．

（2）　I 型アレルギー疾患

主な I 型アレルギー性疾患を以下に挙げる．

1）全身性アナフィラキシー：アレルゲンが体内に入って数分後に，全身痙攣，呼吸困難，血圧低下，体温低下などを伴うショック状態を起こる．このとき，気管，気管支には強い収縮があり，一般に，平滑筋は収縮し，毛細血管は拡張する．薬物アレルギーとして全身性アナフィラキシーが現れることがある．食物由来のアレルゲンによる全身アナフィラキシーを予防するために，国内では食品衛生法により特定原材料として表示を義務化されているもの（小麦，卵，乳，そば，落花生）がある．

2）局所性アナフィラキシー：感作されたヒトの皮内に抗原が入ると，腫脹が起こる．また，気道や消化管粘膜では浸出性反応が起こる．これらの浸出性反応は，微小循環系の透過性亢進によ

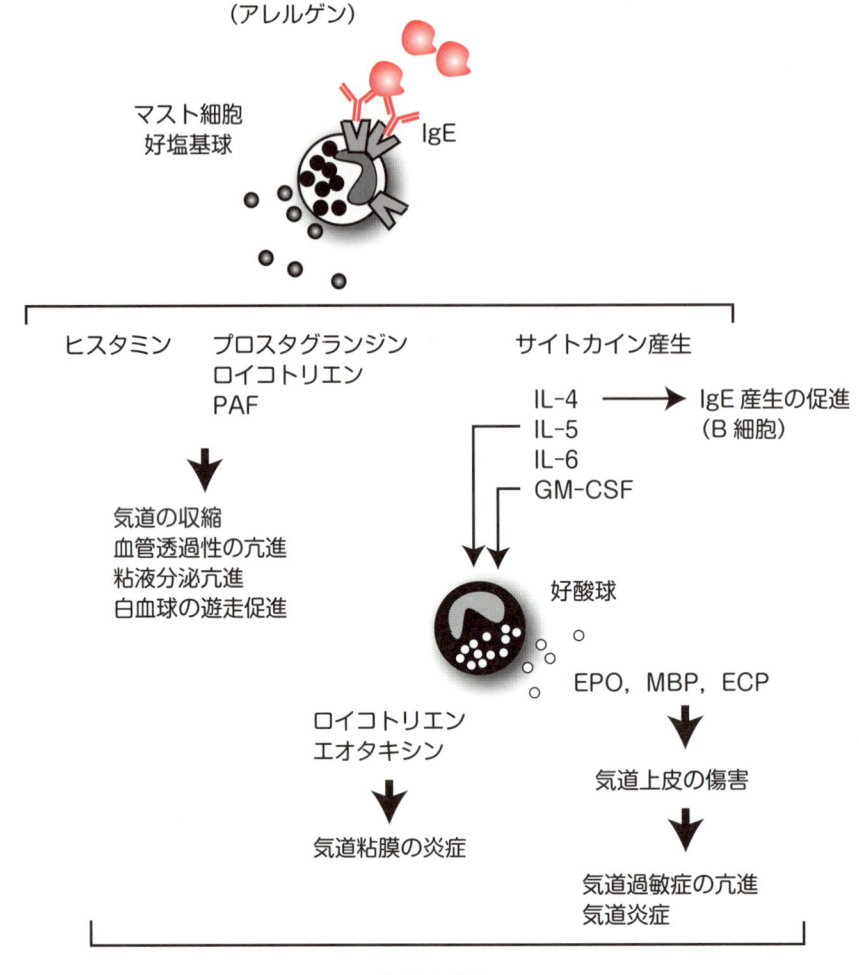

図 6.7　アレルギー性の気管支喘息における病態形成

マスト細胞は脱顆粒を通じてヒスタミンを産生し，その後，プロスタグランジンやロイコトリエン，PAF といった脂質由来のメディエーターを産生する．早い段階で放出されるこうしたメディエーターは，気道収縮や血管透過性の亢進，白血球の遊走促進に働く．一方，1 時間から数時間後にはサイトカイン産生が起こる．IL-4 は，IgE 産生を促進するように働き，IL-5 や GM-CSF は好酸球の分化や増殖を促進する．誘導された好酸球は，顆粒内に含まれる酵素やメディエーター，ロイコトリエンやケモカインを介してさらにアレルギー症状を増強する．

り起こり，反応が素早く現れる．

① 気管支喘息：マスト細胞から放出されたヒスタミンやロイコトリエンなどのメディエーターにより，血管の透過性が亢進，白血球浸潤が起こり，粘膜に浮腫，腫脹が現れ，気管支収縮が起こる．好酸球が症状の増悪に関係し，最終的には気道狭窄から呼吸困難に陥り，慢性化しやすい．

② アレルギー性鼻炎：鼻粘膜でⅠ型アレルギー反応が起こり，鼻粘膜の浮腫による鼻閉，ヒスタミンなどの刺激によるくしゃみ，鼻粘膜での分泌亢進による鼻汁などの症状が起こる．アレ

ルギー性結膜炎では，同様の機序により，充血やかゆみを伴う症状がみられる．
③ 蕁麻疹：皮膚で起こる I 型アレルギー反応である．脱顆粒により放出されたヒスタミンなどのメディエーターの作用により，皮膚の血管透過性が亢進し浮腫が起こる．また，血管拡張を伴い，紅斑が現れ，かゆみを伴う．
④ アレルギー性胃腸炎：食物由来の物質がアレルゲンとなり発症する．メディエーターの作用により，腸運動の亢進，粘液分泌亢進により，腹痛や下痢が起こる．嘔吐が起こることもある．

（3） 治療薬

アレルゲンとの接触から発症までの一連の反応について，それぞれのステップが治療の標的となっており，種々の治療薬がある（図 6.8）．抗アレルギー薬には，メディエーター遊離抑制薬，ヒスタミン H_1 受容体拮抗薬，トロンボキサン A_2（TXA_2）合成阻害薬や拮抗薬，ロイコトリエン（LT）受容体拮抗薬，および Th2 サイトカイン合成阻害薬などがある．

1） メディエーター遊離抑制薬：抗原による IgE-Fc 受容体複合体の架橋により起こる脱顆粒を阻害することにより，ヒスタミンをはじめとするメディエーターの遊離を抑制する．アレルギーに予防的に働くが，アナフィラキシー反応が起こっている状態では効果がない．クロモグリク酸ナトリウム，トラニラスト，タザノラストなどがある．また，塩酸アゼラスチンは，ヒスタミン H_1 受容体拮抗薬であるが，ロイコトリエンの遊離抑制作用があることが知られている．

2） ヒスタミン H_1 受容体拮抗薬：ヒスタミンの受容体サブタイプには H_1〜H_4 の 4 種類があり，抗アレルギー薬としては，H_1 受容体拮抗薬が使用される．初期に開発された第 1 世代として，d-マレイン酸クロルフェニラミンは広く用いられているが，中枢神経抑制作用や鎮静作用がない第 2 世代の抗ヒスタミン薬として，塩酸フェキソフェナジン，塩酸エピナスチン，塩酸オロパタジンなどがある．

治療法	アレルゲンの回避	膜安定化	メディエーターのアンタゴニスト		免疫抑制作用をもつ治療薬
治療薬		クロモグリク酸ナトリウム	ヒスタミン H_1 受容体拮抗薬	ロイコトリエン受容体拮抗薬	糖質ステロイド，Th2 サイトカイン阻害薬

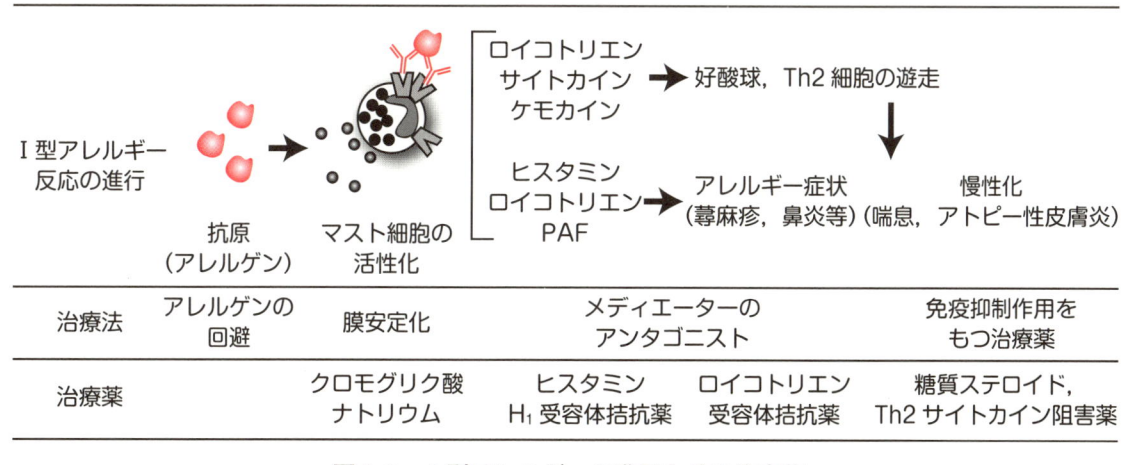

図 6.8　I 型アレルギーの進展とその治療薬
脱顆粒を伴うマスト細胞の即時型の活性化は，クロモグリク酸ナトリウムに代表される膜安定化作用のある治療薬により抑制される．一方，一旦マスト細胞が活性化すると放出されるメディエーターを受容体のレベルで阻害しなければいけない．ヒスタミン H_1 受容体拮抗薬やロイコトリエン受容体拮抗薬がしばしば用いられる．即時型アレルギーが慢性化する場合は複雑な要因が関係するが，治療薬としては全身性の免疫抑制作用がある糖質ステロイドやサイトカイン産生阻害効果のある治療薬が採用される．

3）**TXA₂ 合成阻害薬や受容体拮抗薬**：TXA₂ 阻害薬として，TXA₂ 合成酵素の阻害薬であり，気道過敏症を抑制する塩酸オザグレルがある．また，TXA₂ 受容体に拮抗するセラトロダストがある．

4）**ロイコトリエン受容体拮抗薬**：ロイコトリエン受容体に拮抗し，気管支収縮を抑制するプランルカストやザフィルルカストがある．

5）**Th2 サイトカイン阻害薬**：トシル酸スプラタストは，Th2 サイトカインの合成を阻害し，Th 細胞から IL-4，IL-5 などのサイトカイン産生を抑制することにより，IgE 産生や好酸球の増加を抑制する．

6）**気管支拡張薬**：気管支喘息に用いられるキサンチン誘導体のテオフィリン，アミノフィリンには，気管支拡張作用がある．

7）**糖質ステロイド**：糖質ステロイドは，IgE 産生の抑制，サイトカイン産生の抑制，抗炎症作用など多彩な作用を示す．

6.2.3　Ⅱ型アレルギー

Ⅱ型アレルギーは，抗体依存性の細胞傷害反応である．抗原としては，細胞膜上の同種抗原（アロタイプにより生じる抗原）や自己抗原，あるいは細胞膜に結合したハプテン（薬剤など），細胞外マトリックス成分などが標的となる．抗体依存性ということでⅢ型とよく似ているが，Ⅱ型は標的が組織や細胞といった固定された場所である点が特徴である．一方で，Ⅲ型は抗原抗体複合体（免疫複合体）の形成が直接の引き金であり，必ずしも特定の場が免疫応答の対象ではない（図 6.

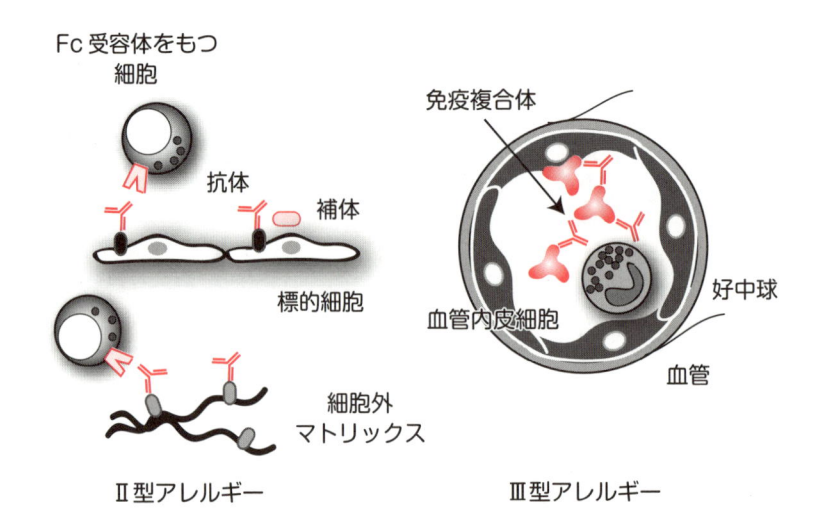

図 6.9　Ⅱ型とⅢ型アレルギーの相違

Ⅱ型，Ⅲ型いずれのアレルギーも抗体により引き起こされる．Ⅱ型では抗体は，細胞表面や細胞外マトリックスなどの固定された場所に結合し，以降の免疫応答を誘導する．一方，Ⅲ型は抗原抗体複合体（免疫複合体）が形成され，それが組織に沈着することにより生じる．そのため，沈着して傷害がもたらされた組織に対して抗体が産生されているわけではない．また，そのメカニズムから血管周辺における病変が主である．

9)．II型アレルギーでは，抗原に対して産生されたIgGあるいはIgM抗体が，細胞膜上の抗原に結合し免疫複合体ができる．この時，補体やマクロファージ，好中球，NK細胞が関与して，細胞傷害反応が起こる．

（1）反応機構

細胞傷害が起こる機序は大別して3種類ある（図6.10）．第1の反応は，抗体あるいは補体を介した貪食細胞による**貪食**反応，第2の反応は，**補体系**の活性化による**細胞溶解**，第3の反応は，抗体が結合した細胞に対する**Fc受容体**をもつ細胞による細胞傷害である．この型の過敏症は，細胞や組織に対する異常な抗体産生が原因となり発症する．

1）貪食反応：細胞膜上の抗原に抗体が結合すると，マクロファージや好中球といった貪食細胞が，Fc受容体を介して，標的抗原をもつ細胞を貪食する．この過程には，抗体によるオプソニン化が関与する．一方，後述するように古典経路を介して補体経路が活性化され，標的細胞表面にC3bが結合すると，さらに貪食が促進される．

2）補体系の活性化による細胞溶解：古典経路を介した補体活性化により，膜侵襲複合体が形成され標的細胞の溶解が起こる．この過程は，補体の溶菌作用と同じ機序である．

3）抗体依存性細胞傷害反応：**Fc受容体**をもつ細胞が，標的細胞の細胞膜上の抗原に結合した抗体にFc受容体を介して結合し，標的細胞を傷害する反応である（**抗体依存性細胞傷害** anti-

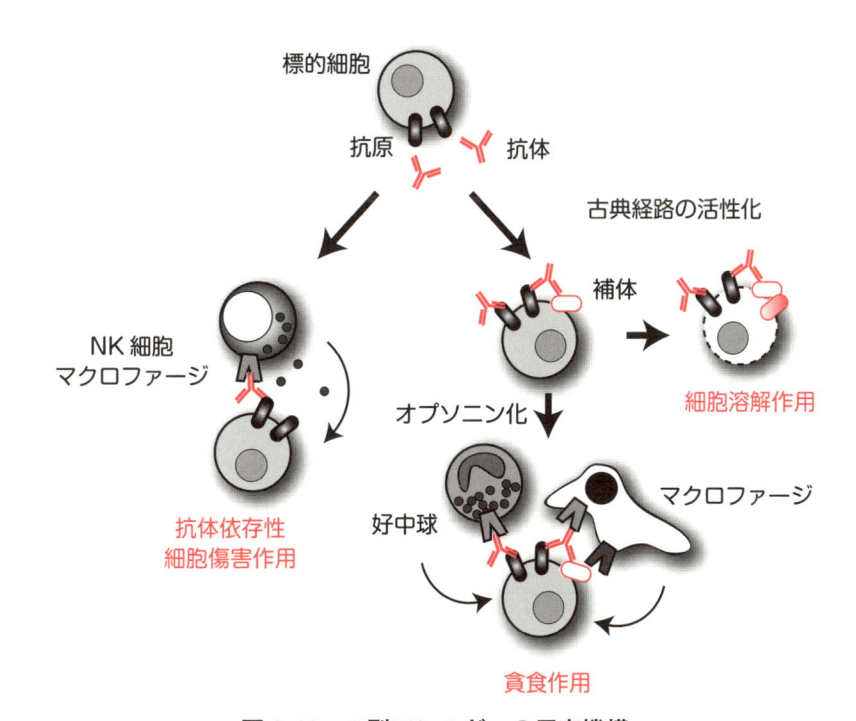

図6.10　II型アレルギーの反応機構
標的細胞（組織の場合もある）に抗体が結合することにより，様々な反応が生じる．Fc受容体をもつNK細胞やマクロファージはADCCにより標的細胞を傷害する．古典経路により補体系が活性化すると，細胞溶解反応やオプソニン化による貪食の促進が起こる．

body-dependent cell-mediated cytotoxicity（ADCC））．リソソーム酵素の放出，フリーラジカルの産生，あるいは NK 細胞ではパーフォリンの産生により，標的細胞が傷害される．

V型アレルギー反応：抗体を介する細胞傷害のうち，ホルモンなどの受容体を抗原として起こるものを V 型アレルギーというが，発症のメカニズムを考慮するとⅡ型の一種と捉えることができる．この型の反応では，抗体がホルモンなどのリガンドの代わりに抗原（ホルモン受容体など）に結合して，細胞を活性化する場合や，逆に受容体へのリガンドの結合を阻害して細胞の働きを抑制する場合がある．

（2） Ⅱ型アレルギー疾患

1）同種免疫性疾患

① 血液型不適合輸血：赤血球の表面に強く発現する膜タンパク質にどのような糖鎖修飾が行われているかによって，ABO 式血液型が規定されている．A 型の個人には A 抗原と呼ばれる糖鎖構造を作り出す酵素が発現しており，B 型では同様に B 抗原をつくる酵素が発現しており，AB 型では両方の酵素が発現している．O 型ではいずれの酵素も発現しておらず，H 型という糖鎖構造をもつ．A 型の個人では，B 抗原はもともと存在しないので，B 抗原に対する抗体が産生されている．一方，H 抗原はすべてのヒトで免疫寛容が起こっている．その結果，H 型抗原をもつ O 型の血液はすべての血液型のヒトに輸血できるが，他の血液型間では免疫応答が起こるケースがある．A 抗原や B 抗原に対する抗体を同種血液凝集素抗体と呼び，通常 IgM である．血液型の異なる血液が輸血されると，抗原抗体反応に伴い，補体が抗原抗体複合体に結合して赤血球が溶血する．赤血球の破壊は，循環性ショックを起こす．また，破壊細胞片により腎に急性尿細管壊死が起こる．

② 新生児溶血性貧血：Rh 抗原は赤血球上に発現する膜タンパク質であるが，この中でも RhD 抗原が臨床上重要である．Rh（－）の母親が Rh（＋）の胎児を妊娠すると，抗 RhD 抗体が血液中に生じる．2 回目の妊娠で再び Rh（＋）の胎児を妊娠すると，抗 RhD 抗体は IgG であるため胎盤を通過して胎児に移行し，新生児溶血性貧血が発生する．新生児溶血性貧血の治療には，交換輸血が行われる．Rh（－）の母親は，第 1 子出産時に，RhD によって感作されるのを防ぐため，低用量の IgG クラス抗 D 抗体により予防的に処理される．

2）自己免疫性疾患

① 自己免疫性溶血性貧血：自己の赤血球に対する抗体が産生される．抗体が結合した赤血球は，食細胞により破壊されるため，赤血球の生体内での半減期が短くなる．血小板に対する自己抗体ができると，自己免疫性血小板減少症を引き起こす．薬剤に対する抗体が産生され，そのために薬剤が結合した赤血球，あるいは血小板が破壊されることで起こる溶血性貧血も知られている．

3）抗受容体抗体による自己免疫疾患（V型アレルギー疾患）

① 重症筋無力症：筋収縮の刺激は，神経終末板からアセチルコリンが放出され，筋終板のアセチルコリン受容体に結合して伝達される．筋終末板に存在するアセチルコリン受容体に特異的な自己抗体が結合することによって，アセチルコリンが受容体に結合できなくなる．すなわち，

自己抗体の作用

受容体の刺激	受容体の阻害
抗甲状腺刺激ホルモン受容体抗体／甲状腺上皮細胞／甲状腺ホルモン	神経終末／アセチルコリン／抗アセチルコリン受容体抗体／アセチルコリン受容体／筋細胞
グレーブス病	重症筋無力症

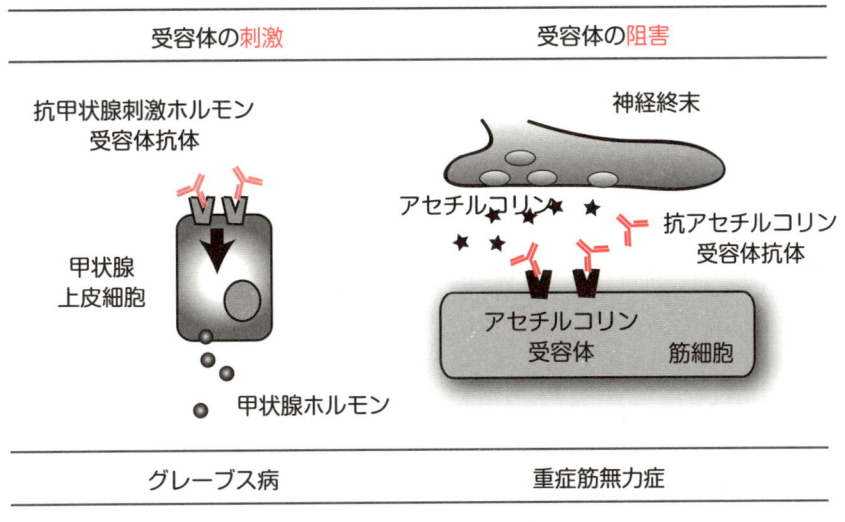

図6.11 V型アレルギー

アセチルコリンの作用を阻害することになる（図6.11）．この結果，筋収縮が起こらなくなり，筋力が低下する疾患である．しかし，発症の機序の詳細は，不明な点が多い．治療として，アセチルコリンを分解するアセチルコリンエステラーゼの阻害剤が用いられる．また，糖質ステロイドや免疫抑制剤の利用や胸腺摘出なども治療法として採用されている．

② 甲状腺機能亢進症（グレーブス病）：甲状腺刺激ホルモンの受容体に自己抗体が結合することにより，受容体を刺激する結果，甲状腺ホルモンの産生が制御不能となる疾患である（図6.11）．

③ グッドパスチャー症候群：腎糸球体と肺の基底膜の抗原性が類似していることにより起こる．腎炎患者の多くは，腎糸球体の基底膜に対する自己抗体をもっている．この抗体と活性化された補体により腎糸球体が傷害され，腎のろ過機能が損なわれる．また，同じ抗体が肺の基底膜に結合すると，肺に傷害を起こし出血を引き起こす．糖質ステロイドや免疫抑制剤などにより抗体産生を抑制することが可能であり，現在では，血漿交換も採用されている．

4）薬剤反応疾患

薬物が血液成分と結合して免疫原性のある免疫複合体を形成し，薬物の作用する細胞に傷害性を示す抗体が産生されることがある．この場合，薬物投与を中断すると，感作状態から解放される．クロルプロマジンやフェナセチンの連続投与によって起こる溶血性貧血やアミノプテリンやキニジン投与により起こる顆粒球減少症がある．

6.2.4 Ⅲ型アレルギー

Ⅲ型アレルギーは，免疫複合体による細胞傷害であり，原因となる抗体と抗原の組合せは，傷害の標的となる細胞や組織と関連がないことが多い．形成された免疫複合体は，通常貪食細胞に

より除去される．しかし，自己免疫疾患や持続的な感染症では抗体が持続的に存在するため，免疫複合体が除去されずに残存し，組織や臓器に沈着する．沈着した免疫複合体によって，補体や好中球などが活性化され組織が傷害される．

Ⅲ型アレルギー反応によって起こる疾患には，免疫複合体の型により主に次の3種類がある．

① 持続感染型：ウイルスなどの感染が持続的に起こると，慢性的に免疫複合体が形成され，組織への沈着が起こる．マラリア，デング熱，ウイルス性肝炎や溶連菌による心内膜炎などがある．

② 自己免疫疾患型：自己抗原に対する自己抗体の産生が持続して免疫複合体をつくり，組織への沈着が起こる．関節リウマチ，全身性エリテマトーデス，多発性筋炎などがある．

③ 抗原物質の吸入型：外来抗原（カビ，植物や動物の抗原など）に繰り返しさらされることによって，外気に触れる局所で免疫複合体が形成され，肺胞に炎症と線維症が起こる．

（1） 反応機構

免疫複合体は，血管内壁や組織内に沈着して様々な反応を引き起こす．古典経路の活性化により産生されるアナフィラトキシンは，マスト細胞や好塩基球に作用して脱顆粒を引き起こし，その結果，血管透過性の亢進，あるいは他の白血球の遊走が促進される．また，**Fc受容体**をもつ**貪食細胞**による傷害作用がしばしば認められる．特に血管内に免疫複合体が沈着した場合は，好中球の遊走，活性化による傷害が起こりやすい．沈着が起こりやすい場所として，小動脈，糸球体や関節の滑液があげられる．免疫複合体が沈着を起こすかどうかは，抗原，抗体量の問題や，複合体のサイズや電荷といった物理化学的な要因も考えられる．異種の動物から得られた抗血清の多用により発症する血清病はⅢ型アレルギーに関する多くの知見を提供している．**アルサス反応** Arthus reaction は，ある抗原に感作された状態で，皮下にその抗原を投与すると，局所的に免疫複合体が形成され，血管周辺に炎症が引き起こされるものである．

（2） Ⅲ型アレルギー疾患

免疫複合体形成による疾患では，抗原と抗体の量的割合が疾患の性質に反映している．抗体が抗原に比べて非常に過剰であるとき，複合体は不溶化しやすく，抗原の侵入局所に留まるため局所的な反応が起こる．一方，抗原が大過剰であるときは，複合体は比較的小さく，可溶性を保持しているため全身的な傷害を現す場合が多い．

1）局所形成免疫複合体による疾患

① アルサス反応：抗体過剰の場合に起こる局所Ⅲ型アレルギー反応の一つである．感作されて高レベルのIgG抗体をもつヒトや動物の皮内に抗原を注射すると，4～10時間後に浮腫状の赤い腫脹が現れ，ふつう翌日には消失している．この病変をアルサス反応と呼び，その特徴は，局所に多数の**好中球**がみられることである．注入した抗原は静脈内で抗体の作用によって沈降物を形成し，補体と反応する．アルサス反応では，体内の好中球あるいは補体が除かれると反応が起こらないので，反応過程でこれらの細胞が重要な役割を演じている．外来吸入抗原に対する肺内のアルサス型反応は，過敏症性肺炎の原因となる．

2）血中免疫複合体による疾患

① 血清病：抗原過剰の場合に全身性に起こるIII型アレルギー反応である．破傷風やジフテリアの予防や治療，ヘビ毒の治療にはウマの抗血清（異種血清）が投与される．しかし，この血清治療を何度も繰り返すと，ウマの血清タンパク質に対して多量の抗体がつくられるため，血清治療時に莫大な量の免疫複合体が血中に形成される．この結果，全身倦怠感，発熱，蕁麻疹様あるいは紅斑様発疹，関節炎，リンパ腫脹などの症状が起こる．

② 急性糸球体腎炎：血中の免疫複合体によって発症する．免疫複合体が腎糸球体の基底膜上に蓄積することによって，腎糸球体基底膜が傷害される．

③ 全身性エリテマトーデス：自己免疫疾患の一種である全身性エリテマトーデス（SLE）では様々な自己抗体が産生され，こうした自己抗体が原因で形成される免疫複合体により，糸球体腎炎や関節炎が引き起こされる．**抗核抗体**（DNA や核タンパク質を抗原とする抗体）と呼ばれる自己抗体は診断に利用される．SLE の症状としては，溶血性貧血や中枢神経の障害もしばしばみられる．

6.2.5 IV型アレルギー

I〜III型アレルギー反応には抗体が関与している．しかし，IV型アレルギー反応には，抗体の関与はなく，感作された T 細胞（**Th1** および**細胞傷害性 T 細胞**）が媒介する反応である．すなわち，細胞性免疫が主となって起こる反応である．また，抗原に暴露されてから反応が起こるまでの時間が 24〜48 時間と，他のアレルギー反応に要する時間より長いことが特徴である．このため遅延型過敏症と呼ばれる．この反応では，抗原の提示により活性化された T 細胞は種々のサイトカインを放出する．このサイトカインはマクロファージの遊走，活性化を誘導し，炎症反応を引き起こす．

（1） 反応機構

IV型アレルギー反応による組織傷害の機構は，1）ヘルパー T 細胞（特に Th1）が活性化して起こる反応と，2）細胞傷害性 T 細胞による直接の傷害反応とに大別できる（図 6.12）．

① ヘルパー T 細胞が活性化して起こる反応：例えばウルシによる接触過敏症では，ウルシの成分がハプテンとして結合することにより修飾された組織タンパク質が抗原となる．ウルシに暴露された局所で，抗原提示細胞がウルシに修飾された組織抗原を処理し，抗原提示することにより，ヘルパー T 細胞が活性化される．患部が皮膚であれば，**ランゲルハンス細胞**が抗原提示細胞として働く．活性化した**ヘルパー T 細胞**（感作 T 細胞）は局所に移動し，**TNF-α** や **IFN-γ** などのサイトカインを分泌する．これらは，血管透過性を亢進し，マクロファージなどの貪食細胞を刺激することを通じて組織を傷害する．IV型アレルギー反応の多くは，特に **Th1** 応答を介して起こる．

② 細胞傷害性 T 細胞による直接の傷害反応：ウイルスをはじめとする細胞内寄生体感染細胞が，MHC クラス I 分子により抗原を提示した場合に起こる．CD8 陽性 T 細胞（**細胞傷害性 T 細胞**）が，提示された抗原を認識することにより活性化され，対応する抗原をもつ標的細胞に対して細胞傷害性を発揮する．ウイルス自身が感染細胞に影響を与えない場合でも，感染細胞が攻撃

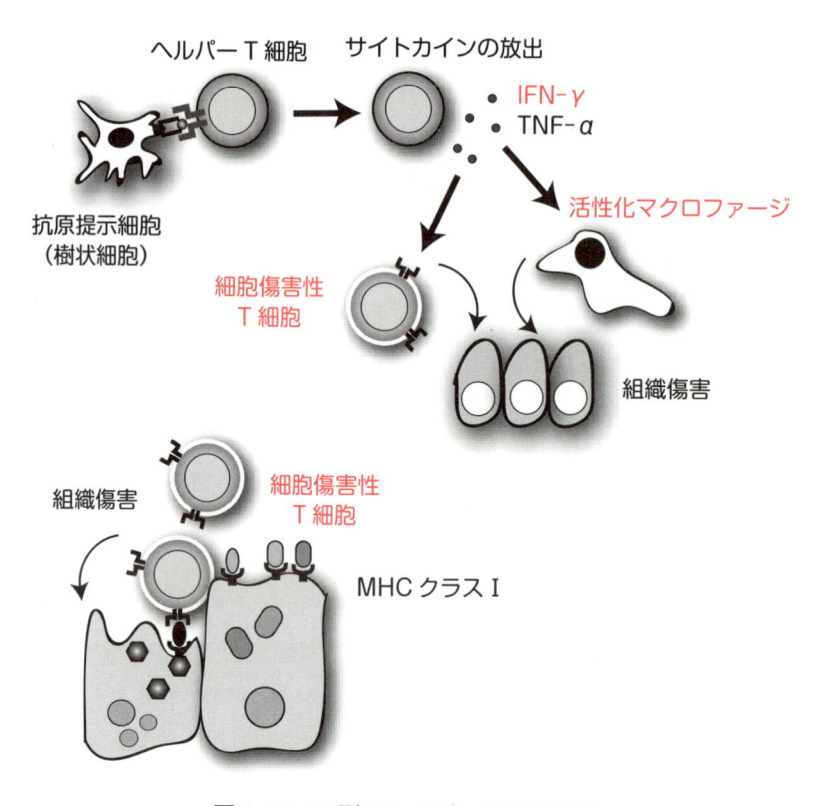

図 6.12 Ⅳ型アレルギーの反応機構

遅延型過敏症(Ⅳ型アレルギー)はTh1細胞，および細胞傷害性T細胞により起こる障害である．接触過敏症ではヘルパーT細胞，特にTh1細胞がIFN-γを産生し，マクロファージが活性化することにより組織が傷害される．IFN-γは細胞傷害性T細胞の機能を亢進し，活性化した細胞傷害性T細胞が病態形成に関与している場合もある．一方，細胞内に寄生する病原体の断片がMHCクラスⅠにより提示される場合，細胞傷害性T細胞がこの細胞そのものを攻撃し，周辺の組織は併せて傷害を受ける．

を受けることで周辺の組織が傷害されることがある．

(2) Ⅳ型アレルギー疾患

Ⅳ型アレルギー反応には三つのタイプがある．接触型とツベルクリン型は，抗原に暴露されてから，72時間以内に最大反応に達するが，肉芽腫形成型は，21〜28日間の長期間の後に現れる．

1) 接触過敏症：抗原と接触する部位に，湿疹様反応を起こすことが特徴である．抗原が接触した所が発赤し，小さな水疱ができる．組織学的には，最初に好中球が浸潤し，次いで感作T細胞を介してマクロファージなどが活性化される．この反応は，ニッケル，クロム，ゴム，ウルシなどが皮膚に接触することで起こる．代表的な疾患として，接触皮膚炎がある．

2) ツベルクリン型過敏症：この過敏症はKoch(コッホ)によって初めて報告された．結核菌に感染したヒト，あるいはBCGで免疫したヒトに，結核菌より精製したタンパク質 purified protein derivatives(PPD)を皮内注射すると，24〜48時間後に紅斑および膨疹が現れる．結核以外にもウイルス，細菌，真菌などの感染症でも，同様の方法で感染歴の有無を確認できる．

3) 肉芽腫形成型過敏症：マクロファージが分解できない細胞内増殖菌体やその他の抗原粒子の

残存が，肉芽腫形成を引き起こす．持続的な抗原の残存もまた慢性肉芽腫の形成要因である．ハンセン病，結核症，住血吸虫症などでは肉芽腫形成がよくみられる．

6.3 腫瘍免疫

組織の一部が無制限に増殖することががん（悪性腫瘍）の第一の特徴である．しかしながら，がんの中にはほとんど何の治療も行われないにもかかわらず，自然に退縮するケースがあることが経験的に知られている．このことは，生体にはがんに対する抵抗力が存在することを示すものであり，そのメカニズムとして免疫反応の関与が考えられる．がんと免疫の関連性を考えるとき，主に二つの観点がある．一つは，腫瘍細胞に対する免疫反応であり，他は腫瘍細胞の免疫機構からのエスケープ（回避）である．

6.3.1 腫瘍抗原

腫瘍細胞は自己の正常細胞に起源をもち，臓器特異抗原や組織適合抗原などの抗原を発現しているが，それらの一部は腫瘍化することで増加したり，欠如したりと量的に変化することがある．また，がん化に伴い細胞の抗原性が著しく変化し，質的にも異なる正常細胞に存在しない抗原が出現する場合もある．このような抗原を**腫瘍特異抗原**（がん特異抗原 tumor specific antigen (TSA)）と呼ぶ．また胎児の組織には存在しているが，通常は成人組織には認められない抗原が，がん化に伴い発現する場合がある．よく知られている例として，*α*-**フェトプロテイン** *α*-fetoprotein（AFP）と**がん胎児性抗原** carcinoembryonic antigen（CEA）がある．AFP は正常胎児や新生児の発達，および肝細胞がんと関係した血清タンパク質である．CEA は胎児結腸細胞表面の糖タンパク質であるが，大腸がんなどの消化器癌患者の血清中に認められる．AFP も CEA も遊離した抗原が血清中に認められることを利用して，診断にも利用されている．腫瘍抗原の分類と説明を表にまとめた（表6.2）．

表6.2 腫瘍抗原

腫瘍抗原のタイプ	腫瘍抗原の例
がん遺伝子，がん抑制遺伝子	低分子量 G タンパク質 Ras の変異，Bcr/Abl 組換え Her-2/neu の過剰発現
腫瘍ウイルス産物	E6，E7（HPV），EBNA-1 タンパク（EBV）
がん胎児性抗原	CEA 抗原，α-フェトプロテイン
糖脂質・糖タンパク質	GM_2，GD_2
分化抗原	CD10，CD20（リンパ球マーカー）

表 6.3 ウイルス感染が原因となる腫瘍

腫瘍ウイルス	ヒトの腫瘍
RNA ウイルス 　ヒト T 細胞白血病ウイルス 1（HTLV-1） 　C 型肝炎ウイルス	成人 T 細胞白血病/リンパ腫 肝がん
DNA ウイルス 　エプスタイン・バーウイルス（EBV） 　ヒトパピローマウイルス（HPV） 　B 型肝炎ウイルス（HBV） 　ヒトヘルペスウイルス 8（HHV-8）	B 細胞リンパ腫，鼻咽頭がん 子宮頸部がん 肝がん カポジ肉腫

　ある種の腫瘍は発がん性ウイルスの感染によって発生する．これらの DNA ウイルスとしては，リンパ腫を発症するエプスタイン・バーウイルス（EBV）や子宮頸部がんを発症するヒトパピローマウイルス（HPV）などがあり，RNA ウイルスとしては，ヒト T 細胞白血病ウイルス 1（HTLV-1）などが知られている（表 6.3）．腫瘍の原因となるウイルスは，細胞増殖，細胞分裂，あるいはアポトーシスなどに関係する原がん遺伝子と相同性のある遺伝子をもつことが知られている．腫瘍を誘導することのできる DNA ウイルスと RNA ウイルスは，それぞれの誘導腫瘍細胞で抗原を発現し，また同じウイルスにより誘導された腫瘍細胞のすべてにおいて，共通したウイルス抗原を発現する．腫瘍細胞上の膜表面に発現する MHC クラス I 分子と結合したウイルス由来抗原は強力な移植抗原として機能し，特異的な細胞傷害性 T 細胞を誘導する．

6.3.2　腫瘍抗原の提示機構

　獲得免疫による特異的な腫瘍免疫は，基本的には病原体や一般的な外来抗原に対する免疫とほぼ同じ機構で発達すると考えられている．したがって，腫瘍抗原に対して産生された抗体や腫瘍抗原を認識する細胞傷害性 T 細胞が重要な役割を果たす．腫瘍抗原の提示機構には二つの経路がある．一つは，抗原提示細胞による MHC クラス II を介した抗原提示である．腫瘍細胞の貪食や，腫瘍細胞由来のタンパク質の取込みを介して，抗原提示細胞は腫瘍抗原をヘルパー T 細胞に提示することができる．ヘルパー T 細胞は，細胞傷害性 T 細胞や NK 細胞を活性化するサイトカインを放出して腫瘍免疫を亢進させる．一方，樹状細胞は外来抗原を MHC クラス I を介して提示する（クロスプレゼンテーション）ことができる．この機構は，腫瘍抗原に特異的な細胞傷害性 T 細胞を活性化させる上で重要である．

6.3.3　悪性腫瘍における MHC クラス I 分子の欠如

　正常細胞が悪性形質に転換することにより，MHC クラス I 分子発現の欠損や抑制が起こる場合がある．MHC クラス I 分子の発現低下は，細胞傷害性 T 細胞からの攻撃を回避するメカニズムであるが，一方で NK 細胞からの攻撃は受けやすくなる．乳がんにおいては，約 60 ％の転移

性腫瘍がMHCクラスI分子を欠損している．

6.3.4 免疫学的監視機構

　一般に腫瘍細胞が生じるためには，正常細胞に多数の遺伝子変異，あるいは発現量の異常が積み重ならなければならない．しかしながら，生体を構成する細胞の数を考慮すると，腫瘍細胞の発生は日常的に起こる現象である．こうした状況において発がんが起こらない理由は，腫瘍細胞が発生し，増殖する過程のごく初期において免疫系がこれらの細胞を排除しているからである．腫瘍細胞の発生を探索し，排除するこうしたシステムのことを免疫学的監視機構と呼ぶ．

（1） 自然免疫の役割

　腫瘍に対する免疫機構では，自然免疫も重要な役割を担っている．NK細胞が抗腫瘍活性を有するということは実験的には早くから知られており，ある種の腫瘍に対して細胞傷害性を示す．NK細胞はIL-2やIL-12といったサイトカインにより活性化される．前述のように，NK細胞がMHCクラスIを認識すると，活性化シグナルが抑制される．細胞傷害性T細胞からのがれるためのMHCクラスIの発現抑制は，逆にNK細胞に対する感受性を高めることになる．また，マクロファージは，腫瘍組織へ浸潤し，活性酸素種やTNF-αの産生を通じて腫瘍細胞を傷害することが知られている．

（2） 獲得免疫の役割

　細胞傷害性T細胞は特異的に腫瘍細胞を認識して破壊するが，破壊するためのいくつかのメカニズムが知られている．顆粒から分泌されるパーフォリンやグランザイムは，腫瘍細胞の細胞膜を傷害し，アポトーシスを誘導する．また，TNF-αの産生は標的細胞にアポトーシスを引き起こす．もう一つのメカニズムは，標的の腫瘍細胞表面に発現するFas抗原と細胞傷害性T細胞表面上のFasL（Fasリガンド）による相互作用である．標的細胞のFasと細胞傷害性T細胞のFasLの結合反応は，腫瘍細胞にアポトーシスを引き起こす（図6.13）．一方，腫瘍抗原特異的な抗体は，補体の活性化やADCCを介するマクロファージやNK細胞の活性化を引き起こし，腫瘍細胞に対する攻撃を促進する．

6.3.5 免疫エスケープ機構

　これまでに述べてきたように，腫瘍細胞に対しては様々な免疫学的監視機構が存在している．しかしながら，腫瘍細胞はこれらの監視機構に対してエスケープできる手段をもっており，このことが原因となって腫瘍が増殖し，やがては個体の死に至ることがある．免疫学的エスケープを起こす原因は，腫瘍細胞側の要因と宿主側の要因に分けられる．まず最も重要なものが，腫瘍細胞の抗原性の低下や抗原提示能の障害である．前述したように多くの腫瘍では，MHCクラスI分子の発現が低下しており，細胞傷害性T細胞に対して抵抗性を示す．また，腫瘍細胞が増殖する過程で攻撃目標とされる膜タンパク質の発現を低下させてしまうこともある．さらに，腫瘍

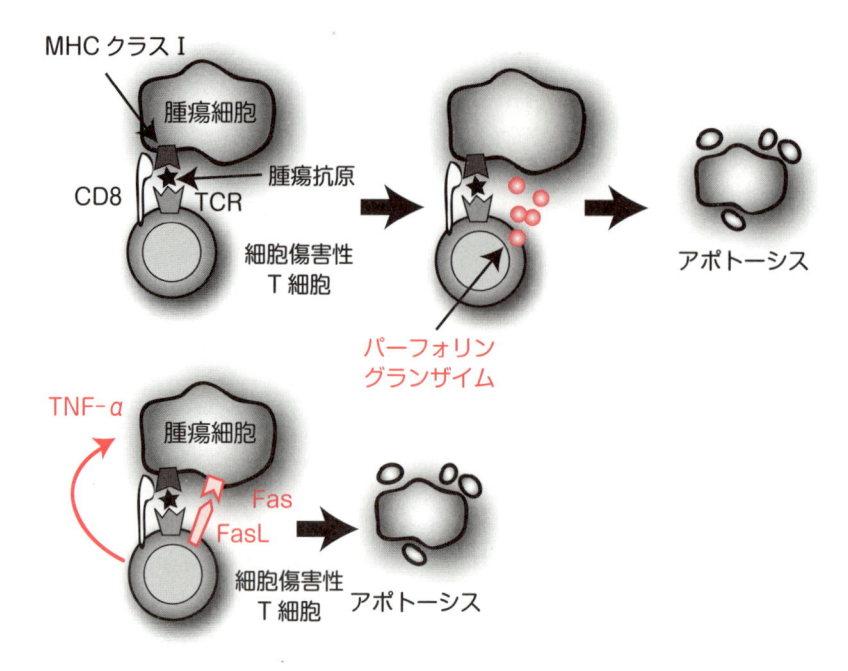

図 6.13　細胞傷害性 T 細胞による腫瘍細胞への攻撃

腫瘍抗原を認識した細胞傷害性 T 細胞は，腫瘍細胞に強く結合して傷害作用を及ぼす．顆粒内に貯留されたパーフォリンは腫瘍細胞の膜を傷害し，プロテアーゼであるグランザイムが腫瘍細胞のサイトゾルに送り込まれる．グランザイムは腫瘍細胞内のアポトーシス実行経路を活性化し，アポトーシスを引き起こす．一方，TNF-α も腫瘍細胞の受容体に結合してアポトーシスを起こす．Fas という膜タンパク質を発現する腫瘍細胞では，細胞傷害性 T 細胞の Fas リガンド (FasL) が結合してやはりアポトーシスを誘導する．

細胞の多くは TGF-β (transforming growth factor-β) のような免疫抑制性サイトカインを大量に放出し，免疫応答を著しく減弱させることも知られている．

一方，腫瘍抗原の多くは自己由来のタンパク質，あるいはその変異体であるため，免疫寛容が起こりやすい．近年，制御性 T 細胞による腫瘍免疫の抑制が起こることも報告されている．

6.3.6　がんの免疫学的治療法

(1)　リンホカイン活性化キラー細胞療法

この方法は，がん患者より末梢白血球を体外に取り出し，IL-2 により増殖・活性化させたあと患者に再投与する免疫学的治療法の一つである．増殖する細胞のほとんどは NK 細胞である．試験管内で IL-2 と培養して得られる細胞は，広範囲な傷害活性をもち，LAK (lymphokine-activated killer) 細胞と呼ばれる．治療では，LAK 細胞を患者へ戻してやり，腫瘍細胞の排除を狙う．

腫瘍浸潤リンパ球 (TIL) 療法は，腫瘍患者の腫瘍部位に浸潤してきているリンパ球を得て，LAK 細胞の場合と同じように IL-2 処理により増殖して活性化されたものを患者に戻す方法で

ある．TILs は主に CD8 陽性 T 細胞であり，そのうちの一部は腫瘍抗原に反応できる．

(2) 腫瘍免疫の活性化

腫瘍細胞の死細胞や，腫瘍抗原を免疫することにより，腫瘍免疫を惹起する試み（ワクチン）は多数行われてきており，現在もその試みは続けられている．腫瘍細胞自身は通常，MHC クラス II を発現せず，共刺激を与える膜タンパク質ももたないため，ヘルパー T 細胞を介した免疫応答が低調となることが多い．そこで，サイトカインを投与する，あるいは腫瘍細胞にサイトカイン遺伝子を発現させることにより免疫応答を活性化するという治療法が開発されている．また，制御性 T 細胞による腫瘍免疫の抑制を解除するというアプローチも考案されている．

(3) 抗体を用いた免疫療法

最近，ヒトの腫瘍抗原に対するヒト型のモノクローナル抗体を用いて多くの治験が行われ，いくつかは有効性が示され，使用承認されているものもある．ヒト型のモノクローナル抗体は，ヒト由来であるために長期間使用が可能であり，腫瘍細胞表面に発現している TSA との反応性も高いことなどから，今後非常に有効な腫瘍治療剤になる可能性がある．

(4) 免疫賦活薬を用いた治療

これまで示してきたように，がん患者では自分の腫瘍抗原に免疫応答できないことが多くみられる．その原因は，大きく二つが考えられ，一つは腫瘍抗原の免疫原性が低下している場合，他は何らかの原因で宿主の免疫応答能が低下している場合である．後者の対策の一つとして，非特異的な免疫増強剤である**免疫賦活薬** biological response modifiers（BRM）を投与して，宿主の一般的免疫応答能を向上させ，最終的に抗腫瘍免疫を誘導しようとする試みがある．この作用機序については，マクロファージの活性化，T 細胞の増加と活性化，サイトカインの産生増強，NK 細胞の活性化等があげられる．実際の BRM としては，BCG 生菌や BCG 細胞成分，溶血性レンサ球菌製剤（OK-432），植物多糖のレンチナンなどを用いた免疫賦活効果の試みがなされてきた．最近は，免疫賦活効果のある合成ペプチドのムラミルジペプチド（MDP）や各種オリゴルクレオチドでの検討が行われ，その有効性が明らかとなっている．

6.4 移植免疫

臓器移植を行った場合，**移植片**（グラフト graft）が移植された生体に免疫反応がしばしば起こる．これを**移植免疫**という．臓器移植を行う場合，臓器を提供する生物（ドナー donor）と臓器を受け取る生物（レシピエント recipient，宿主という場合もある）が全く異なる場合を異種移植といい，レシピエントにとって移植片は異物であるために，強い免疫反応が起こり移植臓器が拒絶される．ヒトからヒトへの臓器移植は同種移植であるが，この場合にもやはり免疫反応が起こり，移植臓器は拒絶される．本節では，移植免疫反応がどのように起こるかを概説し，移植片拒絶反

応を抑えるために有効な免疫抑制薬を紹介する．

6.4.1　臓器移植と免疫反応

（1）拒絶反応

　異種移植では，移植後短時間（数分から数時間）で移植を受けた個体に急激な拒絶反応（**超急性拒絶反応**）がしばしば起こる．これは，宿主に異種移植片の抗原に対する抗体が既に存在している場合，移植された異種移植片に対する抗原抗体反応が起こるためである．その結果，活性化された補体反応により異種移植片が拒絶される．このような抗体と補体が関係する拒絶反応は，ヒトとヒトの同種間での血液型の不適合の移植において起こりうるⅡ型アレルギー反応に相当する．同種間の移植では，移植片に対する抗体が存在しない場合にも，移植後数日から数週間後に移植片の拒絶反応（**急性拒絶反応**）が起こる．この拒絶反応は，主にレシピエントの細胞性免疫に基づく拒絶反応である．最も強い応答はMHCの**アロタイプ**に基づく免疫応答であり，ヘルパーT細胞によるサイトカインを介した応答，および**細胞傷害性T細胞**による移植組織への直接的な攻撃の両方が起こるが，特に後者が重要である．一方，生着した組織においても6か月くらい後に拒絶応答（**慢性拒絶応答**）が起こることがある．これは一種のⅣ型アレルギーの機序で起こるが，IFN-γやTNF-αの作用を介して移植組織内の血管周辺に平滑筋細胞が集積し，増殖することにより線維化が起こる．

（2）移植抗原

　同種移植では，移植片によりレシピエントが感作され，移植免疫反応が起こる．これは個体間の遺伝的背景が異なるため，個体間で生じるアロタイプが抗原としてレシピエントにより認識され，排除されるために起こる反応である．これらの遺伝子の中で特に強い組織不適合反応を引き起こす遺伝子産物が，主要組織適合遺伝子複合体（MHC）分子であり，これをMHC抗原という．この抗原はヒトでは**ヒト白血球抗原** human leukocyte antigen（HLA）と呼ばれる．MHCは遺伝子複合体として互いに近接して存在するが，移植抗原としてはクラスⅠとクラスⅡ分子が重要である．MHCクラスⅠあるいはMHCクラスⅡ分子の遺伝子群には非常に多くの多型が存在する．また，ヒトの体細胞は二倍体であるため，対立遺伝子がコードするMHC分子は，同一細胞膜上で同時に発現される．すなわち，父親と母親のそれぞれどちらか一方の対立遺伝子由来のMHC分子が，子供に受け継がれることになる．このため，血縁関係にある個体間においても，細胞表面上のそれぞれのMHC分子が全く同じである確率は非常に低い．臨床上は，免疫抑制薬の使用によって，比較的近いMHCの構成をもつドナーとレシピエントの間での移植が可能となっている．特に，クラスⅠ抗原は，生体内の多くの細胞で発現されているため，移植抗原としての適合性が問題になる（表6.4）．

（3）移植抗原の認識と拒絶反応

　T細胞が抗原を認識するには，MHC分子が不可欠である．他人の移植片は，自己とは異なる

表 6.4 移植免疫と MHC

ドナー	レシピエント	移植の可否
$MHC^{a/a}$	$MHC^{a/a}$	Yes
$MHC^{b/b}$	$MHC^{a/a}$	No
$MHC^{b/b}$	$MHC^{a/b}$	Yes
$MHC^{a/b}$	$MHC^{a/a}$	No

MHC のアロタイプは複雑であるが，ここでは一組の対立遺伝子として単純化している．a/a の遺伝子型と b/b の遺伝子型の親マウスから生まれた子マウス(a/b の遺伝子型)について考えると，両親のどちらかの組織を移植した場合には，攻撃されない．一方，子の組織を親に移植する場合は，いずれの場合も拒絶される．子マウスでは，a, b 両方の遺伝子産物が共に自己としてみなされ，免疫寛容が成立している．

MHC クラス I 抗原を発現している．このため，非自己としてレシピエントの細胞傷害性 T 細胞が，移植片の MHC クラス I 抗原を直接認識すると拒絶反応が始まる．また，MHC クラス II 抗原を発現しているドナーの移植片由来抗原提示細胞が，直接レシピエントのヘルパー T 細胞により認識されることによっても拒絶反応が始まる．レシピエント側のプロフェッショナル抗原提示細胞が移植片を貪食し，レシピエントのヘルパー T 細胞によりその抗原提示が認識される場合でも拒絶反応が起こる．

移植抗原が提示されると，ヘルパー T 細胞は Th1 細胞か Th2 細胞に分化する．Th1 細胞からは IL-2，IFN-γ が産生され，マクロファージや細胞傷害性 T 細胞を活性化する．また，IL-4 が産生されると Th2 細胞に分化し，さらに，IL-4，IL-5，IL-6 などを産生して B 細胞を活性化し，抗体産生を誘導する．このように，免疫反応が進行して移植片細胞が攻撃され，急性拒絶反応が起こる．

急性拒絶反応に関係する主な移植抗原は，MHC 抗原であるが，MHC 抗原よりもはるかに抗原性の弱い移植抗原がある．後者の抗原によって活性化された T 細胞は，移植された臓器内で遅延型過敏症による炎症反応を引き起こし，移植片の慢性拒絶反応に寄与する．

6.4.2 移植片対宿主反応

移植反応は通常移植片に対するレシピエントの免疫応答である．これを宿主対移植片反応 host-versus-graft reaction (HVGR) という．しかし，免疫担当細胞を含む臓器の移植では，移植片中の免疫細胞がレシピエントの細胞を抗原として認識し，免疫応答することによりレシピエントの組織を傷害する．これを，移植片対宿主反応 graft-versus-host reaction (GVHR) という．この反応が起こるためには，以下のような条件が必要である．

① 移植片が免疫担当細胞(T 細胞)を含むこと．
② 移植片とレシピエントの MHC が不適合であること．
③ レシピエントが免疫不全状態にあること．

移植片対宿主反応が起こると，最終的には骨髄無形成，汎血球減少症などの致死的経過をたどる．**骨髄移植**では，特に移植片対宿主反応が問題となる．すなわち，放射線や化学療法でレシピエントの骨髄細胞をあらかじめ排除し，ドナーの骨髄細胞を移植することによりレシピエントの骨髄細胞を再構築できる．しかし，このとき移植骨髄に多くの成熟T細胞が存在すると，移植片対宿主反応が起こりやすくなる．輸血の場合は，あらかじめ輸血液を放射線照射して免疫担当細胞を死滅させることや，成分輸血を行うことによって移植片対宿主反応を防ぐことができる．

6.4.3 臓器移植と免疫抑制薬

臓器移植では，MHCが適合したドナーを見つけることができれば問題ないが，これは容易ではない．したがって，拒絶反応を抑制するためには，レシピエントの免疫機能を抑制する必要がある．ここでは，特に免疫抑制薬についてその種類と作用を紹介する．臓器移植の拒絶反応には，前述のようにT細胞の分化・増殖が大きく関与している．このため，免疫抑制薬としてT細胞の増殖を阻害するものや，T細胞の機能を抑制する薬剤が多い．

（1） 副腎皮質ステロイド薬

糖質ステロイドは細胞内のステロイド受容体に結合して，数多くの遺伝子発現を制御するが，サイトカインをはじめとする免疫応答に関与する遺伝子の多くは，糖質ステロイドにより負の制御を受ける．その結果，炎症反応やリンパ球によるサイトカイン産生が抑制される．

（2） 代謝阻害薬

アザチオプリン：生体内で6-メルカプトプリンに変換され，プリンの代謝阻害に働く．DNA合成を阻害することによりリンパ球の増殖阻害をするが，免疫細胞に対する特異性は低い．
ミゾリビン：イミダゾール系核酸関連物質であり，リンパ球の増殖を阻害する．骨髄抑制の副作用はやや弱い．
シクロホスファミド：DNAをアルキル化し，その合成を阻害する．
メトトレキセート：葉酸の代謝拮抗薬であり，DNA合成を阻害する．
ミコフェノール酸モフェチル：体内でミコフェノール酸になり，グアニンヌクレオチドの代謝阻害作用によりDNA *de novo* 合成経路を阻害する．リンパ球の増殖を選択的に阻害する．

（3） 特異的免疫抑制薬

シクロスポリン：T細胞に取り込まれ細胞質のシクロフィリンと結合し，カルシニューリン（タンパク質脱リン酸化酵素）を抑制することにより，転写因子であるNF-ATの核への移行を阻害する．その結果，T細胞におけるIL-2，IFN-γの転写誘導が抑制される．腎毒性が問題となることが多い（図6.14）．
タクロリムス水和物：シクロスポリンと類似した作用機構で，NF-ATの活性化を阻害し，T細胞におけるサイトカイン遺伝子の転写を抑制する．腎障害が問題となることが多い．
ムロモナブ-CD3：ヒトT細胞表面抗原CD3に対するモノクローナル抗体．静脈投与によりT

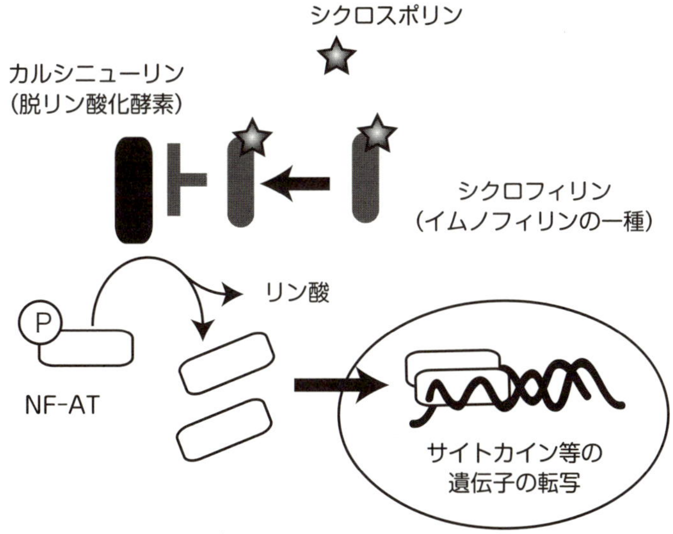

図 6.14 シクロスポリンの作用機構
シクロフィリン（イムノフィリンと呼ばれるタンパク質のグループの一つ）はシクロスポリンが結合すると，タンパク質脱リン酸化酵素であるカルシニューリンを阻害する．転写因子であるNF-ATは，通常リン酸化された状態でサイトゾルに分布しているが，カルシニューリンにより脱リン酸化されると核内へと移行し，IL-2などのサイトカイン遺伝子の転写を促進する．すなわち，シクロスポリンはカルシニューリンを抑制することにより，間接的にサイトカインの転写を阻害する．

細胞の細胞死を引き起こす．
バシリキシマブ：ヒト IL-2 受容体 α 鎖に対するモノクローナル抗体．

6.5 免疫不全症

免疫機能の何らかの欠陥あるいは異常により免疫応答能が低下した状態を免疫不全症候群という．遺伝的な要因で免疫系の機能が低下しており，感染症に罹患しやすい状態となるものを先天性免疫不全症，それ以外の要因で発症するものを後天性免疫不全症という．

6.5.1 先天性免疫不全症

原発性の異常によるものを先天性免疫不全症候群と呼び，主なものは表6.5のように分類される．共通した特徴として，感染症に罹患しやすい（易感染性），腫瘍（特にウイルスによるもの）を発生しやすいといった点をあげることができる．

(1) 重症複合型免疫不全症

T細胞の分化，あるいはT細胞とメカニズムが共通しているB細胞分化に障害が生じ，細胞

表6.5 主な先天性免疫不全症の分類

疾　患	メカニズム
自然免疫の不全 　慢性肉芽種（CGD） 　チェディアック-東症候群 　免疫複合体病	活性酸素種の産生機構の障害（殺菌能の低下）による殺菌能の低下 リソゾーム輸送の異常（巨大顆粒の生成）による貪食細胞の貪食・殺菌能の低下 補体のC1, C2, C4欠損による免疫複合体のクリアランス異常，全身性エリテマトーデス様症状を示す
重症複合型免疫不全症（SCID） 　共通γ鎖遺伝子変異 　核酸サルベージ回路の異常 　V(D)J組換えの異常 　DiGeorge症候群	サイトカイン受容体共通γ鎖の変異によるT細胞の分化障害 アデノシンデアミナーゼの変異等の核酸サルベージ回路の異常によるリンパ球の発育不全 リンパ球の遺伝子組換えに関与する酵素遺伝子の異常によるリンパ球の分化障害 胸腺の形成不全
抗体産生応答の異常 　X染色体連鎖無γグロブリン症 　選択的IgA/IgG欠失 　高IgM血症	B細胞の分化異常 CD40リガンドの変異によるアイソタイプスイッチの障害
Tリンパ球の活性化の障害 　MHC発現の欠失 　T細胞受容体のシグナル伝達異常 　ウィスコット・アルドリッチ症候群	

性免疫，体液性免疫の両者に異常が生じるものを総称して，**重症複合型免疫不全症** severe combined immunodeficiency（SCID）という．分化のどの段階に異常があるかによって，SCIDは以下のように分類される．

1）**共通γ鎖遺伝子変異**によるSCID：IL-2, IL-4, IL-7, IL-9, IL-15といったサイトカインの受容体は，いずれも共通したサブユニットであるγ鎖をもっている．この共通γ鎖遺伝子の変異が原因で発症する例は多く，遺伝的にはX染色体に連鎖することが知られる．T細胞とNK細胞の分化過程が障害を受け，両者の数は著しく減少するが，B細胞は減少しない．しかしながら，T細胞数の減少，成熟の異常により，体液性免疫も大きな影響を受ける．

2）**核酸サルベージ回路の異常**によるSCID：核酸のプリン合成におけるサルベージ回路において，アデノシンデアミナーゼに異常があると細胞毒性をもつ代謝中間体が蓄積する．リンパ球は特にこの障害に感受性が高い．そのため，アデノシンデアミナーゼ遺伝子の異常により，T細胞，B細胞両者の減少が認められる．プリンヌクレオシドホスホリラーゼ遺伝子の変異が原因で同様の障害が起こる例も知られている．

3）**V(D)J組換え異常**によるSCID：リンパ球で起こる体細胞遺伝子組換えに必要とされる酵素（RAG1やRAG2, ARTEMISなど）遺伝子の異常は，T細胞，B細胞の完全な欠損をもたらす

ことがあり，重篤な免疫不全症状を示す．

4）DiGeorge 症候群：T box-1 と呼ばれる転写因子の遺伝子を含む領域の欠損，あるいは変異により，胸腺の形成不全が起こり，成熟 T 細胞数が著しく減少する．

（2） 抗体産生応答の異常

B 細胞の分化や成熟に障害が起こると，しばしば抗体産生に影響が及ぶ．X 連鎖型無ガンマグロブリン血症 X-linked agammaglobulinemia（XLA）は，抗体産生不全を示す免疫不全症候群である．これは，B 細胞受容体の下流でシグナル伝達に関わっているブルトン型チロシンキナーゼ Bruton's tyrosine kinase（Btk）と呼ばれる非レセプター型タンパク質チロシンリン酸化酵素の欠損あるいは変異によるもので，B 細胞の成熟がプレ B 細胞の段階で停止する．罹患児は，胎盤を経由して母親移行抗体を獲得しているから生後数か月間は問題ないが，その後は黄色ブドウ球菌，化膿性レンサ球菌，髄膜炎菌などの化膿性細菌による感染を繰り返すことになる．治療は，ヒトガンマグロブリンの繰り返し投与による血中免疫グロブリン濃度の維持である．

アイソタイプに着目すると，IgA 産生が減少する疾患が比較的高頻度に認められる．これは刺激を受けた IgA 発現 B 細胞が形質細胞へ分化する過程に障害を示すことによる．その結果，一部の患者では副鼻腔，肺，消化管などでの感染症の発症が頻繁に認められ，さらに自己免疫疾患やアレルギー性疾患の発症率の上昇も認められる．

（3） 補体系の欠損

補体系の欠損症では，炎症，食作用，溶菌などが障害され，生体防御不全を引き起こす．古典経路の初期タンパク質（C1q，C1r，C1s，C4 または C2）の欠損では，化膿性細菌による感染を起こしやすいが重症例は少ない．しかしながら，全身性エリテマトーデス（SLE）様疾患などの自己免疫疾患を併発しやすくなる．これらの機序については，抗原−抗体複合体を効率的に除去できなくなるためと考えられている．

（4） 先天性免疫不全症の治療法

治療法はその目的から二つに分類できる．まず，免疫機能の低下の結果として起こる感染症による影響を最小限に抑える必要がある．この点に関しては，抗生物質の利用をはじめとする通常の感染症の治療法が用いられる．もう一点は，免疫系を構成する因子の中で，機能が低下したもの，あるいは数が減少したものを補充するための方策である．例えば，無γグロブリン血症では，ヒト免疫グロブリンの投与が効果的である．また，骨髄移植は多くの先天性免疫不全症において最も成功している治療法である．標的遺伝子が明確な疾患においては，遺伝子治療の方向性が探られている．

6.5.2　後天性免疫不全症

続発性（後天的）の免疫不全症の要因としては様々なものが知られている（表 6.6）．これらは，外因性の要因で発症するものと，別の疾患の治療により免疫抑制状態が誘導されるものとに分類

表 6.6 後天性免疫不全症の要因

病原微生物の感染	HIV 感染による CD4$^+$ 細胞数の減少 一部のウイルス（麻疹，HTLV-1 など）のリンパ球感染 寄生虫感染による免疫機能の低下
腫瘍	腫瘍細胞から分泌されるサイトカインによる免疫抑制
栄養不良	リンパ球の生育阻害
がんに対する X 線照射・化学療法	造血系における細胞増殖の阻害（骨髄抑制）
手術，外傷	グルココルチコイド産生による免疫応答の抑制
臓器移植の際の免疫抑制剤投与 加齢・老化	

できる．前者の例は，病原微生物の感染や，腫瘍発生による影響，栄養不良，外傷によるものといった要因であり，後者の例は癌の治療（X 線照射，化学療法），臓器移植の際の免疫抑制剤の投与といった要因である．最もよく知られている後天性免疫不全症は，ヒト免疫不全ウイルス（HIV）の感染による後天性免疫不全症候群（AIDS）であり，ここでは HIV の感染により免疫系がどのように障害を受け，免疫不全状態に至るかについて概説する．

(1) 後天性免疫不全症候群

AIDS は 1981 年に米国で初めて報告され，その原因はヒト免疫不全ウイルス（HIV）による感染である．AIDS の特徴は，重篤な免疫不全状態であり，日和見感染症，悪性腫瘍の発生，疲労，中枢神経系の障害といった症状がみられる．アフリカやアジアにおける感染の拡大が問題となっているが，ワクチンをはじめとする治療効果の高い方法は未だ開発されていない．

(2) HIV の感染

HIV は RNA をゲノムとするレトロウイルスに分類され，HIV-1 と HIV-2 の 2 種類がある．HIV の感染は，ウイルス粒子の表面の膜タンパク質（gp120）が CD4 に結合し，その後，共受容体であるケモカイン受容体（CXCR4，CCR5）に結合することにより開始される．こうした感染メカニズムをもつことから，両者のウイルス受容体をともに発現する CD4 陽性 T 細胞が HIV の主要な標的となっている．その後の研究から，HIV には CCR5 を主たる受容体とするマクロファージ指向型 macrophage-tropic（M-tropic）と，CXCR4 を主たる標的とする T 細胞指向型 T cell-tropic（T-tropic）があり，HIV の感染初期ではマクロファージ指向型が重要な役割を果たすことが示された．感染した HIV の RNA ゲノムは DNA に逆転写され，その後，プロウイルスとして感染細胞のゲノムに組み込まれる．プロウイルスの転写は，数か月から数年の間起こらないが，感染細胞がサイトカインの刺激を受けることにより，再び転写され，ウイルス粒子が形成されるようになる．

（3） HIV 感染に対する免疫応答

　消化管の粘膜組織に分布する CD4 陽性 T 細胞，特に CCR5 を発現するメモリー T 細胞が最初の感染の標的となる．またウイルス粒子は樹状細胞に捕捉され，感染数日後にはリンパ節においてもウイルスの増殖が認められるようになる．循環血を介したウイルスの拡散は，全身のヘルパー T 細胞，マクロファージ，樹状細胞を対象とした感染状態をもたらす．その後，ウイルス粒子に対する獲得免疫が成立することにより，感染状態は一旦コントロールされ，同時に血中のウイルス濃度も低下する．この時点では，ウイルス由来成分に対する抗体産生（抗ウイルス抗体）や，ウイルス由来ペプチドを認識する細胞傷害性 T 細胞の増加がみられる（図 6.15）．そして，この段階で一旦無症候の状態（潜伏期）がもたらされる．しかしながら，ウイルス感染した CD4 陽性 T 細胞は，継続したウイルス粒子産生による消耗や，細胞傷害性 T 細胞による攻撃が原因となって次第に死滅していく（表 6.7）．この期間，マクロファージや濾胞性樹状細胞はウイルスのリザーバーとして機能する．

（4） AIDS の発症

　最終的に血中の CD4 陽性 T 細胞数が，200 個/mm^3 を下回る段階から，致命的な症状が現れ

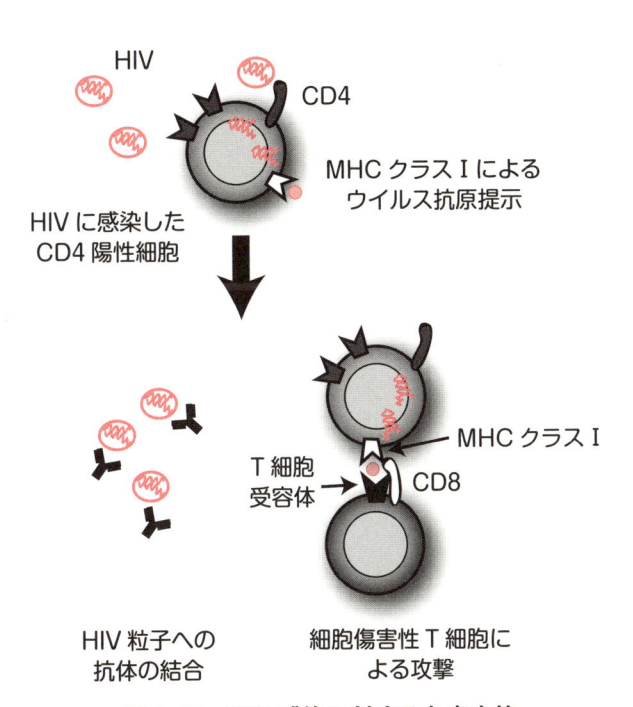

図 6.15　HIV 感染に対する免疫応答

　HIV は CD4 陽性 T 細胞に感染するため，免疫系に大きなダメージを与える．感染した CD4 陽性 T 細胞は，一部は大量のウイルスを産生して死滅するが，一部は MHC クラス I を介してウイルス抗原を提示する．HIV に対する獲得免疫の仕組みが働きはじめると，これを認識する細胞傷害性 T 細胞が生じて，ウイルス抗原を提示した CD4 陽性 T 細胞は攻撃を受ける．また，ウイルス粒子を認識する抗体も産生されるようになり，両者の働きにより感染後の症状は一旦収束する．しかしながら，感染 CD4 陽性 T 細胞の持続的な傷害は最終的には免疫系の破綻を招く．

表6.7　HIV 感染の経時変化

	感染初期 (数週間)	潜伏期 (数か月から数年)	AIDS の発症 (10 年以上〜)
血中ウイルス濃度	急激に増加	減少→低いレベルで一定	急激に増加
CD4 陽性 T 細胞数	減少	一旦増加→緩やかに減少	1/100 程度に減少
抗ウイルス抗体	(まだ産生されず)	急激に増加→高値維持	減少
ウイルス特異的細胞傷害性 T 細胞	(存在しない)	急激に誘導→維持	減少

るようになる．CD4 陽性 T 細胞(多くはヘルパー T 細胞)は，免疫応答の種々のプロセスにおいて重要な役割を果たしており，その減少は AIDS の症状(易感染性)の直接の原因である．また，頻発する腫瘍の発生(カポジ肉腫など)についても，原因となるウイルスに対する免疫応答が正常に作用しない結果と考えられている．

(5) HIV による免疫系からのエスケープ

HIV は RNA をゲノムとし，逆転写の際に起こる複製ミスにより，高頻度で変異を起こす．そのため，抗体や特異的細胞傷害 T 細胞による獲得免疫から免れやすい．また，HIV 感染細胞の MHC クラス I の発現は低下することが多い．HIV 感染は Th2 応答を引き起こしやすく，細胞性免疫応答が起こりにくいこともウイルス排除の遅れにつながっている．

(6) 治療薬の開発

レトロウイルス特有の反応という点で逆転写酵素が注目され，3′-アジド-3′-デオキシチミジン(AZT)に代表される逆転写酵素阻害剤が開発された．また，ウイルスタンパクはプロテアーゼにより切断され機能するので，プロテアーゼ阻害剤も有力なアプローチである．現在では，プロテアーゼ阻害剤と，逆転写酵素阻害剤2種類を混合する併用療法により，それぞれの治療薬の単独使用においてしばしばみられる耐性の問題を克服するアプローチが採られている．こうした治療法により，HIV 感染者の AIDS 発症を遅らせることが可能となっている．

6.6　ワクチン

生体内の免疫応答が増強されていれば，微生物に感染してもその感染症状を和らげることができる．これは，強い免疫応答により微生物の増殖，拡散が抑制され，さらに，微生物が生体内から排除される効率が高まるからである．免疫応答を増強する方法として，免疫賦活薬 biological response modifiers (BRM) の投与に代表されるような抗原非特異的免疫増強法がある．一方，ワクチン vaccine に代表されるように，特定の病原体由来の抗原を投与することにより，抗原特異

的な免疫能を増強することができる．ワクチンは，特定感染症に対する最も有効な，かつ経済的な予防策であり，ワクチン接種により人工的に高い免疫状態をつくり出すために，予防接種が行われる．本節では，免疫学的な観点から，予防接種の原理，ワクチンの種類について解説する．

6.6.1　予防接種の原理

予防接種が果たしてきた役割は，感染症の予防に関してきわめて大きい．1980 年に WHO により「天然痘の撲滅宣言」が出され，ジェンナーによって始められた種痘により，地球上から痘瘡を根絶したことが報告された．また，わが国でも，ポリオ生ワクチンにより全国から小児麻痺患者を一掃したことからも，予防接種の有効性が明らかである．

予防接種の原理は，「想定される病原体に対して，あらかじめ，病原体の弱毒生菌，不活化菌体，菌体成分，毒素，特異抗原など（ワクチン）をヒトに投与することによって，もとの病原体に感染した場合と同じ獲得免疫を付与し，感染症を予防すること」である．

国民の免疫保有率向上のため，予防接種法では予防接種を受けるよう努めなければならないと規定している．予防接種が効果的に行われるように，予防接種法では種類，年齢，回数，間隔が詳細に規定されている．集団生活を開始する前にできるだけ子供の免疫能を高めておくことは，感染症の流行を抑制する意味において重要である．しかし，予防接種後，きわめてまれに起こる健康被害に目が向きすぎ，予防接種によって獲得した免疫が伝染病の流行を抑えていることを忘れてしまいがちである．

6.6.2　予防接種の種類

予防接種は，感染予防，発症防止，症状の軽症化，感染の蔓延防止を目的として種々の感染性微生物に対して免疫をもたない感受性者に行われる．ヒトが生まれてから罹患する感染症は種々あるが，それぞれの感染症により罹りやすい時期がある．このため，予防接種は，基本的にヒトが特定の感染症に罹りやすい年齢までに完了することが望ましい（表 6.8）．また，高い免疫能を得るために 1 回ではなく，しばしば数回の予防接種が行われることがある．

予防接種は，単に感染予防を目的としているだけでなく，感染によって起こりうる病気の発生予防としても大きな意義がある．すなわち，風疹や水痘に感染した母親から先天的異常のある子供が生まれる場合があるが，感染前の予防接種により先天的異常をもつ子供の出生率を抑制できる．また，母子感染予防の観点から，B 型肝炎ウイルスキャリア（保菌者）の母親から生まれた子供に予防接種をすることにより，子供が B 型肝炎ウイルスキャリアになることを防ぐことができる．

予防接種には，予防接種法で規定されている定期予防接種（2007 年 4 月から結核予防法の廃止に伴い，結核を含めてすべて予防接種法に基づく．表 6.8）と定期接種で対象年齢の枠外で行う任意の予防接種（おたふくかぜ，水痘，A 型肝炎，B 型肝炎，肺炎球菌感染症など定期接種で対象年齢の枠外で行うもの）がある．また，これらの他に，海外渡航にあたり滞在地で必要とされる予防接種（黄熱，コレラ，破傷風，狂犬病，A 型肝炎，B 型肝炎など）もある．

表6.8 予防接種

	ワクチン	対象年齢	通常接種年齢	回数
定期一類疾病	DPT I 期	1期初回　生後3～90か月	生後3～12か月	3～8週おきに3回
		1期追加　生後3～90か月 1期3回の初回接種終了後,6か月以上の間隔	1期初回接種(3回)後 12～18か月	1回
	DT II 期	2期　　　11～12歳	11歳	1回
	ポリオ（経口）	生後3～90か月	生後3～18か月	6週以上の間隔で2回
	BCG	生後6か月まで(やむを得ない場合生後1歳まで可能)	生後3～6か月	1回
	麻疹・風疹（混合MR）	1期初回　生後1歳 2期　　　生後5～6歳(小学校就学前1年間)		1回 1回
	麻疹 ——— 風疹	混合MRと同じ期間で麻疹または風疹ワクチンのいずれか一方を受けた者,麻疹,風疹のいずれか一方に罹患した者,あるいは単抗原ワクチンを希望する者が該当		
	日本脳炎	1期初回　生後6～90か月 1期追加　生後6～90か月　　　　　（1期2回目接種後　　　　　おおむね1年後） 2期　　　生後9～12歳	3～4歳 3～4歳 9歳	2回 1回 1回
定期二類疾病	インフルエンザ	65歳以上 60歳以上65歳未満で一定の心臓,腎臓もしくは呼吸器機能またはヒト免疫不全ウイルスによる免疫機能障害の者	通常毎年12月中旬まで	毎年1回

厚生労働省健康局調べ(2007年4月)

6.6.3　ワクチンとその種類

ワクチンは，病原体由来の抗原(死菌，成分や弱毒化微生物など)を人為的に生体内に投与して，人工的に抗原特異的免疫記憶を獲得させることにより感染症を阻止する医薬品である．したがって，日本薬局方に掲載されており，その種類は様々である(表6.9)．種々のワクチンの特徴については，表6.10に示す．最近では，日本薬局方に掲載されているワクチン以外にも，B型肝炎ワクチンのような遺伝子組換えワクチンやDNAワクチンが開発されている．

　ワクチン接種の大きな目的は獲得免疫を増強することである．一般的な細菌のように細胞内での増殖を必要としない場合，細菌に対する抗体産生を増強できれば，抗体が直接細菌に結合することにより菌体を排除する効率を高めることができる．しかし，ウイルスのように細胞に寄生して細胞内で増殖する場合には，ウイルス感染細胞を排除するための細胞性免疫を活性化できるワクチンも重要となる．

表 6.9 第 15 改正日本薬局方収載ワクチン

分 類	名 称
生ワクチン	乾燥痘そうワクチン 乾燥細胞培養痘そうワクチン 乾燥弱毒生おたふくかぜワクチン 乾燥弱毒生風しんワクチン 乾燥弱毒性麻しんワクチン 経口生ポリオワクチン 乾燥 BCG ワクチン
不活化ワクチン	インフルエンザ HA ワクチン 乾燥組織培養不活化狂犬病ワクチン 日本脳炎ワクチン 乾燥日本脳炎ワクチン 沈降 B 型肝炎ワクチン コレラワクチン ワイル病秋やみ混合ワクチン 沈降精製百日せきワクチン
トキソイド	ジフテリアトキソイド 成人用沈降ジフテリアトキソイド 沈降破傷風トキソイド 沈降はぶトキソイド
混合トキソイド	ジフテリア破傷風混合トキソイド 沈降ジフテリア破傷風混合トキソイド
混合ワクチン	沈降精製百日せきジフテリア破傷風混合ワクチン

表 6.10 ワクチンの特徴

種 類	特 徴
不活化ワクチン	病原微生物を化学的，物理的に処理することにより感染性をなくし，かつ，抗原性を維持したもので比較的安全性が高い．免疫原性が弱く，アジュバントが必要であるが，感染防御効果の持続は長くない． 主に，MHC クラス II 分子を介して体液性免疫を誘導する． 副作用は，ワクチン接種局所での発赤，腫脹や発熱等が認められることがある．
生ワクチン	感染力の弱い弱毒株を使用するため，生体内で発症しない程度に病原体の増殖が起こる． 体液性，細胞性免疫の誘導が起こり，比較的長期にわたる免疫が得られる． まれにワクチン株に感染発症し，重篤な後遺症が残る場合がある．
トキソイドワクチン	病原因子，毒素をホルマリンなどで免疫原性を残したまま無毒化したもので，体液性免疫を誘導する．
混合ワクチン	複数の病原体に対するワクチンを混合したもの．
成分ワクチン	インフルエンザ HA ワクチンのように，病原体成分を分離精製したもので，不純物の混合を避けることにより安全性が増す．

ワクチンの接種には，その種類により効果的でより安全な方法が取られる．一般的に行われる安全な方法は，皮下接種法である．また，皮膚の樹状細胞などの抗原提示細胞を長期間刺激する目的で，皮内接種法も行われる．さらに，BCGの接種に利用されている経皮接種法は，針で皮膚を擦過し，ワクチンを塗るような方法である．一方，ポリオワクチンのように，ウイルスの感染経路である経口接種をすることにより，ウイルス感染，増殖部位である腸管粘膜にIgA抗体を産生させることを目的とする場合もある．

6.7 生物学的製剤

6.7.1 生物学的製剤の分類

日本薬局方において，生物学的製剤とは「微生物や動物の産生物，ヒトの血液を材料として各種疾病の予防，診断，治療に使用されている薬剤である」と規定されており，主に疾病予防の目的で使用される抗原製剤（ワクチンやトキソイド），治療目的で主に使用される抗体製剤（抗毒素）および血清製剤に分けられている．しかし，一般的には，WHOが規定しているように，これらの製剤に加えて，インターフェロンのようなサイトカインを含めて「生物学的製剤」という言葉が用いられている．さらに，平成14年7月に公布された改正薬事法では，従来の生物学的製剤に加えて，遺伝子組換え医薬品，組織細胞由来製品，生物由来の原料を使用した医療機器を含め，生物由来製品として新たに制定されている．今後，医療の高度化がさらに進展すると生物学的製剤の範疇はさらに広まると考えられる．

生物学的製剤は，一般の医薬品と異なり，その多くは生きた微生物，タンパク質，多糖質などの比較的不安定な物質を主成分とし，取扱いに注意を払わないと本来の効果が十分に期待できないことがある．また，その性質上，弱毒化したあるいは未知の感染源による感染症などが起こる可能性があるため，品質管理が大変重要である．日本ではこれらの品質が，薬事法に基づく「生物学的製剤基準」や「血清製剤基準」で定められている．

第15改正日本薬局方には生物学的製剤が掲載されている．これらの中でワクチン，トキソイドは能動免疫を誘導し，抗体製剤や抗毒素（表6.11）は受動免疫を付与する．すなわち，能動免疫は，細菌やウイルスなどの病原体やその成分あるいは細菌の産生毒素を接種することにより，特異抗体や感作リンパ球の産生を促す．また，受動免疫は，感染症に罹患した人の血液から精製した免疫グロブリンや抗毒素などの抗体を投与して免疫を付与する．能動免疫では，免疫記憶とその効果が持続できること，また，追加免疫を介して二次応答を惹起することにより免疫状態を繰り返し増強できるが，その効果に即効性はない．一方で，受動免疫は速効性が高く，また，能動免疫がない場合でも有効であるが，投与した抗体が次第に分解されるために，効果の持続性は期待できない．

本章では感染症治療に用いられる生物学的製剤として，抗体製剤，血液製剤について述べる．

表 6.11 抗体製剤と血液製剤

分類	標的	名称	性状
抗体製剤	細菌毒素	乾燥ガスえそウマ抗毒素	ウマ免疫グロブリン
	細菌毒素	乾燥ジフテリアウマ抗毒素	ウマ免疫グロブリン
	細菌毒素	乾燥破傷風ウマ抗毒素	ウマ免疫グロブリン
	細菌毒素	乾燥ボツリヌスウマ抗毒素	ウマ免疫グロブリン
	へび毒	乾燥はぶウマ抗毒素	ウマ免疫グロブリン
	へび毒	乾燥まむしウマ抗毒素	ウマ免疫グロブリン
	細菌, ウイルス	ヒト免疫グロブリン	ヒト免疫グロブリン
血液製剤	保存血		人全血液

第15改正日本薬局方収載品

6.7.2 抗体製剤

　ヒト血液を原材料として製造される医薬品を総称して**血液製剤**という．ここでは，そのうち免疫学的治療に用いられる**抗体製剤**を取り上げる．また，他種の動物血清が感染症の治療に用いられることもあるので，それらについても説明する．細菌が産生した外毒素やへび毒，そのトキソイドをウマなどの動物に免疫して，その血液や血漿のγ-グロブリン(IgG)画分を精製濃縮することにより，一定の抗体力価をもつように調製されたものを**抗毒素**という．精製過程での免疫グロブリン以外の血清タンパク質の除去が抗血清の品質に大きく影響する．トキソイドによる能動免疫の後，長期間が経過し抗体価が低下したとき，あるいは毒ヘビに咬まれたときや破傷風菌やジフテリア菌などの細菌感染などで速やかに毒素を中和する必要があるときには，抗毒素を用いる．ヒトに抗毒素を投与した場合，ウマ IgG に対する異種抗体産生が生じて血清病が起こる可能性があり，緊急時の使用に限られる．また，毒素がいったん組織に結合してしまうと，抗毒素の中和効果が薄れる可能性があるため，感染や咬症のできるだけ早期に使用することが望ましい．

　ヒト免疫グロブリンは血液からγ-グロブリン(IgG)分画を精製したものである．したがって，様々な病原体に対する抗体が含まれている．このため，通常，感染症の発症予防や治療における抗生物質との併用(表 6.12)，あるいは低γ-グロブリン血症で低下したγ-グロブリンの補充の目的などで用いられている．一方，これらの目的で使用される通常投与量よりはるかに多い投与量では，特発性血小板減少性紫斑病やギラン-バレー症候群に対して有効性が認められている．これを**免疫グロブリン大量療法**(IVIg)というが，高サイトカイン血症による急性組織障害を抑えるためにも用いられる．IVIg の作用機序の詳細は不明であるが，上記の疾患では保険適応が認められている．

　治療が困難な感染症に対して，特異抗体の投与によって重症化阻止などの治療効果が得られることが期待される場合には，免疫グロブリンの受動免疫療法が行われる(表 6.13)．

1) 細菌感染に対する免疫グロブリン療法

表 6.12 免疫グロブリンによる発症予防

感染症	免疫グロブリン製剤
細菌感染症 破傷風 ジフテリア ボツリヌス食中毒	破傷風免疫グロブリン（ヒト TIG：human tetanus immunoglobulin） 抗ジフテリア毒素血清 抗ボツリヌス毒素血清
ウイルス感染症 A 型肝炎 B 型肝炎 水痘 サイトメガロウイルス感染症 麻疹 狂犬病	γ-グロブリン製剤 HB 免疫グロブリン（HBIG） 帯状疱疹免疫グロブリン（ZIG：zosterimmunoglobulin） γ-グロブリン製剤 γ-グロブリン製剤 抗狂犬病ウイルス免疫グロブリン

　破傷風菌，ジフテリア菌，ボツリヌス菌に感染した場合でも，これらの細菌の外毒素が標的組織に吸着する前に，抗体により毒素が中和されれば発症の抑制あるいは重症化の抑制が期待できる．このため，破傷風免疫グロブリン，抗ジフテリア毒素血清，抗ボツリヌス毒素血清の投与が有効な治療法になる．しかし，できるだけ感染後早期に大量の免疫グロブリンが投与されることが必要である．

2）ウイルス感染症に対する免疫グロブリン療法
　ウイルス感染者の発症予防も感染後早期の免疫グロブリン投与により行われる．これは，感染後のウイルスが標的組織に到達する前，あるいは感染組織でのウイルス量が少ないうちに，免疫グロブリン投与により，ウイルスあるいはウイルス感染細胞を免疫学的に排除することを目指している．
①A 型肝炎：A 型肝炎の流行地では，A 型肝炎ワクチン未接種者に緊急的にγ-グロブリン製剤を投与し，一時的に予防することが行われる．
②B 型肝炎：母子感染の頻度の高い B 型肝炎ウイルスでは，キャリアである母親から生まれた乳児に対して，HB 免疫グロブリンを投与することによる発症予防が行われている．この場合には，さらに B 型肝炎ワクチンによる予防が継続される．また，医療従事者が針刺し事故等で B 型肝炎ウイルスに感染した可能性がある場合にも HB 免疫グロブリン投与による発症予防が行われる．しかし，B 型肝炎ウイルスキャリアへの HB 免疫グロブリンの投与は禁忌である．
③麻疹および狂犬病：麻疹ワクチン未接種児が麻疹ウイルスに暴露されたとき，また，動物に咬まれ狂犬病ウイルスに暴露されたと考えられる場合に，発症予防として緊急的にそれぞれγ-グロブリン製剤や抗狂犬病ウイルス免疫グロブリンを投与する．
④水痘：白血病患児では水痘によって重篤な症状に陥ることがある．そこで帯状疱疹免疫グロブリン投与により発症予防を行うことがある．

3）免疫不全患者に対する免疫グロブリン療法
　γ-グロブリン製剤には様々な病原体に対する抗体が含まれているため，先天性免疫不全症候群の小児の感染症に対する予防策としてγ-グロブリン製剤が投与される．また，臓器移植患者

などの免疫不全患者のサイトメガロウイルス感染症に対する治療にγ-グロブリンが用いられる．

6.7.3 組換えタンパク質

　遺伝子組換えタンパク質は，バイオテクノロジーによって生産されるバイオ医薬品に含まれる．以前は生物材料から抽出されていたため，安定供給とともにいかに安全性を確保するかが大きな課題であった．また，動物由来のためヒトにとって異物であり，免疫反応を引き起こす可能性も存在した．一度免疫反応が誘発されれば，同じ動物由来の製剤を使い続けることは，効果が期待できないだけでなく，次回の投与以降により強い免疫反応をもたらす危険性があった．しかし，遺伝子組換えによる組換えタンパク質が使用できるようになって，動物臓器を出発原料とする製造法がもつ多くの課題が解決され，ペプチド・タンパク製剤の安定供給と安全性の確保がより確かなものとなった．わが国で承認された医薬品の中で，バイオ医薬品として分類されているものは，組換えDNA技術あるいは細胞培養技術を用いて製造されたポリペプチドあるいはタンパク質を有効成分とする医薬品で，生物製剤に含まれる．代表的な遺伝子組換えタンパク質を表6.13に示した．

表6.13 主な組換えタンパク質

組換えタンパク質	主な対象疾患
インスリン	糖尿病
α, β-インターフェロン	B，C型肝炎，癌
γ-インターフェロン	腎臓癌
B型肝炎ワクチン	B型肝炎予防
エリスロポエチン	腎性貧血
組織プラスミノーゲン活性化因子	急性心筋梗塞
G-CSF	好中球減少症
IL-2	血管肉腫
血液凝固第VIII因子	血友病

Chapter 7

免疫学の応用
(臨床診断法・実験技術)

　獲得免疫の主役の一つである抗体の特性として，高い抗原特異性(選択性)と強い結合力をあげることができる(第4章参照)．すなわち，抗体は，複数の成分が存在する試料中に標的である抗原がわずかしか含まれていない場合でも，選択的に結合し，検出することができる．この優れた性質を利用して，抗原抗体反応は臨床診断法や実験技術に応用されている．ここでは，主として抗原抗体反応を利用した免疫学の応用について，その原理，用途を解説する．

7.1 沈降・凝集反応

　沈降反応とは，可溶性抗原と抗体が特異的に反応して巨大な免疫複合体を形成し，肉眼で観察可能な沈殿物を生じる反応のことをいう．抗体分子によって架橋された抗原は大きな凝集塊となり不溶化するが，この凝集沈降物の量は，抗原と抗体の量および両者の比率に依存している．

7.1.1　二重免疫拡散法

　ガラス板上に寒天のゲルを作製し，複数の穴をあけ，そこに抗原あるいは抗体の溶液を加える．抗原抗体反応が起こる場合は，拡散により両者が出会う位置に，目で確認できる抗原抗体複合体が形成される．これを免疫沈降線という．沈降線の形成される位置と，沈降線どうしの関係から，抗原の性質や量に関する情報が得られる(図7.1)．考案者の名前からオクタロニー法と呼ばれることもある．

7.1.2　免疫電気泳動法

　血清タンパク質のように，多数の抗原を含む複雑な混合物の解析に用いられる．薄い寒天ゲルに穴をあけ，抗原溶液を加える．その後ゲルの両端に電極をつなぎ，成分を電気泳動により分離

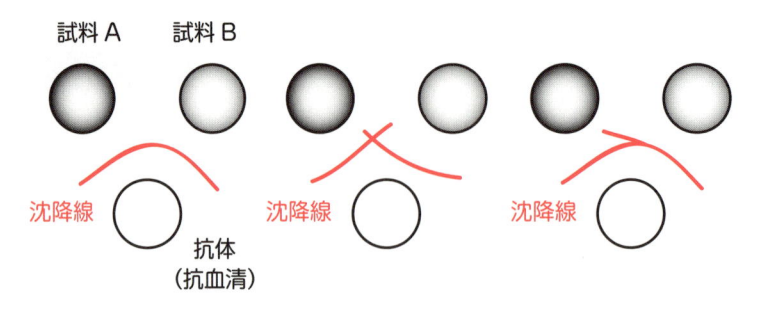

図7.1 沈降線の形成（免疫拡散法）

手前のウェルに抗血清，奥のウェルに試料がある場合を示す．試料AとBに同一の抗原が含まれている場合，沈降線はつながった一つの曲線を描く（左）．一方，抗血清に反応する抗原が両者で異なる場合は，沈降線は交差する（中央）．片方の試料に複数の抗原が含まれる場合は，つながった沈降線と，交差する沈降線の両方がみられる（右）．ウェルと沈降線の位置関係から，抗原濃度に関する推測もできる．

する．その後，泳動方向に水平な溝を作製し，抗体を添加することにより形成される沈降線を観察する．

7.1.3 凝集反応

凝集反応とは，赤血球や細菌などの浮遊細胞表面上の抗原と，それに対する抗体との特異的な結合によって，目で確認できる凝集塊が形成される反応のことである．赤血球の血液型の判定のように，赤血球の表面抗原に対する抗体を介して凝集反応が起こる場合を，直接凝集反応という．一方，抗原をラテックスビーズや赤血球のような担体に固定することにより，凝集反応を観察する場合を，間接凝集反応という．

エピトープ

抗体は病原微生物や高分子物質などと結合する際，その全体を認識するわけではなく，抗原の比較的小さな一部分のみを認識して結合する．この抗体結合部分を抗原のエピトープと呼ぶ．通常は6～10個のアミノ酸配列からなる．巨大な抗原は複数のエピトープをもっており，それぞれに対して異なる抗体が産生される．

ハプテン

免疫応答を引き起こす能力のことを免疫原性という．一方で，単独で抗体産生を誘導する能力のことを抗原性という．免疫原性と抗原性とは同じではなく，低分子物質の多くは，そのサイズが小さいために単独では抗体産生を引き起こすことができない．しかしながら，低分子物質をタンパク質のような巨大分子と結合させると抗原性が生じ，結合した低分子を標的とした抗体産生

が起こるようになる．このとき，その低分子物質のことをハプテン，抗原性をもたせるために用いる巨大分子のことをキャリアーという．

7.2 免疫化学的測定法

　免疫化学的測定法は，抗原抗体反応を利用する微量定量法である．この方法では対象物質（抗原）に対して，その特異抗体を反応させるが，この反応は選択性が高い．また，抗原抗体反応の親和力の大きさを利用することにより，高感度な定量が可能である．低分子から高分子まで，およそその物質に対する特異抗体が作製できるもののほとんどが測定対象となるが，多数の成分を同時に解析することは困難である．免疫化学的測定法は，抗原抗体反応の様式から競合法と非競合法に分類され，ほとんどの方法は，放射性同位元素や酵素などで標識した抗原あるいは抗体を利用して検出を行う．

7.2.1　ラジオイムノアッセイ（RIA）

　1959 年に Berson と Yalow により開発された方法で，競合法に基づく免疫化学的測定法の代表例である（図 7.2）．抗原の標識には，放射性同位元素の ^{14}C，^{3}H を置換により導入したものや，化学反応を利用して ^{125}I または ^{131}I を導入したものなどがある．いずれの場合も抗原の純度が高

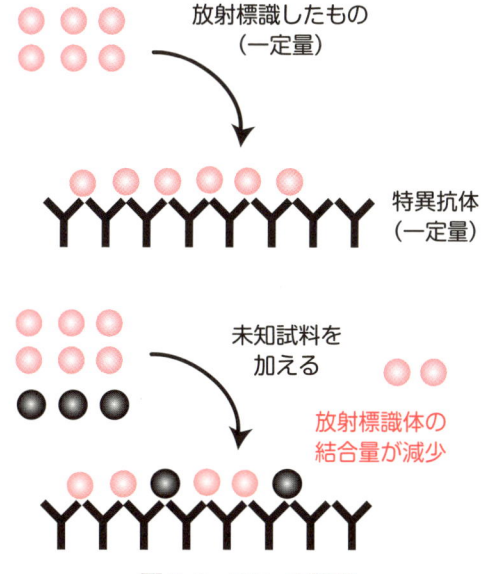

図 7.2　RIA の原理
RIA の原理は競合反応である．一定量の標識物に対して，試料（標識なし）が競合することにより，定量的な測定ができるようになる．

いこと，標識により抗体結合能が変化しないこと，および標識抗原の比放射能が高いことなどが必要である．

7.2.2　エンザイムイムノアッセイ(EIA)

RIA は感度，特異性に優れた測定法であるが，放射性物質を用いるため特別な機器や設備を必要とすることや，放射性廃棄物が発生することが欠点であった．そこで酵素を用いて標識し，抗原抗体反応後，酵素活性の測定により抗原を定量する酵素免疫測定法が開発された．EIA では，標識に用いた酵素の活性を指標とし，高い感度を必要とする場合は蛍光光度法や化学発光法によって検出可能な基質が選択される．用いられる標識用酵素としては，西洋ワサビペルオキシダーゼやアルカリ性ホスファターゼなどが一般的である．

7.2.3　ELISA

抗原抗体反応を用いた定量法という点で，上述のイムノアッセイと原理は同じであるが，固相化された抗原あるいは抗体を用いた手法を，酵素免疫測定法 enzyme-linked immunosorbent assay (ELISA) といい，現代における主要な微量物質測定法の一つである．通常，プラスチックプレートが用いられ，標識に用いられた酵素の活性をマイクロプレートリーダーにより光学的に測定する．簡便，迅速で，検体処理能力が大きい上，自動化にも適している．抗原や抗体の固定化には，タンパク質がプラスチックに吸着する性質を利用しているが，比較的多量の抗原または抗体が必要となる．標識用酵素などは EIA と同じである．

ELISA の原理を図 7.3 に示す．ここでは，抗原を固相化する直接法と，2 種類の抗体を用いるサンドイッチ法を例としてあげている．一次抗体とは測定対象である抗原を認識する抗体のことであり，測定対象の物質ごとに調製する必要がある．二次抗体は一次抗体を認識する抗体のことで，例えば抗ウサギ IgG 抗体，あるいは抗マウス IgM 抗体といったものが相当する．通常，二次抗体が酵素標識される．一次抗体を直接酵素標識すると，目的タンパク質に対する抗体ごとに標識を施さなくてはならないが，標識二次抗体を用いることで，そうした手間を省くことができる．そのため，標識二次抗体は様々なものが市販されている．サンドイッチ法は直接法より高感度であり，微量の物質を測定できるというメリットがあるが，一方で，2 種類のエピトープの異なる一次抗体を準備する必要がある．低分子物質（ハプテン）を測定対象とする場合は，実質的にサンドイッチ法が不可能なことが多い．

7.2.4　ウェスタンブロット

タンパク質を SDS-ポリアクリルアミド電気泳動（SDS-PAGE）によって分離した後に，ニトロセルロース膜や PVDF 膜に転写し，膜上で目的タンパク質を特異抗体により検出する手法をウェスタンブロットという．膜上の抗原は，一次抗体，標識二次抗体を順次反応させることにより検出され，この部分は ELISA とよく似ている．電気泳動後に検出を行うため，抗原のおおよそ

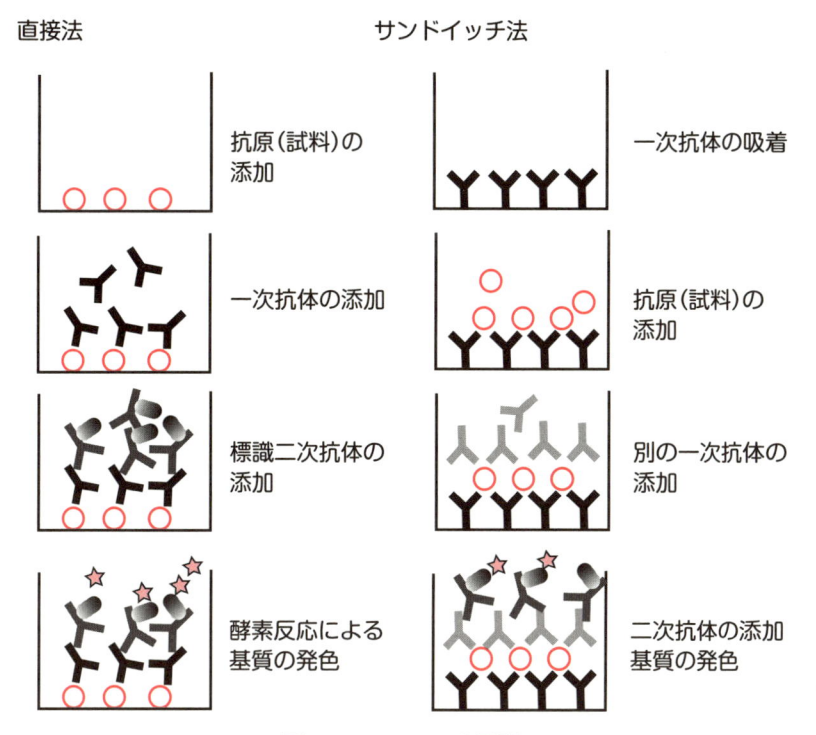

図 7.3　ELISA の原理
　代表的な二つの ELISA 測定系を示す．操作では，各ステップでウェルをよく洗浄し，非特異的な結合を減らすことが重要である．一般に，サンドイッチ法のほうが高感度で，使用する抗体の濃度も低くてよい．しかしながら，測定対象が低分子の場合，2 種類のエピトープの重なりのない抗体を用意することは困難であることが多い．

の量だけではなく，その分子量を知ることができる．後述する免疫沈降法との組合せにより，タンパク質どうしの結合やタンパク質の修飾（リン酸化など）を調べることができる．この手法は免疫学のみならず，生化学，分子生物学における重要な実験手法となっている．抗原に関して得られる情報は多いが，ELISA のように多検体を同時に処理することには向かない．病原体検出系として利用される場合，ELISA によりスクリーニングを行い，ウェスタンブロットで陽性サンプルの詳細を確認するという段階的なアプローチがしばしば採られる．

7.3　サイトメトリー

　サイトメトリー cytometry とは，多量（数千〜数百万個）の細胞の光学的な情報を 1 個ずつ定量する細胞測定法である．その測定装置は，流体中で細胞一つ一つを順に検出部に送り出す手法から，フローサイトメーター flow cytometer と呼ばれる．フローサイトメトリーでは，細胞表面の抗原に対する特異抗体を蛍光標識したものを用いて，細胞の表面抗原の発現量を定量する．フローサイトメーターには，蛍光標識の情報を得るだけではなく，その強さに基づいて細胞を分

取できるものもあり，これをセルソーターという（一般に，装置は fluorescence activated cell sorter（FACS）と呼ばれるが，これはベクトン・ディッキンソン社の商標である）．免疫学では，CD 抗原に代表される膜タンパク質の発現パターンによる白血球の分類が特に発達しており，フローサイトメトリーが特に威力を発揮する領域といえる．また，臨床でも白血病や感染症の診断に利用される．

　フローサイトメーターは，サンプルが通過する流径をしぼることにより，懸濁させた細胞を 1 個ずつ送出するシステムをもっている．細胞は一つずつレーザー光で励起され，その都度多数の指標が測定，記録される．図 7.4 に示すように，細胞の大きさ，内部構造の複雑さに加えて，表面抗原の発現量をモニターすることができる．右のグラフは結果の一例を表しているが，図では細胞一つのデータがドット一つで表されている．ここでは，横軸は細胞表面に露出したホスファチジルセリンの量を，縦軸には細胞内に侵入して核酸に結合した蛍光色素の量を示している．蛍光色素の侵入は細胞死を示すが，細胞表面へのホスファチジルセリンの露出は，アポトーシスによる細胞死の初期過程に特徴的な現象として知られている．すなわち，右下に位置する細胞群では，まだ細胞死には至っていないもののアポトーシスのプロセスが進行していることがわかる．フローサイトメトリーでは，複数の抗体についてそれぞれ異なる蛍光波長の色素を用いることに

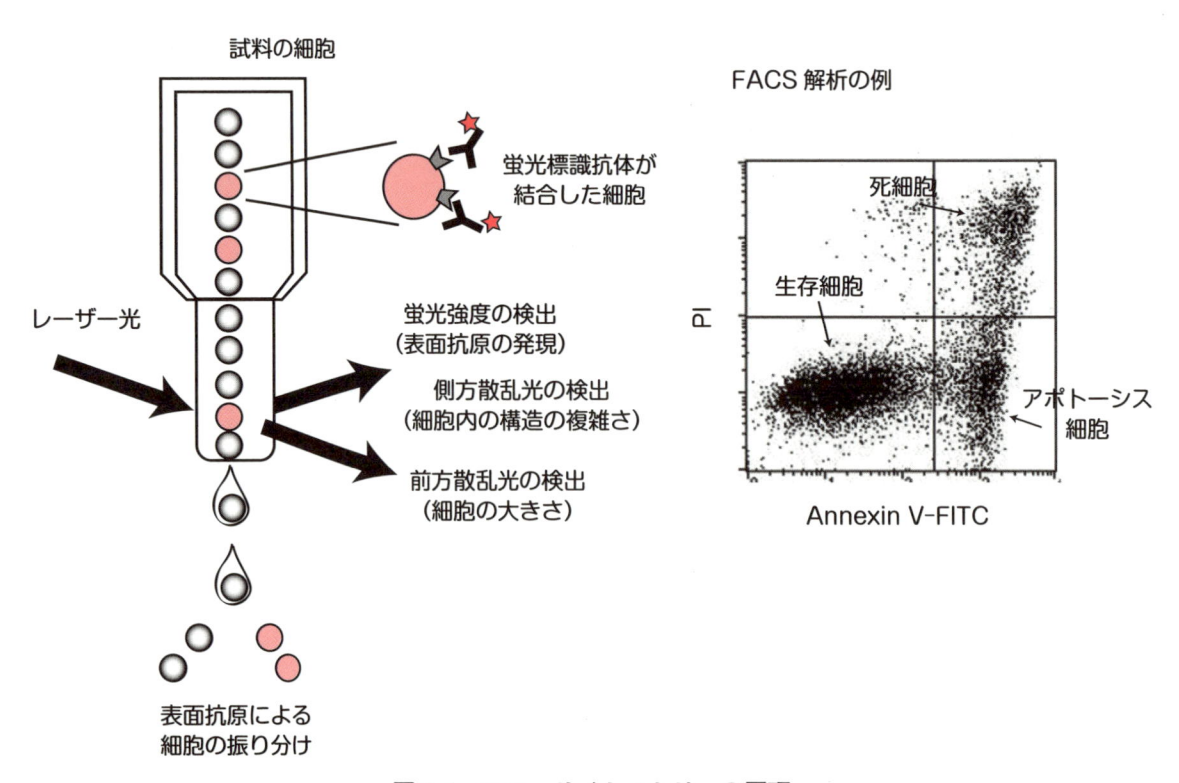

図 7.4　フローサイトメトリーの原理

　フローサイトメーターでは，シース流を用いて細胞を一つ一つ検出部へと送り出すことができる．レーザー光により励起し，細胞表面に結合した蛍光標識抗体を検出する．フローサイトメーターでは，同時に細胞の大きさや，内部構造の複雑さに関しても情報を得ることができる．さらに，セルソーターと呼ばれる装置では蛍光発現量の結果に基づき，試料の細胞群を分画することもできる．

より，同時に複数の指標を半定量的に測定することが可能である．

7.4 免疫沈降

　特異抗体を用いて種々のタンパク質溶液から目的とするタンパク質を精製する方法を，免疫沈降法という．細胞や組織を放射性同位元素（例えば[^{35}S]メチオニン）で標識し，固相支持体に結合させた特異抗体と反応させ，標識された目的タンパク質を分離する．この沈降物複合体について，SDS-PAGE法により分離を行い，オートラジオグラフィーにより可視化する．その結果，抗体に結合した抗原タンパク質のサイズや相対的な量の変化を知ることができる．一方で，抗原タンパク質に別のタンパク質が結合している場合，それらの複合体が抗体により沈降する可能性も考えられる．すなわち，免疫沈降法には，抗原であるタンパク質の性状を調べるだけでなく，抗原のタンパク質と相互作用をするタンパク質を検出するという応用もある（図7.5）．想定されるタンパク質複合体について，まず一つのタンパク質に対する抗体を用いて沈降させ，SDS-PAGEにより分離後，第二のタンパク質に対する抗体を用いてウェスタンブロットを行う．もし複合体が形成されていれば，ウェスタンブロットで第二のタンパク質が検出されるはずである．

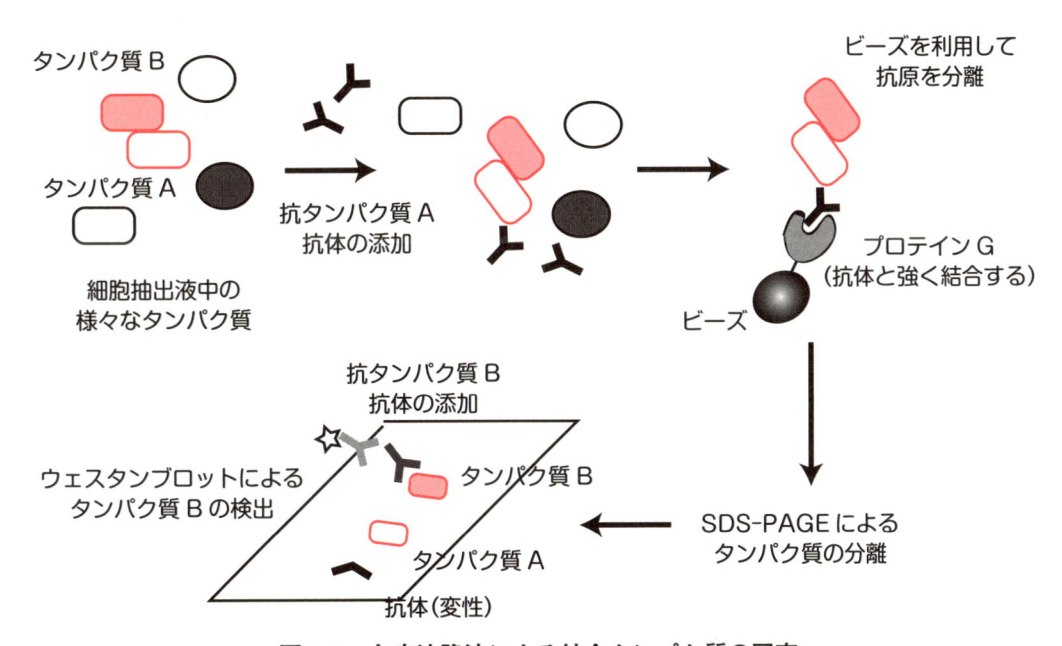

図7.5　免疫沈降法による結合タンパク質の同定
　抗原抗体反応を利用して，抗原タンパク質に対する結合タンパク質を同定することが可能である．プロテインGあるいはA（イムノグロブリンにきわめて高い親和性を示す微生物由来のタンパク質）を固相化したものを使って，抗体に結合した標的タンパク質を単離し，その後，それら複合体をSDS-PAGEにより展開し，ウェスタンブロットを行う．あらかじめ結合タンパク質が予想される場合は，そのタンパク質に対する抗体を使えば，相互作用を確認することができる．

また，ウェスタンブロットの際に，タンパク質のリン酸化残基を検出する抗体を用いた場合は，免疫沈降した抗原がリン酸化されているかどうかを判定することができる．

7.5 免疫組織化学

免疫組織化学 immunohistochemistry（IHC）とは，抗体を用いて組織標本中の抗原（タンパク質）を検出する組織化学的手法のことをいい，抗原抗体反応を可視化するために発色操作を行うことから，免疫染色 immunostaining と呼ばれることも多い．7.2.3 で述べた ELISA などと同様に，酵素標識抗体を用いるのが一般的である．また，後に述べる蛍光抗体法では蛍光標識抗体を用いる．抗体の特異性を利用して組織を染色し，抗原の分布および局在を顕微鏡下で観察できるので，病理組織の診断にもよく使われている．組織，細胞に特異的なマーカーと，腫瘍マーカーを併用した組織化学的な腫瘍の診断は，治療の方向性を決定する上できわめて重要である．

免疫組織化学において，酵素標識した二次抗体を使う代わりに，蛍光標識した抗体を使用するものを蛍光抗体法という．酵素標識法より一般に感度が高いことが利点であるが，対比染色に一般染色を使用することができないことが多いので，組織のどの部分が抗体に反応しているのかを決定しにくいという欠点がある．

7.6 モノクローナル抗体・ポリクローナル抗体

これまでに述べてきたように，特定の物質に対する特異抗体を作製することには様々な利点がある．そのため，動物に抗原となる物質を投与し，人工的に免疫応答を誘導することにより，特異抗体を得ることがある．実際，臨床診断や基礎研究において有用な抗体の多くは，そのような方法で調製され，市販されている．

通常，抗原となる物質は複数のエピトープをもつため，上記の操作により人工的に抗体を得ると複数の B 細胞クローンに由来する一群の抗体が得られることになる．これをポリクローナル抗体という．ポリクローナル抗体の利点は，様々なエピトープに対する抗体の混合物であるため，比較的様々な評価系に応用できることがあげられる．一方で，様々な性質の抗体が含まれるため，よく似た別の物質にも反応する抗体が含まれていたり，測定系のノイズを高くする原因となる抗体が含まれていたりすることがある．また，免疫動物の血液を採取し，そこから抗体を調製するため，その量には限界があり，また二度と同じものは得られないという欠点もある．

一方，モノクローナル抗体の作製方法は 1975 年に初めて報告された．モノクローナル抗体とは，1 種類の B 細胞クローンにより産生される抗体という意味であり，V 領域を含め同一のアミノ酸配列からなる一種の分子である．モノクローナル抗体の作製方法を図 7.6 に示した．抗原で免疫されたマウス（あるいはラット）から脾臓細胞（B 細胞を含む）を取り出し，培養骨髄腫細胞と融合

7.6 モノクローナル抗体・ポリクローナル抗体

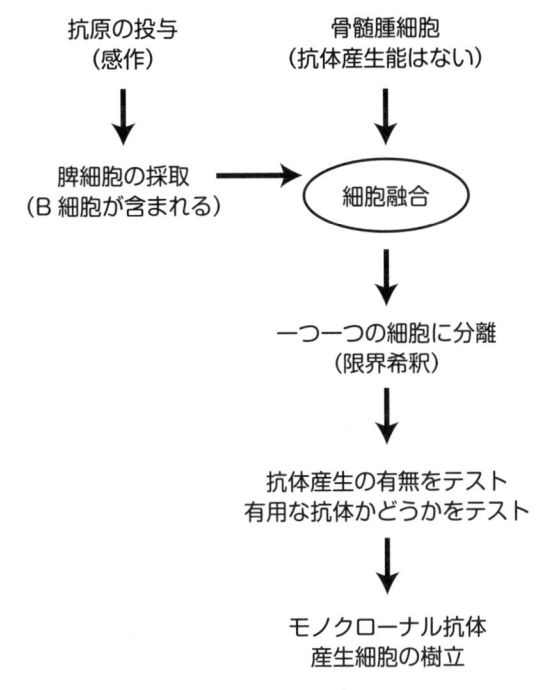

```
抗原の投与              骨髄腫細胞
 (感作)              (抗体産生能はない)
   ↓                    ↓
脾細胞の採取    →    ( 細胞融合 )
(B細胞が含まれる)
                        ↓
                 一つ一つの細胞に分離
                    (限界希釈)
                        ↓
                 抗体産生の有無をテスト
                 有用な抗体かどうかをテスト
                        ↓
                  モノクローナル抗体
                   産生細胞の樹立
```

図 7.6 モノクローナル抗体の作製法

モノクローナル抗体は様々な免疫学的測定法で利用されており，その免疫学に果たした役割はきわめて大きい．実際のモノクローナル抗体の作製は，ここに示す手順により行われる．一旦，樹立された抗体産生細胞（ハイブリドーマ）は凍結保存が可能であり，培養した場合は培地に持続的に抗体を分泌するため，同一抗体分子を大量に調製することが可能である．

させる．うまく融合できる細胞は一部であるが，一旦融合した細胞の中には，抗体産生能をもち，かつ不死化したものが含まれている．この不死化抗体産生細胞を，限界希釈により細胞一つ一つに分け，そこから増殖したクローン細胞を樹立する．クローン細胞の培地には抗体が分泌されているが，この抗体について抗原との親和性や，評価系に有用かどうかの判定を行う．モノクローナル抗体の有利な点は，単一の抗原決定基をもつこと，および同一の抗体分子を大量に得ることが可能になることである．

付録1：免疫学の分野と関連する医薬品

近年の研究の進展により，免疫系は様々な生理応答に関与することが明らかとなっている．また，従来は免疫系とは無関係とされていた疾患でも，背景には免疫系の異常があることが明らかにされたものもある．よって，免疫学分野と関連する医薬品の数は膨大なものとなるが，ここでは免疫疾患と呼ばれるものに限定して，関連する医薬品を紹介する．

（1） 抗ウイルス療法薬

ウイルスを直接の標的とする医薬品もあるが，ここでは割愛する．

① インターフェロン

Ⅰ型 IFN（IFN-α，IFN-β）は強い抗ウイルス作用を有する．

② 免疫グロブリン

多種類の抗体が含有されるため，ウイルスに対しても中和効果を期待して用いられる．ヒト免疫グロブリンとして特に特異性に留意せず使用されるものと，特定のウイルスに対する中和抗体がある．

（2） 免疫抑制薬

臓器移植が実現する上で，免疫抑制薬の果たす役割は大きい．また，発症機序が複雑で，慢性化した免疫疾患では，免疫応答を全体的に抑制する方策がとられる．

① 代謝拮抗薬

代謝拮抗薬は核酸合成を標的としており，獲得免疫において必須である活発なリンパ球の細胞増殖を抑制する作用がある．しかしながら，その作用は白血球に特異的というわけではなく，多くは抗腫瘍薬でもある．

プリン拮抗薬：アザチオプリン，ミゾリビン，ミコフェノール酸モフェチル
葉酸拮抗薬：メトトレキセート

② アルキル化薬

代謝拮抗薬と同様で，核酸の塩基を標的として活発な細胞増殖を抑制する．やはり抗腫瘍薬としても用いられる．

シクロホスファミド

③ カルシニューリン阻害薬

イムノフィリンと総称されるタンパク質に結合し，カルシニューリンと呼ばれるタンパク質脱リン酸化酵素を阻害する．カルシニューリンの基質である NF-AT という転写因子は，脱リン酸化されるとサイトゾルから核へと移行する．核に移行した NF-AT には IL-2 を始めとする多数のサイトカイン遺伝子の転写を促進するはたらきがある．カルシニューリンの阻害は，結果として NF-AT の核移行を妨げ，最終的には T 細胞からのサイトカイン産生が抑制される．

シクロスポリン，タクロリムス

④ 生物学的製剤

T細胞の活性化において鍵となる膜分子に対する抗体が開発されている．
ムロモナブ-CD3（抗CD3抗体），バシリキシマブ（抗CD25抗体，CD25 = IL-2受容体α鎖）

（3） 副腎皮質ステロイド

副腎皮質ステロイドは，副腎皮質から産生される糖質ステロイドであるヒドロコルチゾン（コルチゾール）に類似した合成ステロイドホルモンである．糖質ステロイドの細胞内受容体 glucocorticoid receptor (GR)は，それ自身が転写因子であり，糖質ステロイドが結合することにより核へと移行し，様々な遺伝子の発現を正負に調節する．免疫応答に関連する遺伝子に着目すると，多くのサイトカイン遺伝子やアラキドン酸代謝酵素遺伝子がGRにより負に制御されるため，免疫抑制，抗炎症作用が現れることになる．糖質ステロイドの作用機序は複雑であり，投与量によっても現れる作用が異なることが知られている．医薬品としては作用の強さの異なる多数の副腎皮質ステロイドが開発されている．多くの免疫疾患（関節リウマチ，潰瘍性大腸炎，気管支喘息，溶血性貧血，重症筋無力症，全身性エリテマトーデス，アトピー性皮膚炎など）が適応症になっており，難治性の免疫疾患では高用量の副腎皮質ステロイドが用いられることもある．

ヒドロコルチゾン，プレドニゾロン，トリアムシノロン，パラメタゾン，デキサメタゾン，ベタメタゾン

（4） 非ステロイド性抗炎症薬

非ステロイド性抗炎症薬 Non-Steroidal Anti-Inflammatory Drugs (NSAIDs)はステロイド以外の抗炎症薬という意味であるが，一般にはシクロオキシゲナーゼ cyclooxygenase (COX)の阻害効果を有する医薬品のグループを指す．解熱，鎮痛，抗炎症作用を示す．COXはアラキドン酸代謝（図1）の律速酵素であり，その阻害により種々の生理活性脂質の合成が抑制されることが主たる作用機序と考えられている．

アスピリン，サリチル酸，メフェナム酸，ジクロフェナク，インドメタシン，モフェゾラク，イブプロフェン，ロキソプロフェン，アンピロキシカム，塩酸チアラミド，エモルファゾン

（5） 抗リウマチ薬

関節リウマチの発症機序はきわめて複雑であり，自己免疫を含む様々な要因が想定されている．治療では局所の強い炎症，免疫応答を抑制することが目標となる．下記のカテゴリーの医薬品に加えて，非ステロイド性抗炎症薬，副腎皮質ステロイドが用いられる．

① 免疫調節薬

このカテゴリーに分類される治療薬の作用機序は不明なものが多い．実験室レベルでは，T細胞のサイトカイン産生抑制などの効果が確認されるが，生体内でどのように働くかは明らかではない．

金チオリンゴ酸ナトリウム，ペニシラミン，オーラノフィン，ブシラミン，サラゾスルファピリジン

② **免疫抑制薬**

（2）の項目における作用機序を想定して適用される．

ミゾリビン，メトトレキサート，レフルノミド，タクロリムス

③ **生物学的製剤**

関節リウマチの病態形成に重要なサイトカインであるTNF-αを標的とした生物学的製剤が開発されている．

インフリキシマブ(TNF-αのモノクローナル抗体)，エタネルセプト(TNF-α受容体と免疫グロブリンを融合させた組換えタンパク)

（6） 抗アレルギー薬

抗アレルギー薬とは，狭義のアレルギー(即時型アレルギー)を対象とする医薬品のことである．

① **メディエーター遊離抑制薬**

特異抗原によりIgE-FcεRI複合体が架橋されることによりマスト細胞が活性化され，ヒスタ

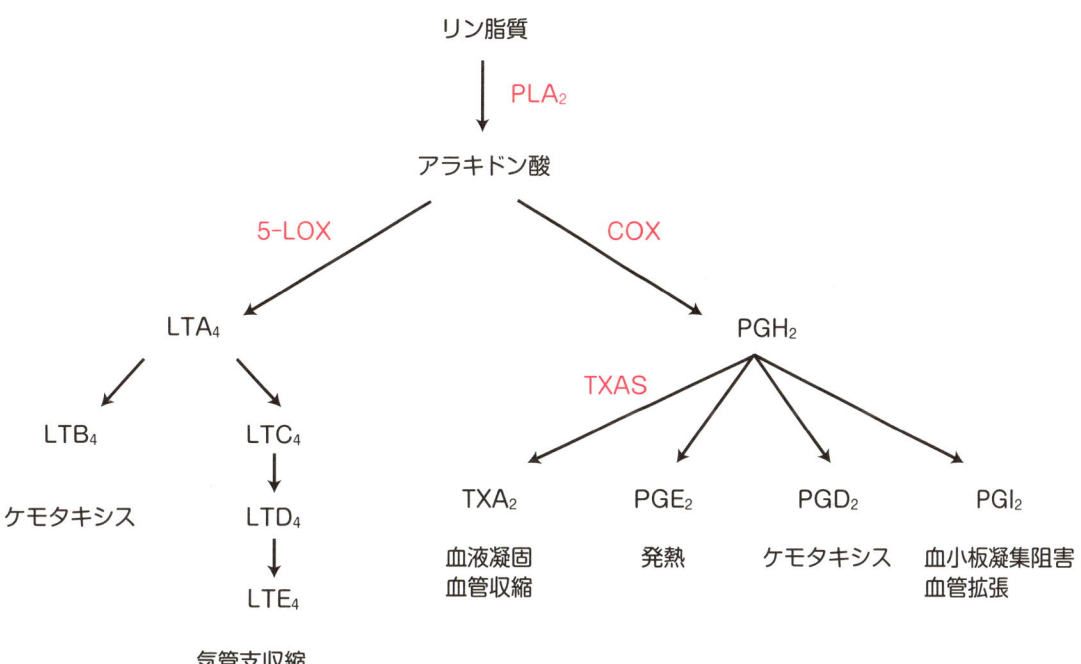

```
                        リン脂質
                          │ PLA₂
                          ▼
                       アラキドン酸
              5-LOX  ↙            ↘  COX
                  LTA₄              PGH₂
                ↙    ↘         ↙   ↓ TXAS  ↓   ↘
             LTB₄   LTC₄     TXA₂  PGE₂  PGD₂   PGI₂
                     ↓
                    LTD₄
                     ↓
                    LTE₄
```

- LTB₄ → ケモタキシス
- LTC₄/LTD₄/LTE₄ → 気管支収縮，血管透過性亢進
- TXA₂ → 血液凝固，血管収縮
- PGE₂ → 発熱
- PGD₂ → ケモタキシス
- PGI₂ → 血小板凝集阻害，血管拡張

図1 アラキドン酸カスケード

アラキドン酸は細胞膜のリン脂質を構成する脂肪酸の一つであるが，細胞が刺激を受けるとホスホリパーゼ A_2 phospholipase A_2 (PLA_2)という酵素により切り出され，さらに代謝を受ける．シクロオキシゲナーゼ cyclooxygenase (COX)により，プロスタグランジン H_2 prostaglandin H_2(PGH_2)が生成し，これはさらに別の酵素の代謝を受けて，トロンボキサン A_2 thromboxane A_2 (TXA_2)，PGE_2，PGD_2，PGI_2 といった代謝物がそれぞれ産生される．一方で，アラキドン酸が5-リポキシゲナーゼ 5-lipoxygenase (5-LOX)により代謝された場合は，ロイコトリエン A_4 leukotriene A_4 (LTA_4)が生成し，さらに代謝を受けると LTB_4，LTC_4，LTD_4，LTE_4 が産生される．これらはいずれも生理活性脂質であり，それぞれが免疫応答や炎症反応を調節する役割をもっている．赤字は合成酵素を表す．TXAS：TXA_2 合成酵素．

Toll 様受容体 Toll 様受容体 Toll-like receptor は，貪食細胞をはじめとする細胞の表面に存在し，微生物の構造的な特徴（細胞壁成分，核酸，鞭毛など）を認識して，これに結合する．その結果，様々な自然免疫応答が引き起こされる．

T 細胞受容体 T 細胞の表面に存在し，$\alpha\beta$ あるいは $\gamma\delta$ 鎖から構成され，MHC 上に提示された抗原と結合する．抗原提示によるシグナル伝達は，T 細胞受容体に会合する CD3 分子を介して行われる．

アイソタイプ 抗体の重鎖の種類により規定される五つの分子種のことをアイソタイプという．IgM，IgD，IgG，IgA，IgE の 5 種類がある．

アイソタイプスイッチ 病原体の種類により効果的な免疫応答は異なるが，抗体産生においても適したアイソタイプを産生するために遺伝子組換えが起こる．これをアイソタイプスイッチといい，サイトカインの影響を受けた B 細胞において起こる．

アジュバント 感作の際に，抗原とともに加えることで免疫応答を増強する物質．抗原提示細胞の集積を誘導し，共刺激に関わる膜タンパク質やサイトカイン産生を誘導することにより，抗原提示された T 細胞の応答を増強する．

アナジー 抗原刺激に対して応答性がない状態をいう．T，B 細胞どちらでも起こる現象であり，自己抗原に対する寛容が起こるメカニズムの一つである．

アナフィラキシーショック 強い即時型アレルギー応答をアナフィラキシーといい，全身性の応答でショック状態に至るものをアナフィラキシーショックという．マスト細胞の Fc 受容体に結合した IgE が抗原により架橋され，脱顆粒が起こると，ヒスタミンをはじめとする炎症性メディエーターが放出される．この反応が全身性に起こる場合，血管透過性亢進による浮腫の発生，気管支の収縮，体温低下が起こり，急性の循環不全状態となり，死に至ることもある．

アビディティ 分子間（細胞間のこともある）ではたらく全体としての親和性のことをアビディティという．IgM は五量体を形成し，抗原との結合部位は 10 か所あることになる．この場合，抗原が密に分布する病原体との結合力は，IgM 分子が仮に単量体である場合の 5 倍に留まらず，さらに強力なものとなる．

アポトーシス プログラムされた細胞死のことをアポトーシスといい，細胞内にはその実行経路がいくつかあることが知られている．一方で，そうでない細胞死をネクローシスという．Fas 抗原と Fas リガンドの結合による細胞死や，細胞傷害性 T 細胞や NK 細胞により標的細胞にもたらされる死，胸腺におけるセレクションによる T 細胞死はすべてアポトーシスである．

アロタイプ 遺伝的な多型(同じ動物種であるにもかかわらず,個体により部分的に遺伝子型が異なること)によって,抗体により区別できるような相違が生まれるとき,これをアロタイプという.また,免疫学でいうアロ抗原とは,MHCの多型に基づくものを指し,臓器移植において強い免疫応答(拒絶反応)を引き起こす原因となる.

イディオタイプ 抗体の抗原結合部位はそれぞれのクローンによって構造が異なることから,抗原結合部位に対する抗体が産生される可能性がある.抗体の抗原結合部位をエピトープと捉えるとき,これをイディオタイプという.生体内には抗イディオタイプ抗体が存在する.

インターロイキン 白血球間のメッセンジャーとして働く低分子の分泌タンパク質という語源をもつが,現在では,広く免疫系において細胞間のメッセンジャーとなるサイトカインの一群が「IL＋数字」で呼称されている.

エピトープ 抗原決定基とも呼ばれる.巨大な病原体(抗原)において,抗体が結合するために必要な領域のことをエピトープという.エピトープは連続したアミノ酸残基からなるペプチドである場合もあれば,一次構造上は離れていても立体構造としてはまとまったタンパク質表面の領域である場合もある.

エフェクター細胞 免疫系において,実際に病原体を攻撃,排除することに直接関わる細胞をエフェクター細胞という.サイトカインを産生するヘルパーT細胞,ウイルス感染細胞を傷害する細胞傷害性T細胞,抗体を産生するB細胞,抗体を介して標的を攻撃するマクロファージ,NK細胞などがエフェクター細胞の例である.

オプソニン化 病原体に抗体や補体が結合し,それらの受容体をもつ貪食細胞による貪食を促進することをオプソニン化という.抗体ではFcγ受容体,補体ではCR(補体受容体)という膜タンパク質がオプソニン化に関わる.

獲得免疫 特異的免疫ともいう.自然免疫と比較して,病原体に対する特異性がきわめて高く,一度起こった免疫応答が記憶される点が特徴である.また,獲得免疫を担う重要な要素はリンパ球(T細胞とB細胞)である.

感作 アレルギー応答では,抗原に事前に何度も曝露されることで,特異的な抗体の産生が誘導されており,そうした状況でさらに抗原が侵入することにより,より大きな反応が引き起こされる.抗体産生を誘導するために抗原に曝露する段階のことを,感作という.

共刺激 ナイーブT細胞が活性化されるためには,そのT細胞が認識できる抗原が提示されるだけでは不十分である.抗原提示細胞がB7に代表されるような活性化の指標となる膜分子を

発現することや，あるいは抗原提示細胞からのサイトカイン産生があって初めて十分な T 細胞の活性化が起こる．MHC を介した抗原提示以外の刺激のことを共刺激という．共刺激が不在の状態で T 細胞が抗原提示を受けると，アナジーが起こる．

クローン選択説　クローン選択説は，獲得免疫の仕組みを説明する中心的な概念である．生体には多彩な抗原特異性を有するリンパ球の一群があり，自らが反応できる抗原と出会ったものが選択的に増殖し（クローン増殖），エフェクター細胞へと分化するというのがその骨子である．また，それぞれ特異性の異なる多数のリンパ球（クローン）の中から自己と反応するクローンが胸腺で排除される（クローン排除）ことを通じて免疫寛容が成立する．

血漿　血液中の液性成分を血漿という．血漿には水，電解質，血漿タンパクなどが含まれている．血液を凝固させて得る液性成分は血清という．

ケモカイン　サイトカインの中で，主として細胞遊走を促進するはたらきをもつ一群をケモカインという．ケモカインは炎症時の白血球遊走のみならず，二次リンパ組織における細胞分布の決定や，組織の形成にもはたらくことが知られている．

抗原　抗体，あるいは T 細胞受容体により，結合，認識されるものを抗原という．

抗原提示　MHC 分子を介して抗原を T 細胞に認識させることを抗原提示という．抗原提示では，抗原となるタンパク質が分解されることにより得られたペプチドが MHC 分子と結合した形で T 細胞に認識される．MHC クラス I を介した抗原提示は，ほぼすべての細胞が行っているが，MHC クラス II を介する抗原提示は，樹状細胞，マクロファージ，B 細胞といった細胞外抗原を処理できる一部の細胞に限られる．これらは特にプロフェッショナル抗原提示細胞と呼ばれることがある．

抗体（免疫グロブリン）　B 細胞により産生される分泌タンパク質であり，免疫グロブリンとも呼ばれる．重鎖，軽鎖の 2 組のポリペプチドがジスルフィド結合によりつながった Y 字型の構造をとる．アミノ末端側に抗原結合部位が，カルボキシル末端側に Fc 受容体との結合部位がある．抗体の分泌に特化した成熟 B 細胞を形質細胞という．

抗体依存性細胞傷害機構　抗体が結合した病原体に対して，その Fc 受容体をもつ免疫系の細胞が攻撃することを，抗体依存性細胞傷害機構という．

サイトカイン　免疫系の細胞がその情報伝達に利用する低分子の分泌タンパク質を総称してサイトカインという．

細胞傷害性 T 細胞　T 細胞の一種で，ウイルスやその他の細胞内寄生細菌に感染した細胞を認

識し，殺傷することを主たる役割としている．CD8分子を発現しており，MHCクラスIを介した抗原提示を受け活性化する．感染細胞は細胞傷害性T細胞のもつ顆粒内容物により攻撃され，アポトーシスを起こすことにより排除される．

細胞性免疫 獲得免疫のはたらきの一つであり，ウイルスのような細胞内寄生病原体に対する免疫応答のことをいう．ヘルパーT細胞(Th1)からのIFN-γ産生によりマクロファージが殺菌能を高める反応や，細胞傷害性T細胞を介したウイルス感染細胞の排除などが該当する．

サブセット T細胞には様々な性格をもった部分集団が存在しており，それらをサブセットという．大きく分類すると，ヘルパーT細胞，細胞傷害性T細胞，制御性T細胞といったものが該当するが，もう一段階詳細なTh1, Th2といった分類もサブセットとして取り扱われることがある．

自己免疫疾患 自己抗原に対する寛容システムが崩れ，獲得免疫の標的が自己抗原となる場合に起こる疾患を自己免疫疾患という．自己免疫疾患には，対象となる自己抗原が何であるかによって，臓器特異的なもの(I型糖尿病など)と全身性のもの(全身性エリテマトーデスなど)がある．

自然免疫 病原体が感染する前から備わっているシステムによる免疫応答を自然免疫という．貪食細胞による貪食や，NK細胞による攻撃，補体系による攻撃などが該当する．応答は速やかであるが，特異性が低く，記憶が生じない点が特徴である．

樹状細胞 造血幹細胞に由来し，生体内に広く分布している．形態学的には特徴的な膜状の突起を多数もち，大きな細胞表面積をもつ．貪食能を有し，活性化によりリンパ管を通過しリンパ節へと移動する．高い抗原提示能をもち，ナイーブT細胞を抗原提示により活性化する能力がある．

主要組織適合性抗原複合体(MHC) 抗原ペプチドと結合し，その抗原に特異性のあるT細胞のT細胞受容体により認識される膜タンパク質．抗原ペプチドをディスプレイする装置といえる．クラスI分子は細胞内で産生された抗原を提示する分子であり，CD8陽性のT細胞により抗原ペプチドとの複合体として認識される．一方，クラスII分子は細胞外から取り込んだ抗原を提示する分子であり，CD4陽性のT細胞により認識される．MHCには多型が存在し，臓器移植では強い免疫応答を引き起こす原因となる．

体液性免疫 獲得免疫のはたらきの一つであり，細胞外で増殖する細菌や毒素に対する免疫応答のことをいう．主役はB細胞から産生される抗体であり，この応答は，一般にIL-4, IL-5, IL-6を産生するヘルパーT細胞(Th2)により増強される．

貪食細胞 微生物や死細胞などを貪食する細胞を総称して貪食細胞という．組織ではマクロファージが最も有力な貪食細胞であるが，血中にも好中球という貪食能の高い白血球が存在する．これらと比べると貪食能は低いが，樹状細胞は細胞外の比較的小さな物質を活発に取り込む．この三者が主要な貪食細胞である．

ハプテン 免疫原性はあるものの抗原性がないものをハプテンという．例えば，ジニトロフェノールは単独で動物に投与しても免疫応答は起きないが，これをタンパク質と結合させて投与すると，ジニトロフェノールに対する抗体が産生されるようになる．このとき，ジニトロフェノールをハプテン，結合させたタンパク質をキャリアという．

ヘルパー T 細胞 T 細胞の一種で，様々なサイトカインを産生することにより，免疫応答の方向性を決定する重要な役割を果たしている．CD4 分子を発現しており，MHC クラス II を介した抗原提示を受け活性化する．

補体 血中に存在する一群のタンパク質の総称で，タンパク質分解酵素を含む．自然免疫の重要な要素であるとともに，抗体による病原体の排除にも寄与している．補体系の活性化では，タンパク質分解酵素による補体成分の限定分解と，それに続くさらなるタンパク質分解酵素の活性化という一連の反応が連続して起こることが特徴である．引き金となる反応は，古典経路（抗体），第二経路（自発的な活性化），レクチン経路（マンノース結合タンパク質）で異なるが，第 3 成分 C3 が分解され，C3a と C3b が生成するところ以降は共通した反応である．

マクロファージ 造血幹細胞に由来し，血中の単球が組織へと移行しマクロファージに分化すると考えられている．病原体に特徴的な構造を認識し，高い貪食能によりこれを攻撃，排除する．抗体や補体によってオプソニン化された病原体を速やかに貪食する．病原体が存在しないときには，自己の死細胞の処理や，リポタンパク質の処理などを行う．全身の様々な組織に分布しており，中枢のミクログリア，肝臓のクッパー細胞，肺の肺胞マクロファージ，骨の破骨細胞などは，すべてそれぞれの組織環境に適応したマクロファージである．

マスト細胞 造血幹細胞に由来し，全身の様々な組織に分布している．IgE に対する高親和性の受容体をもち，特異抗原が結合することにより活性化し，ヒスタミンをはじめとする炎症性メディエーターを細胞外へと放出する．じん麻疹やアナフィラキシーといった即時型アレルギー（I 型アレルギー）において，中心的な役割を果たす細胞である．

リンパ リンパ系は，血管系を補助する第二の循環系として働く．リンパ管は毛細血管からしみ出た組織液を回収する経路であり，最終的にリンパ液は静脈に流入する．リンパ管は末梢から次第に太い管へと統合されるが，リンパ管が集合する場所がリンパ節である．リンパ管はリンパ液の輸送だけではなく，活性化した樹状細胞が組織からリンパ節へと移動する際にも利用され，免疫系において重要な役割を果たしている．

日本語索引

ア

アイソタイプ 96
アイソタイプスイッチ 111, 148
アザチオプリン 166
3′-アジド-3′-デオキシチミジン 172
アダプター分子 72
アナジー 69, 122, 136
アナフィラキシー 148
アナフィラトキシン 37, 38, 148
アポトーシス 47, 122, 132
アラキドン酸カスケード 193
アルサス反応 156
アレルギー 146
　分類 147
アレルギー性胃腸炎 151
アレルギー性気管支喘息 150
アレルギー性喘息 20
アレルギー性鼻炎 150
アレルゲン 146
アロタイプ 96, 164
アロ反応性 72
アンカーアミノ酸 58
α-フェトプロテイン 159
$\alpha\beta$ 型 103
$\alpha\beta$ T 細胞 31, 63
IgA 抗体 98
IgD 抗体 100
IgE 抗体 99
IgG 抗体 97
IgM 抗体 97
iNKT 細胞 68
Rh 抗原 154

イ

移植抗原 164
移植片 163
移植片対宿主反応 165
移植免疫 163
　MHC 165
I 型アレルギー 147
　治療薬 151
　発症機構 149
I 型インターフェロン 48, 143
一次免疫応答 89, 127
一次リンパ組織 25, 130, 133
イディオタイプ 96
遺伝子再構成 104, 105
　分子機構 110
飲作用 44, 60
インターフェロン 48, 74
インターフェロン受容体ファミリー 76
インターロイキン 44, 74
インバリアント鎖 60
インバリアント NKT 細胞 68

ウ

ウイルス 14, 66
　免疫応答からのエスケープ機構 144
ウイルス感染 143
ウイルス受容体 144
ウェスタンブロット 184, 187

エ

エオタキシン 83
エピトープ 92, 182
エフェクター細胞 13
エフェクター作用 101
エフェクター T 細胞 85
エリスロポエチン 76, 194
エールリッヒ 40
エンザイムイムノアッセイ 184
炎症 9
炎症応答 35, 38
炎症性サイトカイン 81
炎症性メディエーター 9
A 型肝炎 178
ABO 式血液型 154
Fas 抗原 161
Fas リガンド 47, 67, 136, 161
Fc 受容体 128, 153, 156
H 鎖 93
H_1 受容体拮抗薬 151
L 鎖 93
LAK 細胞 162
M 細胞 32, 141
MHC 遺伝子 55
MHC クラス I 14, 41, 53, 123, 160

抗原提示 60
MHC クラス II 11, 41, 53, 124, 142
MHC クラス I 抗原
　生合成と役割 59
MHC クラス II 抗原
　生合成と役割 60
MHC 抗原 164
MHC 拘束性 62, 102
MHC 分子 21
　構造 57
NK 細胞 15, 18, 23, 47, 128, 142, 143, 160, 162
NKT 細胞 68, 87
Nod 受容体 46
SDS-PAGE 法 187
SP 細胞 132
X 連鎖型無ガンマグロブリン血症 169

オ

オクタロニー法 181
オートクライン 44, 71
オートファジー 49
オートラジオグラフィー 187
オプソニン化 35, 36, 38, 40, 140

カ

隔絶抗原 138
獲得免疫 5
　サイトカイン 80
カスケード 7
活性化 7
活性化誘導性細胞死 136
過敏症 146
可変部 93
可変領域 93, 105
顆粒球 18, 20
顆粒球コロニー刺激因子 76, 194
顆粒球マクロファージコロニー刺激因子 76
カルシニューリン 71
幹細胞因子 121
幹細胞増殖因子 84
感作 T 細胞 157
感染症

免疫応答　139
癌胎児性抗原　159
癌特異抗原　159
γ-グロブリン　92
γδ型　103
γδT細胞　31, 63, 69
κ鎖　96

キ

記憶細胞　4
記憶B細胞　89
記憶T細胞　89
気管支拡張薬　152
気管支喘息　150
寄生虫　146
寄生虫感染　145
逆転写酵素阻害剤　172
キャリアー　91, 183
急性期応答　49
急性期タンパク質　49, 140
急性拒絶反応　164
急性糸球体腎炎　157
狂犬病　178
凝集反応　182
胸腺　21, 25, 26, 130
胸腺依存性抗原　124
胸腺非依存性抗原　124
共通β鎖　77
共通γ鎖　77
局所性アナフィラキシー　149
拒絶反応　164
キラーT細胞　14, 22, 65
ギランバレー症候群　177

ク

グッドパスチャー症候群　155
組換え活性化遺伝子　111
組換えシグナル配列　110
組換えタンパク質　179
クラス　95
クラススイッチ　111
グラフト　163
グランザイム　23, 161
グランザイムB　67
グレーブス病　155
クロスプレゼンテーション　60, 71, 160
クローナルデリーション　138
クロモグリク酸ナトリウム　151
クローン選択　15, 118
クローン選択説　119

クローン増殖　15

ケ

経口免疫寛容　138
形質細胞　12, 100, 127
血液型不適合輸血　154
血液製剤　177
血球系細胞　17
結合領域　105
血清製剤　176
血清病　157
ケモカイン　20, 27, 28, 82
ケモカイン受容体　170
ケモタキシス　20
原虫　146

コ

抗アレルギー薬　193
抗ウイルス療法薬　191
好塩基球　18, 147
抗核抗体　157
抗原　10, 51, 91
抗原決定基　92
抗原抗体複合体　128
抗原性　91, 182
抗原製剤　176
抗原提示　9, 10, 41, 51
抗原提示細胞　19, 53
　T細胞　69
抗原特異性　94
抗原プロセシング　51
好酸球　18, 20, 145
甲状腺機能亢進症　155
酵素　72
酵素免疫測定法　184
抗体　3, 6, 87, 92, 147, 171
抗体依存性細胞傷害　153
抗体依存性細胞傷害機構　144
抗体製剤　176, 177
好中球　18, 41, 128, 156
後天性免疫不全症候群　169, 170
抗毒素　177
高内皮細静脈　29
抗リウマチ薬　192
V型アレルギー　154, 155
骨髄　17, 25, 130
骨髄移植　166, 169
骨髄球　18
古典的経路　35
コロニー刺激因子　18
混合ワクチン　175

サ

サイトカイン　6, 11, 18, 42, 44, 74, 140, 176
　獲得免疫　80
　種類と機能　78
サイトカイン受容体　75
サイトメトリー　185
細胞外細菌　140
細胞傷害性T細胞　14, 22, 53, 59, 65, 66, 71, 86, 144, 157, 160, 171
　腫瘍細胞への攻撃　162
細胞性免疫　79, 86, 145
細胞内寄生性細菌　142
細胞分化　19
細胞溶解　153
サブクラス　95, 97
III型アレルギー　155
サンドイッチ法　184

シ

ジェンナー　173
シグナル伝達　71
シグナル伝達機構　72
シクロスポリン　71, 166
シクロホスファミド　166
自己　129
自己反応性B細胞　122
自己分泌　74
自己免疫疾患　133
自己免疫性溶血性貧血　154
ジスルフィド結合　93
自然免疫　5, 33, 34
　認識分子　45
住血吸虫症　145
重症筋無力症　154
重症複合型免疫不全症　168
宿主　163
宿主対移植片反応　165
樹状細胞　8, 9, 19, 44, 45, 53, 70
種痘　173
腫瘍
　ウイルス感染　160
腫瘍抗原　159
主要組織適合性抗原複合体　10, 53
腫瘍特異抗原　159
純系　54
小胞体　59
食細胞　40

食作用　39
食物アレルギー　3
新生児溶血性貧血　154
蕁麻疹　151
親和性の成熟　115
C反応性タンパク質　49
CCケモカイン　82
CD抗原　65
CD4陽性　22
CD8陽性　22
CD4陽性T細胞　171
CD8陽性T細胞　163
CD40リガンド　125
CXCケモカイン　82
Gタンパク質　72
GPIアンカー　38
J鎖　97
J領域　105
Jak/STAT経路　77

ス
水痘　178
ステロイド療法　152
ストローマ細胞　120
スーパー抗原　73

セ
制御性T細胞　69, 135, 137
成熟B細胞　121
生体防御　24
正の選択　134
成分ワクチン　175
接触過敏症　158
接着因子　43
セルソーター　186
全身性アナフィラキシー　149
全身性エリテマトーデス　157
蠕虫　146
先天性免疫　34
先天性免疫不全症　167, 168

ソ
臓器移植　164
造血幹細胞　17, 84, 121, 130
造血薬　194
象牙病　145
相補性決定領域　94
即時型反応　148
粗面小胞体　59

タ
体液性免疫　79, 88, 145

体細胞超変異　114
体細胞突然変異　105
代謝阻害薬　166
第15改正日本薬局方収載ワクチン　175
第二経路　35, 37
タクロリムス水和物　71, 166
多形核白血球　41
多型性　96
タザノラスト　151
多様性領域　105
単球　18, 40
担体　91

チ
チェディアック-東症候群　168
中枢性免疫寛容　133
超可変部　94
超可変領域　94
腸管関連リンパ組織　141
超急性拒絶反応　164
沈降・凝集反応　181

ツ
ツベルクリン型過敏症　158

テ
定常部　93
定常領域　93
転写因子　72
D領域　105
DiGeorge症候群　169
DN細胞　131
DP細胞　132
T細胞　2, 18, 21, 129, 147
　エフェクター作用　85
　活性化　11, 71
　抗原提示細胞　69
　抗原の認識　62
　循環　30
T細胞受容体　21, 62, 63, 102
　構造　64
T細胞受容体遺伝子
　再構成　115
Th1サイトカイン　87
Th2サイトカイン　88
Th2サイトカイン阻害薬　152
TNF受容体ファミリー　76
TXA$_2$合成阻害薬　152

ト
糖質ステロイド　166
トキソイドワクチン　175
トキソプラズマ　145
特発性血小板減少性紫斑病　177
ドナー　163
ドメイン　56
トラニラスト　151
トリパノソーマ　145
貪食　5, 9, 39
貪食細胞　5, 39, 40, 42, 140, 156
貪食作用　39
貪食反応　153
Toll様受容体　45, 46, 140

ナ
内在性抗原　60
内皮細胞　128
ナイーブリンパ球　15
ナイーブT細胞　27, 70
　循環　29
ナチュラルキラー細胞　15, 23, 47
生ワクチン　175

ニ
II型アレルギー　152
　反応機構　153
肉芽腫形成型過敏症　158
二次免疫応答　89, 127
二重免疫拡散法　181
二次リンパ組織　9, 25, 26, 133

ネ
ネガティブセレクション　22
熱ショックタンパク質　59
粘膜免疫　31

ハ
パイエル板　31, 141
　構造　32
敗血症　140
パウル・ランゲルハンス　54
バシリキシマブ　167
発がん　3
パーフォリン　23, 47, 67, 161
ハプテン　91, 182
ハプロタイプ　54
パラクライン　44

ヒ

バンクロフト糸状虫　145
非自己　52, 129
ヒスタミン　9, 148
ヒスタミンH_1受容体拮抗薬　151
非ステロイド性抗炎症薬　192
脾臓　9
　構造　28
ヒト白血球抗原　54, 164
ヒト免疫グロブリン　177
ヒト免疫不全ウイルス　144, 170
ピノサイトーシス　60
皮膚　31
病原体　2
　侵入　8
表面免疫グロブリン　100
B型肝炎　178
B細胞　2, 12, 18, 23, 70, 87
　活性化　123
　抗体産生　123
　成熟　121
　発生　117
　分化　117, 121
B細胞受容体　23, 63, 100

フ

ファゴソーム　39, 42
ファゴリソソーム　39, 42
不活化ワクチン　175
副腎皮質ステロイド　166, 192
負の選択　133
プラズマ細胞　12
プレB細胞　121
プレB細胞受容体　107
プレT細胞受容体　116, 132
プレT細胞受容体α鎖　132
プレTCRα鎖　116
プロウイルス　170
フローサイトメーター　185
フローサイトメトリー　186
プロテアーゼ阻害剤　172
プロテアソーム　59
プロフェッショナル抗原提示細胞　53, 124
プロB細胞　121
分子シャペロン　59
分泌型IgA　141
分泌成分　98
分泌片　98

ヘ

V領域　105

ヘ

ペプチド
　MHC　57
ヘルパーT細胞　11, 12, 22, 53, 65, 68, 124, 138, 157
　サイトカイン　79

ホ

崩壊促進因子　38
傍分泌　74
ポジティブセレクション　22
補体　35, 140
　活性化機構　35
補体系　153
　欠損　169
補体制御タンパク質　38
補体反応　5
ホーミング　29
ポリクローナル抗体　188

マ

膜侵襲複合体　35, 37
マクロピノサイトーシス　44
マクロファージ　5, 8, 9, 20, 40, 42, 81, 86, 128, 161
マクロファージコロニー刺激因子　194
麻疹　178
マスト細胞　8, 21, 87, 128, 145, 147
末梢性免疫寛容　133
マラリア原虫　145
慢性拒絶応答　164
慢性肉芽腫　168
マンソン住血吸虫　145
マンノース　33
マンノース結合レクチン　37, 49

ミ

ミコフェノール酸モフェチル　166
未熟B細胞　121
ミゾリビン　166

ム

ムロモナブ-CD3　166

メ

メチニコフ　40

メディエーター　4, 7
メディエーター遊離抑制薬　151
メトトレキサート　166
メモリー細胞　4, 13, 14, 89, 127
免疫エスケープ機構　161
免疫応答　8
　感染症　139
　HIV感染　171
免疫化学的測定法　183
免疫拡散法　182
免疫寛容　3, 133
　一次リンパ組織　133
　末梢　136
免疫グロブリン　92, 96, 178
免疫グロブリン大量療法　177
免疫グロブリン様ドメイン　93
免疫系　1
　記憶　4
　認識　52
　役割　3
免疫原性　91, 182
免疫シナプス　69, 88
免疫受容体チロシン活性化モチーフ　64
免疫染色　188
免疫組織化学　188
免疫沈降線　181
免疫沈降法　187
免疫電気泳動法　181
免疫賦活薬　163, 172
免疫複合体　155
免疫複合体病　168
免疫不全　133
免疫不全症　167
免疫抑制薬　166, 191

モ

モノカイン　44
モノクローナル抗体　188

ヤ

薬剤反応疾患　155

ユ

ユビキチン　59

ヨ

溶菌　5
溶血性貧血　154
予防接種　173, 174

IV型アレルギー　157

ラ

ラジオイムノアッセイ　183
ランゲルハンス細胞　8, 31, 157
λ鎖　96

リ

リガンド　7, 72
リーシュマニア　145
リソソーム　39, 42
リンパ球　2, 18
　移動　29
　増殖　2
　分化・成熟　17
リンパ性フィラリア症　145
リンパ節　9, 26
　構造　27
リンホカイン　44

レ

レクチン経路　35, 37
レシピエント　163
レセプターエディティング　114, 122
レトロウイルス　170
レパートリー　119

ロ

ロイコトリエン受容体拮抗薬　152
ロイシンリッチリピート　46
濾胞樹状細胞　20
ローリング　30

ワ

ワクチン　172, 174

外国語索引

A

acquired immunity　5
activation-induced cell death　136
adaptive immunity　5
ADCC　144, 154
affinity maturation　115
AFP　159
Ag　91
AICD　136
AIDS　170
allergen　146
allergy　146
allotype　96
alternative pathway　37
anaphylatoxin　37, 148
antibody　92
antibody-dependent cell-mediated cytotoxicity　153
antigen　51, 91
antigen binding fragment　101
antigenic determinant　92
antigen presentation　51
antigen processing　51
APC　53
Arthus reaction　156
autocrine　74
autophagy　49
AZT　172

B

B7　44, 70
B cell antigen receptor　100
BCR　100
biological response modifiers　163, 172
Björkman　56
BRM　163, 172

C

carcinoembryonic antigen　159
carrier　91
CCL2　82
CCL-3/4　83
CCL5　83
CCL11　83
CCR5　170
CD3　64, 103
CD4　66, 170
CD8　66
CD28　70, 125, 137
CD40　125
CD80　125
CD86　125
CD95　67
CDR　94
CEA　159
CGD　168
classical pathway　35
clonal selection theory　119
common β chain　77
common γ chain　77
complement　35
complementarity-determining region　94
constant region　93
C-reactive protein　49
CRP　49
crystallizable fragment　101
CTLA-4　137
CXCR4　170
cytometry　185

D

DAF　38
decay accelerating factor　38
dendritic cell　44
diversity region　105
donor　163

E

Ehrlich　40
EIA　184
ELISA　184
enzyme-linked immunosorbent assay　184
epitope　92
EPO　76, 85, 194
erythropoietin　76, 194

F

Fab　101
Fas　67, 136
FasL　67, 161
Fc　101
FcR　128
FcεRI　21
α-fetoprotein　159
flow cytometer　185

G

GALT　141
GATA3　88
G-CSF　76, 85, 194
gene rearrangement　105
glucocorticoid receptor　192
glycosylphosphatidylinositol　38
GM-CSF　76
GR　192
graft　163
graft-versus-host reaction　165
granulocyte colony-stimulating factor　76, 194
granulocyte macrophage colony-stimulating factor　76
gut-associated lymphoid tissue　141
GVHR　165

H

haplotype　54
hapten　91
heat shock protein　59
HEV　29
high endothelial venules　29
HIV　144, 170
HLA　54, 164
host-versus-graft reaction　165
HSP　59
human leukocyte antigen　54, 164
HVGR　165
hypersensitivity　146
hypervariable region　94

I

idiotype　96

IFN 74
IFN-α 48, 143
IFN-β 48, 143
IFN-γ 14, 20, 41, 44, 49, 67, 68, 78, 142
Ig 92
IgE 145, 148
IgM 127
IHC 188
IL 74
IL-1 43, 81
IL-2 11, 71, 78, 161, 162
IL-3 84
IL-4 68, 78, 87, 148
IL-6 43
IL-7 84, 121
IL-8 43
IL-12 44, 78, 85, 142, 161
immunogenicity 91
immunoglobulin 92
immunohistochemistry 188
immunoreceptor tyrosine-based activation motif 64
immunostaining 188
INF-γ 157
innate immunity 5, 33
interferon 48, 74
interleukin 74
isotype 96
isotype switching 111
IVIg 177

J

Jak 78
Jak/STAT 78
Janus kinase 78
joining polypeptide 97
joining region 105

L

lectin pathway 37
Leishmania spp. 145
LRR 46
lymphokine-activated killer 162
lysosome 39

M

MAC 35, 37
macrophage 40
macrophage colony-stimulating factor 194
macropinocytosis 44
major histocompatibility complex 10
mannose-binding lectin 37
MBL 37, 49
MCP-1 82
M-CSF 194
mediator 7
membrane attack complex 35
Metchnikoff 40
MHC 10, 53, 54
MIP-1α/β 82
monocyte 40

N

neutrophil 41
non-steroidal anti-inflammatory drugs 192
NSAIDs 192

O・P

opsonization 35

paracrine 74
Paul Langerhans 54
Peyer's patch 31
phagocyte 39
phagocytosis 39
phagolysosome 39
phagosome 39
pinocytosis 44
plasma cell 100
Plasmodium spp. 145
polymorphonuclear leukocyte 41

R

RAG-1 111
RAG-2 111
RANTES 83
receptor editing 114
recipient 163
recombination activating gene 111
recombination signal sequence 111
regulated upon activation, normal T expressed and secreted 83
repertoire 119
RIA 183

S

SCF 84, 121
SCID 168
secretory component 98
sepsis 140
severe combined immunodeficiency 168
sIg 100
signal transducer and activator of transcription 78
SLE 157
somatic hypermutation 114
STAT 78
stem cell factor 84, 121
surface immunoglobulin 100

T

T-bet 86
TCR 62, 63
TGF-β 162
Th1 78, 142, 157
Th2 78, 145, 148
thymus 21
TLR 45, 46
TNF 67
TNF-α 9, 41, 43, 81, 157, 161
Toll-like receptors 45
Toxoplasma gondii 145
transforming growth factor-β 162
Trypanosoma brucei 145
TSA 159
tumor specific antigen 159

V

vaccine 172
variable region 93, 105

X

XLA 169
X-linked agammaglobulinemia 169

わかりやすい免疫学

定　価（本体 3,800 円＋税）

編　者　　市川　厚之
　　　　　田中　智之

平成 20 年 2 月 20 日　初版発行©

発行者　　廣川　節男
　　　　東京都文京区本郷 3 丁目 27 番 14 号

発 行 所　株式会社　廣川書店

〒 113-0033　東京都文京区本郷 3 丁目 27 番 14 号
〔編集〕電話 03(3815)3656　FAX 03(5684)7030
〔販売〕　　 03(3815)3652　　　 03(3815)3650

Hirokawa Publishing Co.
27-14, Hongō-3, Bunkyo-ku, Tokyo

カラーグラフィック 薬用植物 [第3版]
―常用生薬写真　植物性医薬品一覧―

日本大学名誉教授　滝戸道夫　編集
東京薬科大学名誉教授　指田　豊

B5横判　160頁　4,410円

薬用植物カラー写真342枚，生薬カラー写真276枚
第3版では第十五改正日本薬局方，日本薬局方外生薬規格（2005増補版）収載の全ての生薬並びに「一般用漢方処方210処方」に登場する全ての生薬（動物・鉱物生薬も含む），これ以外の主要な生薬，ハーブ・サプリメントとこれらの原料植物の写真を掲載し，さらに医薬品抽出材料となる植物も掲載した．生薬，植物性医薬品の要点を纏めた付表とともに座右に置いて活用できるものとした．

薬学生のための 分析化学 [第3版]

東京薬科大学薬学部教授　楠　文代／東京薬科大学薬学部教授　渋澤庸一　編集　B5判　320頁　6,090円

本書は大学薬学部学生を対象とした分析化学のテキストである．本書の特徴として，分析化学の概念を簡潔に分かりやすく伝え，日本薬局方の試験法の十分な理解が得られる点があげられる．第3版への改訂では，第十五改正日本薬局方の記述や用語の準拠に加えて，試料の前処理，測定データの取扱い，熱分析法，遺伝子診断法などの記述も追加した．

わかりやすい 生物薬剤学 [第4版]

金沢大学大学院自然科学研究科教授　辻　彰　編集

B5判　300頁　7,140円

本書は，6年制薬学教育モデル・コアカリキュラムにおいて求められ，4年制薬学生と修士学生にも必須の生物薬剤学領域の基礎知識と医療現場の薬剤師や創薬・創剤に携わる研究者にとって重要な事項を精選して，大幅改訂した．「わかりやすい物理薬剤学」の姉妹編

薬学領域の 生化学

2色刷　東京薬科大学教授　伊東　晃　編集
徳島文理大学副学長・教授　藤木博太

B5判　330頁　5,250円

履修すべき科目が多岐にわたる薬学生にとって，生化学は理解に膨大なエネルギーを要する教科である．本書では，基礎課程の学生でも無理なく，かつ興味深く学習できるよう解説に心がけた．生命現象の相互作用にとどまらず，疾病や治療薬との関連についても記述し，専門課程への架け橋として十分期待に添うものである．各章末には到達目標としてSBOとの関連についても記述した．

NEW 医薬品化学

福山大学薬学部教授　日比野　俐
帝京大学薬学部教授　夏苅英昭　編集
愛知学院大学薬学部教授　廣田耕作

B5判　300頁　6,090円

本書は，6年制薬学生対象とし，薬学教育モデル・コアカリキュラムのC6（一部）及びC17対応の教科書である．学生がGIO・SBOに到達するためには平易であること，かつ教員が使用しやすいことを念頭に，医薬品創製（医薬品創製および生体分子・医薬品を化学で理解する），医薬品各論および医薬品の開発と生産の3編で構成し，教科書としてのストーリーをもたせるよう工夫した．

廣川書店
Hirokawa Publishing Company

113-0033　東京都文京区本郷3丁目27番14号
電話 03(3815)3652　FAX 03(3815)3650